Thailändische Naturheilkunde

Traditionelle Rezepte für Gesundheit und Harmonie

Nephyr Jacobsen

und

C. Pierce Salguero PhD

Mit einer Übersetzung des ***Wetchasueksa*** (Das Studium der Medizin)

von **Tracy Wells**

tipani

Thai Herbal Medicine

Traditional Recipes for Health and Harmony

Nephyr Jacobsen and **C. Pierce Salguero PhD**

Includes ***Wetchasueksa*** (The Study of Medicine), translated by **Tracy Wells**

Second, fully revised and updated edition published by Findhorn Press, 2013
First published by Findhorn Press, 2003

Thailändische Naturheilkunde

Traditionelle Rezepte für Gesundheit und Harmonie

Nephyr Jacobsen

und

C. Pierce Salguero PhD

Mit einer Übersetzung des ***Wetchasueksa*** (Das Studium der Medizin)

von **Tracy Wells**

Tipani Verlag Stefan Uhrig & Agnes Fatrai GbR
Philipp-Holl-Str. 22A
65195 Wiesbaden
www.tipani-verlag.de

tipani

Zuschriften und Kritik an:
Tipani Verlag Stefan Uhrig & Agnes Fatrai GbR, Philipp-Holl-Str. 22A, 65195 Wiesbaden

Wichtiger Hinweis für die Benutzer

Durch Forschung und klinische Erfahrung unterliegen die Erkenntnisse in der Medizin einem ständigen Wandel. Der Verlag und die Autoren dieses Buches haben große Sorgfalt walten lassen, um vollständige und exakte Informationen in diesem Buch zu publizieren. Das entbindet den Nutzer aber nicht von der Verpflichtung, anhand anderer Informationsquellen zu überprüfen, ob die dortigen Angaben von denen dieses Buches abweichen, und seine Behandlung eigenverantwortlich durchzuführen. Der Verlag übernimmt weder die Garantie für Vollständigkeit noch die juristische Verantwortung oder irgendeine Haftung für die Nutzung dieses Buches.

Bibliographische Information der Deutschen Bibliothek

Die Deutsche Bibliothek verzeichnet diese Publikation in der Deutschen Nationalbibliografie. Detaillierte bibliografische Daten sind im Internet unter www.dnb.de abrufbar.

Alle Rechte vorbehalten

1. Auflage 2018

Übersetzung: Agnes Fatrai und Stefan Uhrig
Satz: Agnes Fatrai
Umschlaggestaltung: Findhorn Press; Agnes Fatrai
Fotos: C. Pierce Salguero
Druck und Bindung: Finidr, s.r.o., Tschechische Republik

ISBN: 978-3-9815471-2-2

Wichtiger Hinweis

Dieses Buch enthält kräuterheilkundliche Empfehlungen aus der traditionellen thailändischen Medizin (TTM). Die Angaben wurden aus zahlreichen Quellen zusammengetragen, darunter historische Thai-Texte, heutige Forschungsberichte, persönlicher Unterricht durch TTM-Therapeuten, thailändische Regierungsquellen und traditionelle Überlieferungen zu Kräutern. Viele der Kräuter in dieser Zusammenstellung sind allgemein bekannt, in den meisten Fällen jedoch wurden die in diesem Buch gemachten Aussagen nicht durch westliche Fachgemeinschaften von Phytotherapeuten oder durch westliche Entscheidungsgremien für Lebens- und Arzneimittel bewertet. Wir betonen ausdrücklich, dass die in diesem Buch vorgestellten Kräuter – vor allem die für den Bereich außerhalb der Küche – nur von ausgebildeten Phytotherapeuten eingesetzt werden sollten, und zwar unter Kenntnis der örtlichen Gesetze und auf eigene Gefahr.

Bitte denken Sie daran, dass dieser Text keine formale Ausbildung in der Kunst und der Ausübung der traditionellen Kräuterheilkunde bei einem kundigen Lehrer ersetzen soll, ebenso wenig – wenn man ein Mittel für sich selbst oder andere sucht – die Beratung durch einen ordnungsgemäß ausgebildeten Arzt. Die Tatsache, dass Kräuter aus der Natur stammen, macht sie nicht grundsätzlich „sicher". Sogar Kräuter, die für die meisten Menschen ungefährlich sind, haben bei anderen das Potential, allergische Reaktionen hervorzurufen, und alle Kräuterarzneien sollten nur mit Kenntnis und im Bewusstsein über mögliche Gefahren eingesetzt werden. Besondere Vorsicht sollte bei Personen gelten, die alt, sehr jung, schwanger, immungeschwächt oder in einem allgemein geschwächten Zustand sind.

Traditionell wird Kräutermedizin durch einen Arzt verabreicht, der in einem engen Kontakt zum Patienten bleibt und der die Behandlung bei Bedarf anpassen kann. Aussagen wie „dieses Kraut ist gut für Sie", wobei das „Sie" für die Allgemeinheit steht, werden in der TTM selten gemacht. Das „Sie" in diesem Satz bezieht sich auf einen bestimmten Menschen mit einem bestimmten Ungleichgewicht der Elemente. Ein Leiden kann mit vielen Kräutern behandelt werden; allerdings ist nicht jedes Kraut für jeden Menschen das richtige. Wir bitten Sie dringend, dieses Buch nur zur Information zu nutzen, außer wenn Sie über eine hinreichende Ausbildung und ausreichendes Wissen verfügen, um Ihre Patienten individuell einschätzen zu können.

Inhaltsverzeichnis

Anhang

C. PIERCE SALGUERO

Als ich damals die Informationen zusammenstellte, die in den späten 1990er Jahren die erste Ausgabe dieses Buches bilden sollten, war ich Anfang 20, lebte in Chiang Mai und begann gerade, die vielen verschiedenen Aspekte der thailändischen Heilkunst zu studieren. Informationen auf Englisch zu traditioneller thailändischer Medizin waren damals nur schwer erhältlich, und ich hatte die Vorstellung, eine Buchreihe zu schreiben, um das, was ich lernte – während ich es lernte – einem breiten Publikum zugänglich zu machen, dem die thailändischen Traditionen nur wenig bekannt waren. Die Aufzeichnungen, die ich über thailändische Kräuterheilkunde machte, ergaben den ersten Band einer bei Findhorn Press erschienenen Reihe, die später auch Bücher zu Massage und spirituellen Heiltraditionen umfasste. Nun, nach 15 Jahren akademischen Studiums der asiatischen Medizintraditionen, werden mir beim erneuten Bearbeiten dieser Bücher der Enthusiasmus der Jugend und die Begeisterung für Entdeckungen auf jeder Seite bewusst, und ich erinnere mich sehr gern an die Zeit in Chiang Mai.

Es existiert ein immerwährender Mythos in Kreisen der traditionellen Medizin, dass „echtes" oder „authentisches" Wissen nur in den frühesten und ursprünglichsten Texten zu finden ist und dass spätere Versionen fehlerhaft, minderwertig oder nicht vertrauenswürdig sind. In akademischen Kreisen wissen wir jedoch, dass das Gegenteil der Fall ist. Wir wissen, dass unsere kollektiven Erkenntnisse sich von Generation zu Generation vertiefen, dass der einzelne Gelehrte durch ein lebenslanges Studium immer sachkundiger wird und dass jede Ausgabe eines Buches – vor allem eine erste Auflage – immer eine Momentaufnahme einer in Ausführung befindlichen Arbeit ist.

Obwohl die zweite Auflage dieses Buch ebenso eine in Ausführung befindliche Arbeit ist wie die erste, hat sie sich im Vergleich zur Vorgängerversion erheblich verbessert – so stark, dass sie meiner Meinung nach als ein vollständig neues Buch betrachtet werden sollte. Die erste Auflage war aus Informationsbruchstücken zusammengesetzt, die ich von einer Vielzahl von Phytotherapeuten, Massagetherapeuten, Marktverkäufern und Nachbarn fallweise gelernt habe, und auch aus Dingen, die ich in den mir zugänglichen Büchern, Internet-Seiten und Touristen-Magazinen gelesen habe. Die zweite Auflage bezieht die Angaben aus viel tiefer gehenden, formellen Studien. Für die zweite Auflage wurden eine Reihe von Fehlern, Fehlannahmen und falschen Übersetzungen aus der ersten Auflage korrigiert und viele andere Verbesserungen, kleine wie große, aufgenommen. So hat die erste Auflage der thailändischen Medizingeschichte keine Aufmerksamkeit geschenkt, die zweite dagegen schon. Die erste hat nur ein Geschmacksrichtungen-System beschrieben, die zweite beschreibt fünf. Die erste schöpfte aus Parallelen und Beispielen aus der chinesischen, indischen und westlichen Kräuterheilkunde, die zweite dagegen ist selbstbewusst genug, um die thailändische Medizin eigenständig darzustellen. Die zweite Auflage enthält zudem thailändische Schrift, im Literaturverzeichnis Quellen zur thailändischen Sprache und eine deutsche bzw. englische Übersetzung eines Textes zur traditionellen thailändischen Medizin.

Wenn diese Ausgabe tatsächlich einen großen Sprung nach vorne darstellt, was die Qualität der in einer westlichen Sprache verfügbaren Information zur thailändischen Medizin angeht, und wenn sie sich im Vergleich zur ersten Auflage so wesentlich verbessert hat, ist dies nur zu einem kleinen Teil auf ein tieferes Wissen meinerseits zurückzuführen. Der Großteil der Anerkennung gebührt meinen Mitautorinnen Nephyr und Tracy. Während ich in den Jahren seit den 1990ern meine Studien der thailändischen Medizin aufgegeben habe und stattdessen ein Wissenschaftler der Medizingeschichte wurde, hat Nephyr eifrig mit einer Vielzahl von thailändischen Therapeuten Kräuterheilkunde studiert. Sie hat auch reichlich Erfahrung damit gesammelt, diese Traditionen selbst zu unterrichten, und so verleiht sie diesem Buch sowohl ihre praktische Erfahrung mit den Kräutern als auch ihre natürliche, lockere Art, deren Anwendung zu erläutern. Tracy dagegen ist eine Übersetzerin, deren Interesse für das Erlernen der Sprache sich entwickelte, nachdem sie sich Thai-Massage angeeignet hatte. Seit kurzem richtet sie ihre Aufmerksamkeit auf die geheimnisvolle und schwierige Sprache historischer medizinischer Texte, und sie hat nun die erste englische Übersetzung eines medizinischen Textes in thailändischer Sprache seit den 1970er Jahren vollendet. Ich denke, Sie werden mir darin beipflichten, dass wir alle für die Beiträge, die Nephyr und Tracy für die Gemeinschaft der mit Thai-Massage und thailändischer Medizin arbeitenden Therapeuten mit ihren Aufzeichnungen und Übersetzungen leisten, dankbar sein sollten.

Ich war sehr dankbar, dass Nephyr und Tracy sich bereit erklärt haben, dieses Buch zu aktualisieren und zu verbessern, und ich habe es sehr genossen, mit ihnen zu arbeiten. Unsere Bearbeitung hat zahlreiche Gespräche zwischen uns dreien oder paarweise beinhaltet, und ich habe aus diesem Austausch selbst viel gelernt. Bei der Erstellung der zweiten Auflage habe ich mich im Hintergrund gehalten – ich habe eher als Herausgeber oder Projektmanager denn als Autor agiert –, und in meinen Augen ist dies überwiegend ihr Buch. Obwohl ich in den vergangenen Monaten das Buch natürlich viele Male gelesen habe, habe ich von den Rezepturen und Rezepten, die Nephyr hier empfiehlt, noch nicht viele ausprobiert, und ich freue mich darauf, zusammen mit Ihnen, den Lesern, Erfahrungen zu sammeln. Während wir weiter zusammen lernen, ist mein Wunsch für uns, dass wir weiterhin mit dem Geist des Enthusiasmus und der Begeisterung für Entdeckungen an die thailändischen Heiltraditionen herangehen, die für einen Anfänger selbstverständlich sind. Und dass wir weiterhin Wachstum und Veränderung gegenüber offen bleiben, indem wir erkennen, dass immer die Möglichkeit auf ein lebenslanges Lernen besteht, unabhängig davon, an welcher Stelle wir uns mit unseren Studien gerade befinden.

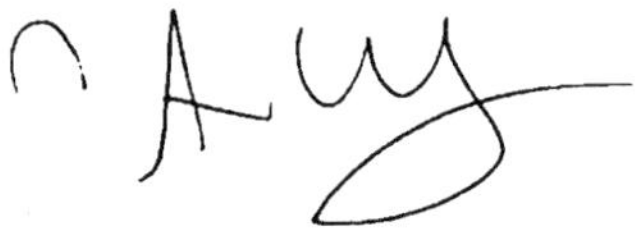

Dr. C. Pierce Salguero
Durham, North Carolina,
9. September 2013

NEPHYR JACOBSEN

Es gibt einen Raum im The Naga Center, meiner kleinen Schule für thailändische Massage und Medizin in Portland, Oregon, den ich mehr als die meisten anderen liebe. Er ist dunkel und ein wenig versteckt – ein Teil des Dachbodens. Hier beginnt das Magische. An den Wänden stehen Regale, und in den Regalen stehen reihenweise Gläser mit getrockneten Kräutern. Und unter einem der Regale stehen literweise Gebräue, Öle und Alkohole, die gerade dabei sind, die entscheidenden arzneilichen Essenzen der gehackten und gemahlenen Kräuter zu extrahieren, die sie enthalten. Einige dieser Tinkturen benötigen sechs Monate, bevor sie fertig für den Einsatz sind, und ich besuche sie gerne, während sie im Stillen entstehen.

Pflanzenmedizin hat etwas, was mich aus dem Geschäftsleben nimmt und mich in der irdischen Festigkeit der Wurzeln, Rinden und Blätter verankert, also Stücken aus Gärten und Wäldern, die gesammelt wurden um zu helfen, Leiden zu lindern und Schmerzen zu beheben. Es findet seinen Weg in meinen Unterricht, in meine praktische Heilkunst und in meine Küche, wo ich die Konzepte der thailändischen Medizin in den Tanz der Essenszubereitung für Familie und Freunde einarbeite.

Ich habe vor über 20 Jahren mit Körperarbeit angefangen. Eine Reise zur Massagetherapie führte mich Mitte der 1990er Jahre nach Thailand, wo ich meine Studien der thailändischen Physiotherapie begann, und bald reiste ich regelmäßig auf die andere Seite der Erde. Wenn ich jetzt dieses Vorwort schreibe, befinde ich mich in der Mitte eines zweijährigen Thailand-Aufenthaltes, ich lebe in den Bergen im hohen Norden, wo die Wurzeln der traditionellen thailändischen Medizin immer noch gedeihen. Bei einem 15-minütigen Spaziergang durch den Ort komme ich an vier verschiedenen Geschäften und Ständen vorbei, die Arzneikräuter und Rezepturen verkaufen. Die nahegelegenen Dörfer von Bergvölkern und die Lanna-Kultur Nordthailands bringen mit sich, dass ich regelmäßig Menschen treffe, die mir, sobald sie erfahren, dass ich an traditioneller Medizin interessiert bin, sagen „meine Mutter kennt die Kräuter", „meine Tante baut Arzneikräuter an" oder „ich kenne einen Mann, der wilden Honig für die Kräuterheilkundigen sammelt". Das Leben hier ist mit thailändischer Kräutermedizin getränkt.

Der Einsatz von Kräutern wurde Teil der von mir eingesetzten Thai-Massage in Form von thailändischen Balsamen, die Muskelschmerzen lindern, heißen Kräuterkompressen, die in schmerzerfüllten Körpern Wunder vollbringen, und schließlich in Form von Einreibungen, die die Abheilung akuter Verletzungen fördern. Die Wirksamkeit dieser Produkte hat meine Beziehung zur Körperarbeit dramatisch und für immer verändert, denn ich habe Ergebnisse gesehen, die durch meine physische Manipulation alleine niemals möglich gewesen wären. Und als die äußere Anwendung von Kräutern ein integraler Bestandteil der thailändischen Physiotherapien wurde, die ich praktiziere und unterrichte, wuchs auch mein Wissen über den inneren Einsatz von Kräutern in Form von Lebens- und Arzneimitteln. Als meine eigene Umgebung von Krankheit betroffen war, begann ich immer öfter, nach einer thailändischen Kräuterkapsel zu suchen oder nach Mörser und

Stößel zu greifen und mit dem Mischen und Zerstoßen zu beginnen. Während mein Verständnis der thailändischen Elemente-Theorie wuchs, veränderte sich auch meine Herangehensweise an das Kochen. Ich begann, die Jahreszeit und den individuellen Gesundheitszustand derjenigen zu berücksichtigen, für die ich koche, und alle Lebensmittel als innere Arzneien zu betrachten. Die Folge davon ist, dass meine Familie nie gesünder war.

Als Pierce Salguero, die erste Person, die mich in der Geschichte der thailändischen Medizin unterrichtete, mich bat, mich an der Überarbeitung des Buches *A Thai Herbal* zu beteiligen, habe ich mich geehrt gefühlt, und ich war über die Möglichkeit begeistert, die Dinge, die ich gelernt habe, mit anderen zu teilen. Gleichzeitig war ich unsicher, denn ich bin ein Anfänger in der Welt der thailändischen Kräutermedizin und werde es immer sein. Die Arbeit an diesem Projekt hat viel Nachforschung und viel Hilfe erfordert. Ohne die Anleitung von Tevijjo Yogi hätte sie einfach nicht gemacht werden können. Ich danke ihm für seine Bereitschaft, Stunden damit zu verbringen, alte Texte zu übersetzen, meine endlosen Fragen zu beantworten und Listen von Kräutern und Geschmacksrichtungen durchzugehen. Dank geht an Erin Wright, die am The Naga Center die Stellung hält, während ich durch Thailand stapfe und Bücher schreibe. Ich danke Sunhaporn Keeratiadisal (Jeab), meinem wunderbaren Lehrer der thailändischen Sprache und Freund (du weißt gar nicht, wie sehr dein Unterricht geholfen hat, die Namen der Kräuter zu klären). Dank geht an Aaron und Django, meinen süßen Ehemann und meinen Sohn, die ich wochenlang verlassen habe, als ich an diesem Buch gearbeitet habe. Ich danke Pierce dafür, dass er mich dazu eingeladen hat, sein Buch zu entwirren und neu zu schreiben. Und in thailändischer Tradition danke ich meinen Eltern Mark, Gaby und Star dafür, dass sie meine ersten Lehrer waren.

An die Leser dieses Buches: Dieses Buch alleine wird sie nicht zu einem Phytotherapeuten machen. Das Erlernen traditioneller Heilkünste ist zeitaufwändig und erfordert einen Lehrer. Wenn wir Ihnen aber eine Probe geben können, wenn wir Ihnen einen kurzen Blick durch die Tür gewähren können, wenn wir ein kleines bisschen von der Schönheit und Komplexität der thailändischen Kräutermedizin und der Freude daran zeigen können, bin ich dankbar. Wenn dieses Buch veröffentlicht wird, werde ich wahrscheinlich wieder in Portland, Oregon, leben – und wieder Trost in meinem kleinen Kräuterraum im Dachboden vom The Naga Center finden. Ich werde viele Wurzeln, Samen und getrocknete Blätter mit nach Hause genommen haben, die den Raum mit den Gerüchen und der Energie Thailands erfüllen werden. Und ich werde mich freudig mit meinen Schülern und Freunden treffen, um diese Kräuter in Balsame, Einreibungen und Kompressen zu verwandeln, wenn wir Magie machen.

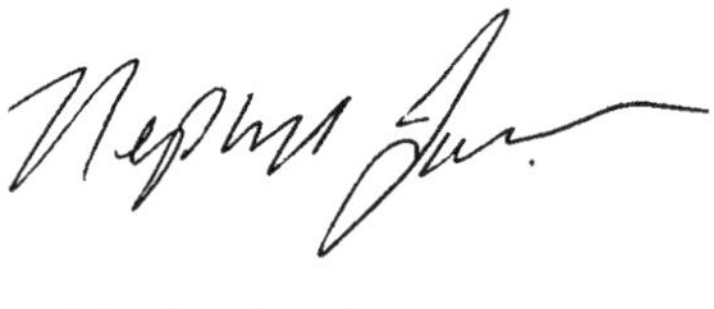

Nephyr Jacobsen
Chiang Rai, Thailand
12. August 2013

Zum Gebrauch dieses Buches

Es gibt viele unterschiedliche Herangehensweisen an dieses Buch. Wenn Sie ein ausgebildeter Therapeut der Kräuterheilkunde sind, wird es als grobes Handbuch, als Nachschlagekompendium und vielleicht als Inspiration dienen, neue Dinge auszuprobieren. Wenn Sie ein Therapeut der thailändischen Körperarbeit sind, wird Ihnen dieses Buch Verfahren vorstellen, die die thailändische Körperarbeit unterstützen können, beispielsweise durch Einbeziehen von heißen Kräuterkompressen, wärmenden Balsamen und Einreibungen in die Massage. Wenn Sie ein Anfänger in der Kräuterheilkunde sind und jemand, der das Leben gerne selbst in die Hand nimmt, wird es Ihnen einfache Rezepte für Kräuterprodukte im Haushalt und für Mittel gegen leichte Beschwerden wie Läuse und Erkältungen liefern, ebenso wie die Bestandteile eines thailändischen Erste-Hilfe-Kastens. Denjenigen, die gerne kochen, zeigt es die Küche Thailands als eine köstliche Möglichkeit, gesund zu bleiben, indem man sich darüber klar wird, wie Nahrungsmittel das innere Gleichgewicht beeinflussen. Und denjenigen, die an Geschichte und Kultur interessiert sind, bietet es einen Einblick in alte Traditionen, die in einer Ecke der Erde immer noch praktiziert werden.

Unabhängig davon, zu welcher Art von Lesern Sie gehören (und tatsächlich können dies mehrere sein), sind hier einige Orientierungshilfen:

- Bevor Sie sich direkt in die Rezepte oder Rezepturen vertiefen, empfehlen wir Ihnen, die Abschnitte über die Elemente zu lesen, denn dies ermöglicht ein tieferes Verständnis des Systems als Ganzes, bevor man sich mit den Einzelheiten befasst.
- Wie es in Abhandlungen zur Kräuterheilkunde üblich ist, kann das Wort „Kraut" für alle Substanzen stehen, die eingenommen oder vom Körper über Haut, Inhalationen, Augen oder Zäpfchen absorbiert werden. Dies beinhaltet Pflanzen, Tiere, Ton, Steine, Insekten und Geweihe.
- Die Maßangaben, sowohl für Kochrezepte, Haushaltsprodukte, Kompressen und Balsame als auch für Tees und Pillen, sind nur selten exakt. Bei den Kochrezepten empfehlen wir auszuprobieren. Kosten und noch etwas hiervon zugeben; kosten, und noch ein wenig davon zugeben. Auch bei den Kräuterkompressen hat man einen großen Spielraum. Bei Kräuterarzneien wie Balsame und Rezepturen für die innere Einnahme sollte man sich genauer an die Rezepturen halten, aber auch hier ist es in der Regel in Ordnung, wenn man etwas mehr oder weniger als angegeben verwendet. Auf diese Weise kann man die hier beschriebenen Rezepte als Grundlage verwenden und sie an die individuelle Behandlung anpassen.
- Bei der Herstellung von thailändischen Arzneirezepturen ist es am besten, Steingutbehälter zu benutzen und die Kräuter in einer Schüssel oder einem Topf aus Ton zu mischen. Glas- und Keramikbehälter können ebenfalls verwendet werden. Edelstahl ist auch in Ordnung, wenn auch nicht wünschenswert. Aluminium und Kunststoffe gelten als toxisch und sollten für Arznei- und Lebensmittel nicht verwendet werden.
- Traditionelle thailändische Medizin ist niemals ordentlich, sie ist sogar oft ziemlich chaotisch. Bei den Nachforschungen zu diesem Buch und beim Verfassen haben wir Informationen aus historischen Texten, modernen Aufsätzen und der direkten Übermittlung von Lehrern gesammelt – ungeachtet der Quelle haben wir uns daran gehalten, die Informationen so darzulegen, wie sie aufgezeichnet und uns beigebracht wurden. So weichen die in einem Teil des Buches gemachte Angaben über bestimmte Kräuter manchmal von den kodifizierten Listen an anderer Stelle ab.

Beispielsweise ist „chum" ein Thai-Wort, das verwendet wird, um einen kräftigen, moschusartigen, stark riechenden Geschmack zu beschreiben, der häufig als unangenehm empfunden wird, wie etwa beim harzigen Rhizom Asant oder bei der Durian-Frucht. (Im Westen könnte man mit diesem Wort Trüffelöl oder einige überreife Käsesorten beschreiben.) Dieses Wort, das hin und wieder im Kompendium auftaucht, wird in den Abschnitten zu den Geschmacksrichtungen nicht beschrieben. Da wir Wissen weitergeben und es nicht erfinden, bitten wir unsere Leser, diese Unstimmigkeiten zu akzeptieren, so wie auch wir dies gelernt haben.

- Am Ende dieses Buches findet sich die Übersetzung eines traditionellen thailändischen Medizintextes, des *Wetchasueksa Phaetsatsangkhep*, die von Tracy Wells erstellt wurde. Der scharfsinnige Leser wird einige feine Unterschiede zwischen dieser Übersetzung und den Angaben finden, die der Hauptteil dieses Buches enthält. Die meisten dieser Unterschiede sind einfach auf eine andere Wortwahl zurückzuführen. Während es Tracys Absicht war, eine präzise Übersetzung zu erstellen, hatten wir im Rest des Buches die Aufgabe, das Material so darzustellen, dass es für einen Anfänger der thailändischen Medizin am leichtesten verständlich ist. Andere Unterschiede dagegen resultieren daraus, dass unterschiedliche Texte und Lehrer in Thailand nicht immer vollkommen miteinander übereinstimmen. Da keiner der Unterschiede dramatisch und die Grundaussage stimmig ist, haben wir sie unverändert gelassen.

Kapitel 1

Einführung in die traditionelle thailändische Medizin

Die Geschichte der Medizin in Thailand

Die bis 1939 als Königreich Siam und danach als Königreich Thailand bekannte Region werden wir im Folgenden der Einfachheit halber, unabhängig davon, um welche Epoche es geht, als „Thailand“ bezeichnen. Obwohl historische Aufzeichnungen über die Ausübung von Medizin in Thailand erst seit der Ayutthaya-Periode (1351 – 1767) existieren, geht man allgemein davon aus, dass in der traditionellen thailändischen Medizin Wissen bewahrt wird, das über 2.000 Jahre lang mündlich vom Lehrer an den Schüler weitergegeben wurde. Die frühe Geschichte der thailändischen Medizin lässt sich von Historikern nicht abschließend klären. Wenn man jedoch bedenkt, dass Südostasien seit geschätzten ein bis zwei Millionen Jahren von Menschen bewohnt wird und dass die Menschen schon immer in der Natur nach Mitteln gesucht haben, um ihre Leiden zu heilen und ihre Gesundheit zu verbessern, ist es wahrscheinlich, dass zumindest ein Teil des pflanzenheilkundlichen Wissens, das noch heutzutage in Thailand angewendet wird, tatsächlich seit Jahrtausenden existiert.

Es wird viel über die wichtigsten Einflussfaktoren in der geschichtlichen Entwicklung der thailändischen Medizin spekuliert, und diese werden wir im Folgenden erläutern. Allerdings ist zu bedenken, dass traditionelle Medizin sich trotz Wissenszufuhr aus zahlreichen Kulturen immer in einem engen Zusammenhang mit der geographischen Region entwickelt, in der sie praktiziert wird. Der Grund dafür ist, dass das Klima, der Boden, das Wasser sowie Flora und Fauna das Wesen von Erkrankungen in den jeweiligen Regionen beeinflussen, ebenso aber auch die dort verfügbaren medizinischen Möglichkeiten. Daher kann die thailändische Medizin als ein Ergebnis der geographischen Region bezeichnet werden, die heutzutage als Thailand bekannt ist – unabhängig von den zahlreichen kulturellen Einflüssen, die in die Traditionen eingegangen sind.

Thailand grenzt im Westen an Myanmar, wodurch das Gebiet zahlreichen Einflüssen aus der Mon-Kultur ausgesetzt war; nach Osten grenzt es an Kambodscha, das Khmer-Einflüsse einbrachte; nach Norden schließlich grenzt es an Laos und China, so dass der Austausch mit Vorstellungen dieser Gruppen ebenfalls möglich war. Die Mon- und Khmer-Völker haben das heutige Thailand bereits lange vor Ankunft der Tai/Dai-Völker bewohnt, derjenigen ethnischen Gruppe, die heutzutage die Mehrheit der thailändischen Bevölkerung ausmacht. Einflüsse dieser benachbarten Völker spiegeln sich weiterhin in vielen Aspekten der thailändischen Kultur wider. Sie sind Quelle zahlreicher Traditionen der Geisterreligion und des Volksglaubens in Thailand und, nach der Indisierung von Myanmar und Kambodscha, auch der Weg, über den indische Theorien und Vorstellungen nach Thailand gekommen sind. So ist die moderne thailändische Nation auch Heimat einer Vielzahl von Völkern, die unter dem Oberbegriff „Bergvölker" zusammengefasst werden. Die in Thailand lebenden Bergvölker stehen für vielfältige eigenständige ethnische Gruppen mit angestammten Siedlungsgebieten in Tibet, China und ganz Südostasien. Die Migrationen der Tai-Völker in dieses Gebiet etwa 800 bis 1000 n.u.Z., hauptsächlich über Nordvietnam aus Südchina, kennzeichnet den Beginn einer Veränderung der dominanten ethnischen Demographien. Die Tais brachten ihr eigenes indigenes Wissen und ihre Vorstellungen in die Mischung der medizinischen Lehren ein, die in diesem Gebiet verbreitet waren.

Lokale Legenden schreiben einen Großteil der traditionellen thailändischen Medizin den alten Reusi (ein vom Sanskrit-Wort *ṛṣi* oder *rishi* abgeleitetes Thai-Wort) zu, die verehrte Asketen und Seher sind. Sie sind dafür bekannt, dass sie Naturwissenschaften wie Astronomie, Mathematik und Medizin studieren, und als Verdienst der Reusi gilt die Einführung vieler traditioneller pflanzlicher Rezepturen und die Errichtung eines Systems der Selbstpflege, das *Reusi da ton* genannt wird. Reusi da ton umfasst Meditation, Selbstmassage, Übungen für die Gelenke in ihrem Bewegungsradius sowie Yoga-ähnliche Haltungen. Diese weisen Aspekte auf, die indischem Yoga gleichen, und sie haben zur Entstehung der thailändischen Massage beigetragen.

Während die Reusi spezifisches überliefertes Wissen zur Pflanzenheilkunde, medizinische Techniken und Körperarbeit beigetragen haben sollen, ist Buddha die wichtigste Figur in der traditionellen thailändischen Medizin. Da Thailand zu 95 bis 98 % buddhistisch ist, sieht ein wesentlicher Teil der Bevölkerung Buddha als höchsten Arzt und den Buddhismus als höchste Quelle der Heilung an. Eine weitere wichtige buddhistische Figur ist Jīvaka Komārabhacca (umgangssprachlich „Jīvaka", „Shivago" oder „Mor Chewok" หมอชีวก genannt). Jīvaka war ein Arzt, dessen Geschichte im heiligen buddhistischen Text Vinaya überliefert ist, einem in der alten Pāli-Sprache verfassten Text. Darin heißt es, dass er der Arzt Buddhas und des ersten Mönchsordens gewesen sein soll, weshalb er in Thailand eine herausragende Rolle einnimmt. Im Norden des Landes wird er im Allgemeinen als „Vater Doktor" (*pôrmŏr* พ่อหมอ) bezeichnet. Viele Thais schmücken die Geschichten über Jīvaka aus den buddhistischen Schriften aus und erzählen, dass er nach Thailand gereist sei und medizinisches Wissen unmittelbar an die Heiler der Region weitergegeben habe. Heutzutage erweisen in Thailand im medizinischen Bereich Tätige, vom Phytotherapeuten über den Zahnarzt und die Hebamme bis hin zum Chirurgen, Doktor Jīvaka täglich als Teil ihres Alltags die Ehre. Streng genommen existieren jedoch keine historischen Aufzeichnungen, dass er nach Thailand gereist ist oder es sich überhaupt um eine reale Person gehandelt hat.

Neben den Legenden über Jīvaka gelangten zahlreiche andere medizinische Lehren, Geschichten und Überlieferungen während des ersten Jahrtausends n.u.Z. in mehreren Wellen aus Indien nach Thailand. Thailand liegt an einem Schnittpunkt eines weit verzweigten Handelsnetzwerkes, und ein stetiger Fluss neuer Informationen gelangte nach Thailand, als indische, chinesische und arabische Händler in der Region Handel trieben. Europäische Entdecker trafen bereits 1504 ein. Die thailändischen Medizintraditionen nahmen von jeder dieser Gruppen etwas auf, wenn sie mit ihnen in Berührung kamen. Bei einer Länge von 1.648 Kilometern und einer Breite von 780 Kilometern umfasst Thailand viele verschiedene Geländearten und unterschiedliche kulturelle Gruppierungen. Am südlichen Ende der Landenge findet man malaiische und muslimische Völker, während Zentralthailand über eine große chinesische Bevölkerung verfügt. In Nordthailand werden in der „Lanna-Region" viele indigene Traditionen der Tai ebenso wie die der Bergvölker bewahrt.

Infolge dieser vielfältigen Mischung von Völkern und Kulturen weist die traditionelle thailändische Medizin von Therapeut zu Therapeut erhebliche Unterschiede auf. Je nach Herkunft, Ausbildung und geographischem Standort innerhalb Thailands kann eine Person eher chinesische Praktiken, eine andere eher indische Theorien und wiederum eine andere eher indigene Gedanken berücksichtigen. Etwa um 1600 jedoch haben thailändische Tempel und Krankenhäuser unter königlicher Schirmherrschaft begonnen, ein System medizinischer Theorien und Praktiken zu kodifizieren. Das, was einige Gelehrte als „königliche Tradition" bezeichnet haben, stützte sich auf die gleichen Vorstellungen wie die medizinischen Überlieferungen in ländlichen Gegenden, sie wurde jedoch gegliedert und systematisiert, wobei aber ayurvedische und westliche Konzepte einen Einfluss nahmen. 1836 ordnete König Rama III eine umfangreiche Renovierung der Anlagen des Wat Phra Chettuphon Wimon Mangklaram (üblicherweise als „Wat Pho" oder „Wat Po" bezeichnet) an, das als königlicher Tempel in der neuen Hauptstadt Bangkok im späten 18. Jh. gegründet worden war. Zu dieser Zeit wurden 60 gravierte Steintafeln mit thailändischen Akupressur-Tafeln und 1.100 Kräuterrezepturen an den Wänden eines Tempels angebracht, um medizinisches Wissen für künftige Generationen zu bewahren. Zudem wurden über 80 Statuen, die Massagetechniken und Reusi-da-ton-Haltungen darstellen, über die Anlage verteilt aufgestellt. Diese Statuen und Steintafeln sind heute immer noch im Tempel für Besucher zugänglich.

Zwischen 1895 und 1907 veröffentlichte die traditionellen Medizinschule von Wat Pho mehrere bedeutende Handbücher zur Pflanzenheilkunde, um die Informationen, die im Tempel aus ganz Thailand zusammengetragen wurden, zu verbreiten. Diese stellen die Hauptquellen für historische Informationen über medizinische Praktiken in Thailand dar und werden oft als maßgebliche Aussagen zur traditionellen thailändischen Medizin zitiert. Man darf jedoch nicht vergessen, dass die durch Könige finanzierte und im Wat Pho bewahrte Kodifizierung der Medizin nur eine relativ kleine Auswahl der riesigen Bandbreite der traditionellen Medizin in Thailand darstellt. Interessanterweise konnte eine kleine Handvoll älterer Texte aus den Bangkok- und Ayutthaya-Perioden erhalten werden (ein berühmtes Beispiel sind die medizinischen Manuskripte von König Narai), und diese haben zumeist wenig mit der medizinischen Systematisierung von Wat Pho zu tun. In ganz Thailand hüten traditionelle Ärzte handgeschriebene Aufzeichnungen und Manuskripte, die von Generation zu Generation weitergegeben wurden, aber sie werden gut bewacht und werden so bald nicht öffentlich verfügbar sein. Aus diesen Gründen ist es möglicherweise unvermeidlich, dass die wahre Geschichte der Medizin in Thailand immer vielgestaltiger und komplexer sein wird, als die existierenden schriftlichen Quellen uns glauben lassen.

Die traditionelle Medizin der Gegenwart

In Thailand existieren heute mehrere Systeme traditioneller Medizin nebeneinander. Im Folgenden seien vier bedeutende und weithin anerkannte Traditionen genannt:

- **Traditionelle thailändische Medizin (TTM)** (*Pâet păen tai* แพทย์แผนไทย)

  Das standardisierte System, das vom Gesundheitsministerium gefördert und an Hochschulen in ganz Thailand gelehrt wird. Es basiert auf bestimmten alten Texten, wurde erstmals im späten 19. Jh. während der Herrschaft des Fünften Königs standardisiert und erst kürzlich, in den späten 1990er Jahren, abgeändert. Das System leitet sich von den königlichen Medizintraditionen ab und weist starke westliche Einflüsse auf.

- **Traditionelle Medizin Thailands** (*Pâet păen boh-raan* แพทย์แผนโบราณ)

  Nicht-standardisierte Praktiken, die auf alten, in Thai- oder Khmer-Schriften verfassten Texten aus dem 19. Jh. oder davor basieren. Die Methoden unterscheiden sich von Therapeut zu Therapeut, abhängig davon, nach welchen Texten sich diese richten. *Mŏr păen boh-raan* lässt sich mit „traditioneller Arzt" übersetzen.

- **Lokale Medizin oder indigene Medizin** (*Pâet péun bâan* แพทย์พื้นบ้าน)

  Lokale Praktiken, die sich von Gegend zu Gegend unterscheiden und auf lokalen Texten und Lehren basieren. Auch bekannt als „Dorf-Medizin" (*Mŏr péun bâan* lässt sich mit „Dorf-Arzt" übersetzen).

- **Lanna-Medizin** (*Pâet láan-naa* แพทย์ล้านนา)

  Die Völker in Nordthailand sehen sich als Lanna und damit als kulturell unterschiedlich von den Thais in anderen Landesteilen. Lanna-Medizin basiert auf in Lanna-Schrift verfassten Texten aus dem Norden und stellt eine besonders gut erhaltene Tradition der lokalen Medizin dar. *Mŏr láan-naa* lässt sich mit „Lanna-Arzt" übersetzen. Einerseits bildet die Lanna-Medizin eine spezifische lokale Medizintradition, andererseits stellt sie aber auch eine wichtige Wissensquelle für die TTM dar. Nachdem sich Chiang Mai in den vergangenen Jahrzehnten zu einem wichtigen Zentrum für Gesundheitstourismus entwickelt hat, ist die Lanna-Medizin in den vergangenen Jahren außerordentlich einflussreich geworden, sowohl bei Touristen aus dem Ausland als auch bei den Thais selbst.

Alle oben genannten Systeme haben sich gegenseitig beeinflusst, und in der Folge teilen sie viele Theorien und Praktiken. In der Praxis bleiben Phytotherapeuten nicht zwingend bei nur einer Kategorie, sondern sie schöpfen aus mehreren Systemen, um ihre Patienten zu behandeln. Während dieses Buch im Kompendium der Naturheilmittel und bei den Rezepturen Lehren aller vier Systeme berücksichtigt, basiert das theoretische System der Elemente und Geschmacksrichtungen auf der TTM.

Es existieren fünf Hauptzweige der TTM, wobei innerhalb jedes Zweiges weitere Spezialisierungen möglich sind. Die fünf Hauptzweige sind die folgenden (mit einer Erklärung der wörtlichen Bedeutung des Thai-Namens):

- **Innere/Kräuter-Medizin** (*Pâet-sàat* แพทยศาสตร์)

  Pâet = Medizin, Arzt, Drogen

  Sàat = Wissen, Studium, Wissenschaft

  Dieser Zweig umfasst die Methoden der Verwendung von Pflanzen, Tieren und Mineralien als Arzneimittel sowohl innerlich als auch äußerlich, die Verwendung von Nahrungsmitteln als Arzneimittel, die diätetische Beratung und die Verschreibung von Medikamenten.

- **Äußere Therapien oder orthopädische Medizin** (*Gaai-yá-pâap bam-bàt* กายภาพบำบัด)

  Gaai-yá-pâap = Körper

  Bam-bàt = Therapie

  Dieser Zweig beinhaltet die Thai-Massage. Er umfasst jedoch auch viele andere Therapien einschließlich „Knocheneinrenken", Schröpfen, Schaben, Aderlass, Punkttherapie, *sên* เส้น (Leitbahn)-Therapie und viele mehr.

- **Wahrsagen oder Orakelwissenschaft** (*Hŏh-raa-sàat* โหราศาสตร์)

  Hŏh-raa = eine astrologische Tafel

  Sàat = Wissen, Studium, Wissenschaft

  Bei diesem Zweig wird hauptsächlich vedische Astrologie genutzt, um die Elemente-Konstitution, die Veranlagung zu Krankheiten, bestehende Erkrankungen, den Einfluss von Planeten und Abhilfemaßnahmen gegen Beschwerden, die durch die Planeten hervorgerufen wurden, des Patienten zu ermitteln. Handlesen, Numerologie, Tarot, Geomantie und zahlreiche andere Methoden können ebenfalls diesem Zweig der Medizin zugeordnet werden.

- **Geistermedizin** (*Săi-yá-sàat* ไสยศาสตร์)

  Săi-yá = magisch

  Sàat = Wissen, Studium, Wissenschaft

  Dieser Zweig der TTM bezieht Dämonen, Gottheiten und Geister mit ein und umfasst Beschwörungen, Mantras, Amulette und spirituelle Tätowierungen. Unter diesem Oberbegriff wird ein breites Spektrum an Praktiken zusammengefasst, und zusammen werden sie häufig als „Animismus" oder „Schamanismus" bezeichnet.

- **Buddhismus** (*Pút-tá-sàat* พุทธศาสตร์)

  Pút-tá = die Thai-Aussprache des Wortes Buddha

  Sàat = Wissen, Studium, Wissenschaft

  Buddhistische Lebensweisheiten, Praktiken und Vorstellungen spielen in Thailand in nahezu allen Formen der traditionellen Medizin eine zentrale Rolle und sind sogar in den weltlichsten Einrichtungen der TTM zu finden. Buddhismus gilt als ein System zur Linderung aller Leiden, doch dieser Zweig der Medizin kann als traditionelle thailändische Psychologie angesehen werden, denn er wird überwiegend eingesetzt, um die psychische Gesundheit zu fördern und psychische Störungen zu behandeln.

Anzumerken ist, dass die TTM zwar offiziell in diese fünf Zweige unterteilt wird, dabei aber noch ein weiterer, selten genannter Zweig existiert: die Geburtshilfe (*pà-dung kan* ผดุงครรภ์). Dieser Zweig wird wahrscheinlich deshalb häufig vergessen, weil er hoch spezialisiert ist und nur von Frauen ausgeübt wird.

Therapeuten der TTM wenden nur selten alle fünf Zweige an, stattdessen spezialisieren sie sich auf einen einzigen Zweig oder sogar nur auf einen Aspekt eines Zweiges. Gleichzeitig kennen sie sich in allen anderen Zweigen ausreichend gut aus, um ihren Schwerpunkt zu unterstützen und ganzheitlich zu behandeln. Es heißt häufig, dass die thailändische Medizin ein System ist, das sich um den Körper (innere und äußere Zweige der Medizin), um den Geist (buddhistischer Zweig) und um die Seele (Zweige des Wahrsagens und der Geistermedizin) kümmert und ein umfassendes System darstellt, das den ganzen Menschen behandelt. Alle diese Zweige der TTM sind über die thailändische Elemente-Theorie und buddhistische Betrachtungsweisen (was zwar ein eigenständiger Zweig, aber auch ein integraler Bestandteil aller Zweige ist) miteinander verbunden. Da die thailändische Elemente-Theorie die Grundlage der gesamten TTM bildet, werden wir sie später in diesem Buch ausführlicher erläutern.

Die traditionelle thailändische Medizin in der Zukunft

Über Jahrhunderte hinweg war die traditionelle Medizin in Thailand ein organisch gewachsenes System, und bis zu einem gewissen Grad bleibt sie das auch heute noch. Allerdings haben Bemühungen der Regierung, medizinisches Wissen zu bewahren und zu kodifizieren, dazu geführt, dass viele der lokalen Varianten ausgebremst und indische und westliche Konzepte stärker als zuvor präferiert wurden. Heutzutage muss man viel Mühe aufbringen, um Therapeuten zu finden, die nicht der Standardisierung durch die Regierung folgen, sondern den älteren thailändischen Traditionen treu bleiben. Diese Standardisierung der thailändischen Medizin ist ein zweischneidiges Schwert. Einerseits bringt sie ein gewisses Maß an Konsistenz in die Ausübung der Medizin und trägt dazu bei, Wissen zu bewahren; andererseits bedeutet sie, dass Wissen, das von der Regierung nicht anerkannt wird, Gefahr läuft verloren zu gehen.

Die westliche wissenschaftliche Medizin hat seit den frühen 1900er Jahren Spuren in der TTM hinterlassen. Während Thailand heutzutage über viele hochmoderne Krankenhäuser verfügt, die auf die medizintouristischen Ansprüche eines globalen Patientenklientels eingehen, wenden die meisten modernen Thais in Stadt und Land weiterhin die Kunst der Massage, die Kräutertherapie und die Geistheilung zusätzlich zur modernen medizinischen Technologie aus dem Westen an. Tatsächlich ist die thailändische Regierung einer der größten Unterstützer dieser Mischung aus traditioneller und moderner Heilkunde. In ländlichen Gegenden, weitab von den Krankenhäusern im westlichen Stil, geben staatlich betriebene Kräuterkliniken traditionelle Rezepturen ebenso wie westliche Medikamente ab, und dabei haben sie die Unterstützung und den Segen der Weltgesundheitsorganisation WHO und der UNICEF. Diese beiden sehr verschiedenen medizinischen Modelle in Beziehung zu bringen und zu kombinieren ist eine permanente Herausforderung, und TTM-Therapeuten argumentieren, dass solche Versuche mit einem ganzheitlichen Verständnis des Menschen nicht nur als ein physisches Ganzes, sondern als ein komplexes, verflochtenes System beginnen sollten.

Ein zusätzlicher Faktor, der momentan auf die TTM einwirkt, ist das relativ neue Interesse aus dem Westen und aus Japan an der Thai-Massage. Seit den frühen 1980er Jahren reisen Nicht-Thais in ständig wachsender Zahl nach Thailand, um diese Behandlungskunst zu erlernen. Der Großteil dieser Studenten spricht nur wenig oder gar kein Thai und bleibt nur kurz im Land. Die Anwesenheit dieser Touristen hat eine Tendenz hervorgebracht, praktische Techniken zu bevorzugen, die auch ohne Sprachkenntnisse leicht demonstriert werden können, während den komplexeren Konzepten der traditionellen Medizintheorie weniger Gewicht gegeben wird oder sie weggelassen werden. Hinzu kommt, dass, wenn diese Nicht-Thais in ihre Heimatländer zurückkehren, sie Bücher zur Thai-Massage schreiben und Kurse anbieten, die entweder überhaupt keine Theorie beinhalten oder in denen die Thai-Techniken von Theorien der traditionellen chinesischen Medizin, des indischen Ayurveda oder (in den meisten Fällen) des indischen Hatha-Yoga überlagert werden. Zurückzuführen ist dies darauf, dass es in westlichen Sprachen kaum Informationen zu thailändischen Medizintheorien gibt, dafür aber eine Fülle von Informationen zur chinesischen und indischen Medizin verfügbar ist. Schließlich gelangen Thai-Lehren, die indische oder chinesische Theorien verwenden, wieder zurück nach Thailand, wenn Bücher aus dem Westen dort veröffentlicht werden, und die Ausländer aus dem Westen teilen das Gelernte mit den Thais. Dieser Kreislauf trägt dazu bei, dass die Konzepte der TTM in den Ausbildungsstätten in touristischen Gegenden in ganz Thailand verloren gehen.

So lebt zwar die traditionelle Medizin in Thailand wieder auf, dabei verändert sie sich aber auch, um die Erwartungen der Regierung, der internationalen medizinischen Fachwelt und der Touristen vor Ort zu erfüllen. Die traditionelle Medizin ist in Thailand heute in vielen Varianten zu finden: Therapeuten, deren Ansatz auf alten indigenen Praktiken basiert, Therapeuten, die indische oder chinesische Gedanken und Techniken in einen Grundstock der thailändischen Medizin integrieren, eine Reihe von Heilern der Bergvölker, diejenigen, die ihren Schwerpunkt auf die königlichen Traditionen legen, und diejenigen, die sich des neueren, standardisierten, von der Regierung geförderten Systems bedienen. Besonders die Kräuterheilkunde spiegelt eine breite Vielfalt individueller und lokaler Praktiken wider, die abhängig sind von der Region, dem Klima, der Flora, den lokalen volkstümlichen Überlieferungen oder auch dem einzelnen Dorf und den Familientraditionen. Es gibt aber auch viele Kräuterrezepturen, sowohl innerlich als auch äußerlich einzusetzende, die im ganzen Land zu finden sind. In diesem Buch konzentrieren wir uns auf Naturheilmittel, überliefertes Wissen und Rezepturen, die allgemein als wirklich „thailändisch" angesehen werden – entweder aus dem offiziellen TTM-System, den Praktiken der Lanna-Region, den königlichen Traditionen oder dem Unterricht unserer persönlichen Lehrer – und vermeiden es, in die ayurvedischen, chinesischen oder westlichen Praktiken abzuschweifen.

Kapitel 2

Theorie der thailändischen Kräuterheilkunde

Die Elemente

Die thailändische Elemente-Theorie hat ihre Wurzeln in der Tradition des Pāli-Buddhismus. Wie viele andere Formen traditioneller Medizin in Europa und Asien auch, geht diese Tradition davon aus, dass alle Dinge aus den „Großen Elementen" bestehen und dass das relative Gleichgewicht zwischen diesen für die Varianz des Universums verantwortlich ist. Vom Asphalt in der Stadt bis zu den Blättern im Dschungel – sogar das Wesen und die Eigenschaften unserer Gedanken –, alles soll von diesen Grundelementen beeinflusst sein.

Die TTM geht davon aus, dass auch der Körper aus Erde, Wasser, Feuer und Wind zusammengesetzt ist. (Obwohl thailändische Heilkundige vor allem mit diesen vier Elementen arbeiten, kennen sie insgesamt sechs: die üblichen vier sowie Raum und Bewusstsein.) Zwar ähnelt das der TTM zugrunde liegende System denen anderer Traditionen (etwa denen der griechischen, indischen und arabischen Medizin), aber jede Kultur hat die Elemente unterschiedlich aufgefasst und erklärt. Kein Medizinsystem kann einfach durch ein anderes ersetzt werden, und die Elemente in der thailändischen Medizin müssen innerhalb des thailändischen Kontextes aufgefasst werden.

Element	Aspekt	Funktion	Qualitäten	Temperatur
Erde	Festigkeit	Bietet Widerstandskraft und Unterstützung, wie ein Skelett, ein Fundament, die Wand einer Schlucht oder ein Gebäude.	Hart Stabil Schwer	Mild
Wasser	Flüssiges	Bietet Zusammenhalt und Fließvermögen, so wie wenn Wassertropfen zusammenfließen.	Feucht Flüssig Weich	Kalt
Feuer	Hitze	Bietet Umwandlung und Reifung. Feuer ist der Antrieb für Veränderung.	Hell Reaktiv Scharfkantig	Heiß
Wind	Bewegung	Bietet Wachstum und Schwingung. Wind ist für alle Bewegungen verantwortlich.	Leicht Rau Trocken	Kühl

Die Elemente beziehen sich nicht auf materielle Substanzen, sondern auf Qualitäten. So können beispielsweise festen, harten, stabilen und schweren Substanzen die Qualitäten des Elementes Erde zugeschrieben werden. Kalte, feuchte, flüssige und/oder weiche Substanzen sollen die Qualitäten des Elementes Wasser haben. Es ist unabdingbar, die Eigenschaften der einzelnen Elemente zu kennen und zu verstehen, um mit einem Zweig der TTM arbeiten zu können, und dies trifft insbesondere auf die Kräuterheilkunde zu.

Nach der Vier-Elemente-Theorie können die Anatomie und die Physiologie des menschlichen Körpers in die folgenden Kategorien unterteilt werden:

Element	Anatomie/Physiologie	Entsprechungen im Körper
Erde	Alles, was fest ist und Struktur und Eingrenzung bietet	1. Kopfbehaarung 2. Körperbehaarung 3. Nägel 4. Zähne 5. Haut 6. Muskeln 7. *Sên* („Leitbahnen", d.h. Sehnen, Bänder, Gefäße, Nerven) 8. Knochen 9. Knochenmark 10. Nieren 11. Herz 12. Leber/Bauchspeicheldrüse (in einigen TTM-Texten wird dies als ein zusammenhängendes System angesehen) 13. Faszien (zum Teil Zwerchfell, Rippenfell) 14. Milz 15. Lungen 16. Dickdarm 17. Dünndarm 18. Magen (einschließlich kürzlich aufgenommene Nahrung und Verdauungssäfte) 19. Verdaute Nahrung und Stuhl 20. Gehirn bzw. Zentralnervensystem
Wasser	Alle Körperflüssigkeiten, die Viskosität und Zusammenhalt bieten	1. Gallensaft 2. Schleim in den Atemwegen 3. Eiter und Lymphe 4. Blut 5. Schweiß 6. Körperfett 7. Tränen 8. Öliges 9. Speichel 10. Schleim im Nasen- und Rachenbereich 11. Gelenkflüssigkeit 12. Urin
Feuer	Wärme, Verdauung, Aufspaltung, Motivation	1. Feuer, das zu Alterung und Verfall des Körpers führt 2. Feuer, das dem Körper Wärme liefert 3. Feuer, das verdaut 4. Feuer, das Gefühle und Fieber hervorruft

Element	Anatomie/Physiologie	Entsprechungen im Körper
Wind	Alle Bewegungen, von der körperlichen Bewegung bis zur Bewegung der Gedanken	Das Element Wind wird üblicherweise in sechs Wind-Arten unterteilt, ähnlich den Lehren in buddhistischen Texten: 1. Wind, der sich von der obersten Stelle des Kopfes zu den Füßen/zum Abdomen bewegt, je nach Text (absteigender Wind) 2. Wind, der sich von den Füßen zum Kopf oder vom Abdomen zum Kopf bewegt (aufsteigender Wind) 3. Wind, der sich innerhalb des Verdauungstraktes befindet 4. Wind, der sich innerhalb des Abdomens, aber außerhalb des Verdauungstraktes befindet 5. Wind, der in allen Teilen des Körpers zirkuliert 6. Wind, der ein- und ausgeatmet wird Eine andere Möglichkeit, das Element Wind zu unterteilen, ist es, zwischen „feinem" und „grobem" Wind zu differenzieren. „Feine" Winde umfassen die Bewegungen der Gedanken, Gefühle, Vorstellungen, Impulse, Verlangen, Erinnerungen, Gewohnheiten, Selbstempfinden und Träume. Die „groben" Winde beinhalten alle körperlichen Bewegungen wie Kreislauf, Atmung, Nervenimpulse, Darmbewegungen, Rennen, Schreiben, Sprechen, Stillen, Wasserlassen und Osmose.

Das ständige Zusammenspiel der vier Elemente ruft die Prozesse im menschlichen Körper hervor, es ist der Antrieb hinter dem physischen Leben. Daher ist es lebenswichtig, die vier Elemente so weit wie möglich im Gleichgewicht zu halten. Die Elemente können aus vielen Gründen in ein Ungleichgewicht geraten. Umweltfaktoren können den Körper beeinträchtigen, zum Beispiel wenn heißes Wetter eine Erregung des Elementes Feuer und eine Schwächung des Elementes Wasser hervorruft oder wenn kaltes Wetter bewirkt, dass das Element Wasser sich verstärkt und das Element Feuer geschwächt wird. Nahrungsmittel können ebenfalls das Gleichgewicht beeinträchtigen, so etwa wenn es durch ein Übermaß an scharfen Speisen und Alkohol zu einer Erregung des Elementes Feuer kommt oder ein Übermaß an süßen und schweren Speisen eine Erregung des Elementes Wasser nach sich zieht.

Die Elemente können in unterschiedlichen Zuständen vorkommen, darunter:

- **Ausgeglichen** (*sà-má-dun* สมดุล): Ein normales Element, das in einer gesunden und ausgeglichenen Weise wirkt.
- **Erregt** (*gam rêrp* กำเริบ): Ein erregtes Element wirkt stärker als es gesund ist. Andere Begriffe, die diesen Zustand beschreiben, sind „verstärkt", „intensiviert" und „agitiert".
- **Geschwächt** (*yòn* หย่อน): Ein geschwächtes Element wirkt weniger kraftvoll, als es gesund ist. Ein anderer Begriff, der diesen Zustand beschreibt, ist „erschöpft".
- **Verzerrt** (*pí-gaan* พิการ): Ein verzerrtes Element ist aus dem Gleichgewicht geraten oder instabil geworden, ohne eindeutig erregt oder geschwächt zu sein. Es kann zwischen diesen beiden hin- und herschwanken.

- **Gebrochen** (*dtaèk* แตก): Ein gebrochenes Element stellt eine sehr ernste Lage dar, die möglicherweise, aber nicht notwendigerweise tödlich ist und eine professionelle medizinische Behandlung erfordert.
- **Verschwunden** (*hăai bpai* หายไป): Sobald ein Element verschwunden ist, stirbt der Körper. Wir sind auf alle Elemente angewiesen, um leben zu können.

Obwohl es üblich ist, den Zustand von Elementen als „übermäßig" oder „defizient" zu beschreiben, verändert sich die Menge eines Elementes in uns nicht; man sagt besser, dass die Schwingung oder die Stärke des Elementes anfällig für Schwankungen ist. Aus diesem Grund bevorzugen wir Ausdrücke wie „erregt" und „geschwächt" oder „verstärkt" und „gedämpft".

Im normalen Lauf des Lebens schwankt das Gleichgewicht der Intensität jedes Elementes mit dem Alter, der Jahreszeit, der Umwelt und der Ernährung. Diese Schwankungen sind natürlich und erfordern kein Eingreifen, außer wenn sie sich zu weit von einem gesunden Zustand entfernen oder außerhalb der erwarteten Parameter auftreten, die durch natürliche Veränderungen erzeugt werden. Es ist wichtig, diese Faktoren zu berücksichtigen, bevor man mit einer Elemente-Diagnose beginnt. (So wird beispielsweise eine leicht erhöhte Erregtheit des Windes während der Regenzeit, in der dies eine erwartete Schwankung ist, weniger wahrscheinlich ein Problem anzeigen als eine erhöhte Erregtheit des Windes in der heißen Jahreszeit.)

Gründe für Veränderungen des Gleichgewichtes zwischen den Elementen

Nach der Vier-Elemente-Theorie gibt es drei Gründe dafür, dass sich der Zustand ausgeglichener Elemente verschieben kann: natürliche, unnatürliche und karmische. (Das Element Erde als das stabilste Element wird bei den folgenden Faktoren häufig weggelassen.)

1. Die 13 natürlichen Gründe für Ungleichgewichte zwischen den Elementen	
Schwankungen der Elemente	Ständige innere Schwankungen der Elemente sind natürlich. Die Beziehung zwischen den inneren Elementen wird jedoch auch durch äußere Faktoren beeinflusst wie beispielsweise: **Wind:** Regt das Element Wind in uns an. **Hitze:** Regt das Element Feuer in uns an. **Feuchtigkeit:** Regt das Element Wasser in uns an. **Kälte:** Kann Wind und Wasser in uns anregen. **Trockenheit:** Regt Wind in uns an.

Jahreszeit	**Heiße Jahreszeit:** Führt zu einer natürlichen Erregtheit des Elementes Feuer. **Regenzeit:** Führt zu einer Erregtheit des Elementes Wind. (Dieser Punkt führt häufig zu Verwirrung, weil Regen mit Wasser in Zusammenhang gebracht wird. In der TTM jedoch wird Regen mit Wind in Zusammenhang gebracht, weil Regenschauer mit viel Bewegung von Wind und Wasser einhergehen, und Bewegung ist die Qualität des Elementes Wind.) **Kalte Jahreszeit:** Führt zu einer Erregtheit des Elementes Wasser.
Zeit	**Wind** ist zwischen 2 und 6 Uhr morgens (bzw. in den vier Stunden vor Sonnenaufgang) und nochmals am Nachmittag zwischen 14 und 18 Uhr (bzw. in den vier Stunden vor Sonnenuntergang) am lebhaftesten. **Wasser** ist zwischen 6 und 10 Uhr morgens (bzw. in den vier Stunden nach Sonnenaufgang) und nochmals zwischen 18 und 22 Uhr abends (bzw. in den vier Stunden nach Sonnenuntergang) am lebhaftesten. **Feuer** ist zwischen 10 und 14 Uhr (bzw. in den zwei Stunden vor und zwei Stunden nach dem höchsten Stand der Sonne) und nochmals zwischen 22 und 2 Uhr (bzw. in den zwei Stunden vor und zwei Stunden nach Mitternacht) am lebhaftesten.
Alter	**Von der Geburt bis zum 8. Lebensjahr:** Das Element Wasser ist stark. (Daher weisen Kinder Merkmale von Wasser auf wie weiche Haut, große Augen, starke Gefühle und eine Neigung zu mit Schleim einhergehenden Erkrankungen.) **Zwischen 8 und 16 Jahren:** Das Wasser lässt nach, und das Feuer nimmt zu. (Die Entstehung von Feuer zeigt sich in der Zunahme von Akne, Auflehnung und Sexualität, wenn die Person in die Pubertät kommt.) **Zwischen 16 und 32 Jahren:** Das Element Feuer ist stark. (Dies ist der Höhepunkt der Motivation, des Tatendranges und des Intellektes des Einzelnen.) **Zwischen 32 und 64 Jahren:** Das Feuer lässt nach, während der Wind zunimmt. **Von 64 Jahren bis zum Tod:** Das Element Wind ist stark und wird fortwährend stärker. (Dies zeigt sich in der Neigung älterer Menschen zu trockener, brüchiger Haut, kleineren Augen, Schlafstörungen, Verstopfung, Arthritis und Ängstlichkeit.)
Region, Klima, Geographie	Die relative Trockenheit, Kälte, Feuchtigkeit, Hitze und Nässe eines geographischen Gebietes beeinträchtigen jeweils das Gleichgewicht der Elemente in uns. (So werden beispielsweise, wenn man in einem heißen, trockenen Klima lebt, tendenziell Feuer und Wind angeregt, und wenn man in einem nassen, kalten Klima lebt, wird eher Wasser angeregt.) Ebenso beeinflussen auch die geographischen Besonderheiten das Gleichgewicht der Elemente. Beispielsweise kann es sich auswirken, wenn man in der Nähe einer großen Menge stillstehenden Wassers (regt das Element Wasser an) oder in einer unterirdischen Umgebung wie im Untergeschoss oder in einer Höhle (stärkere Verbindung zum Element Erde) lebt.

Tägliche Routine	Wie wir den Tag gestalten, beeinflusst die Elemente. So werden etwa ein uneinheitliches Schlafverhalten und hastiges Essen zu angeregtem Wind führen, ebenso wie anhaltender Stress und Hetze. Umgekehrt können Beständigkeit und Gemächlichkeit das Wasser stärken. Wiederholtes kühnes Handeln und getriebenes Verhalten können Zeichen eines bereits starken Elementes Feuer sein, sie können aber auch dazu beitragen, ein stärkeres Element Feuer zu erzeugen.
Essen	Was wir essen, wirkt sich direkt auf das Gleichgewicht der Elemente in uns aus. Zum Beispiel wird die gewohnheitsmäßige Aufnahme von kalter, feuchter Nahrung wie etwa kalten Getränken und Eiscreme das Element Wasser erregen und das Element Feuer schwächen. Die Ernährung ist einer der wichtigsten Faktoren der Elemente-Diagnose und -Behandlung.
Körperhaltung	Eine schlechte Körperhaltung verursacht ein Ungleichgewicht der Elemente und wirkt sich besonders auf die Elemente Erde und Wind aus. So führt das Sitzen in einer gebückten Haltung über eine längere Zeit hinweg zu verhärteten Muskeln (Erde) und schränkt die Bewegungen ein (Wind).
Schlafverhalten	Die richtige Schlafmenge zur richtigen Zeit erhält die Elemente im Gleichgewicht. Zu viel oder zu wenig Schlaf oder Schlafen während des Tages können zur Anregung des Elementes Wasser führen.
Sport und Arbeit	Die Arten von Sport und Arbeit, die wir ausüben, die Intensität, mit der wir sie ausüben, und sogar die Tageszeit, zu der wir sie ausüben, wirken sich auf das Gleichgewicht der Elemente in uns aus. (So wird etwa intensiver Sport im Freien am Mittag das Feuer erregen, während übermäßige Herz-Kreislauf-Übungen Wind anregen.)
Extreme Temperaturen	Temperaturextreme führen zu einem Ungleichgewicht der Elemente. Beispielsweise führen bei denjenigen, die in einem heißen Klima wohnen, aber in extremer Kälte arbeiten, klimatisierte Gebäude dazu, dass sie einem ständigen unnatürlichen Wechsel zwischen Hitze und Kälte ausgesetzt sind, was das Element Feuer destabilisiert.
Natürliche Triebe	Das Unterdrücken natürlicher Triebe wie Aufstoßen, Defäkation, Wasserlassen, Husten etc. führt zu einem Ungleichgewicht der Elemente.
Emotionen	Das Schwelgen in starken Gefühlen (auch in übermäßiger Freude) hat ebenfalls ein Ungleichgewicht der Elemente zur Folge. (Zum Beispiel wird anhaltender Zorn Feuer erregen, und Ängstlichkeit erregt Wind.)

Während die obige Tabelle vor allem Umwelt- und Verhaltensfaktoren nennt, enthalten die beiden nächsten Listen eine Reihe von Faktoren, die Teil der religiösen und spirituellen Weltanschauung der Thais sind.

2. Die 6 unnatürlichen Gründe für Ungleichgewichte zwischen den Elementen	
Gespenster/Geister	Gespenster und Geister können verschiedene Ungleichgewichte der Elemente hervorrufen, zumeist beeinträchtigen sie aber den Wind. (Traditionellerweise glauben Thais fest an Gespenster und Geister, die sie zusammenfassend als *pĕe* ผี bezeichnen.)
Gottheiten	Gottheiten können jedes Element (positiv oder negativ) beeinflussen. In der Religion der Thais ist eine große Zahl von Gottheiten des buddhistischen und hinduistischen Pantheons bekannt.)
Magie	Ebenso wie Gottheiten können magische Gründe für ein Ungleichgewicht der Elemente jedes Element betreffen. Ist man beispielsweise zu Fettleibigkeit „verhext", wurde man zu einem Wasser-Problem „verhext".
Waffen	Waffen beeinträchtigen in erster Linie das Element Erde, weil sie Haut, Knochen, organische Strukturen etc. beschädigen. Dies wiederum wird alle anderen Elemente beeinträchtigen.
Unfälle	In den meisten Fällen wirken sich Unfälle genauso wie Waffen aus, indem sie zuerst das Element Erde beeinträchtigen.
Gifte	Gifte können ebenfalls alle Elemente betreffen. Abhängig ist dies von der speziellen Wirkung der Substanz, die eingenommen, eingeatmet oder berührt wurde.

3. Die 2 karmischen Gründe für Ungleichgewichte zwischen den Elementen	
Früheres Karma	Das frühere Karma kann die Zusammensetzung der Elemente während der Entwicklung des Einzelnen in der Gebärmutter vorherbestimmen und ist das Ergebnis der Lebensführung in früheren Leben.
Gegenwärtiges Karma	Das gegenwärtige Karma wird durch unsere Aktionen und Reaktionen in diesem Leben bestimmt.

Die Elemente-Diagnose

Die Diagnose von Erkrankungen entsprechend den Elementen ist ein entscheidender Teil der thailändischen Naturheilkunde. Diagnostische Fähigkeiten müssen über viele Jahre hinweg entwickelt werden, und traditionellerweise haben thailändische Schüler jahrzehntelang von kompetenten Lehrern gelernt, bevor sie selbst als Heiler galten. Wir können hier einige grundsätzliche Richtlinien nennen. Bei ernsten Erkrankungen muss jedoch ein erfahrener Arzt aufgesucht werden.

In den folgenden Tabellen werden die Elemente in der Reihenfolge genannt, in der sie gestört werden. Üblicherweise ist Wind das erste Element, das aus dem Gleichgewicht gerät, weil es das leichteste ist und daher am leichtesten vom Weg abgebracht wird. Erde dagegen ist das schwerste Element und wird normalerweise im Verlauf einer Erkrankung als letztes beeinträchtigt. Sobald es aber beeinträchtigt ist, ist in der Regel der Zustand ernst. (Beispielsweise beziehen sich bei einer Lebererkrankung Ungleichgewichte zwischen Feuer und Wind auf Probleme bei der Funktion des

Organs, sobald aber die Erde mit betroffen ist, sprechen wir von der Struktur der Leber selbst, die gefährdet ist. Tumoren und andere Wucherungen, wie sie bei schweren Krebserkrankungen auftreten, sind ebenfalls auf Beeinträchtigungen des Elementes Erde zurückzuführen.) Eine Ausnahme von der fortschreitenden Veränderung der Elemente sind plötzliche Traumata, die direkt auf Körperteile einwirken, die der Erde zugeordnet werden – so etwa Verletzungen des Gewebes, der Knochen, der Sehnen oder der Bänder.

Beispiele für Ungleichgewichte zwischen den Elementen – erregter Zustand

	Psychisch	Physisch
Wind	Ängstlichkeit, Schlafstörungen, Ruhelosigkeit, Aufmerksamkeitsdefizitstörung; bei hochgradigem Ungleichgewicht Tourett-Syndrom, Zwangsstörungen und Wahnsinn	Alle Symptome von stechenden Schmerzen wie Kopfschmerzen, Arthritis und einschießende Schmerzen; Bewegungen betreffende Beschwerden wie Restless-Legs-Syndrom, Tics, Schluckauf und andere Krämpfe; Verstopfung aufgrund übermäßiger Trockenheit und Diarrhoe, die auf einer zu starken Abwärtsbewegung des Windes beruht
Feuer	Neigung zu Zorn und leichter Enttäuschbarkeit; eventuell Leben „im Schnelldurchgang“, vom Erfolg bis zur Krankheit getrieben	Symptome von Rötungen wie Ekzem, Akne und Geschwüre; Probleme mit der Leber und der Gallenblase, zu schnelle Verdauung von Nahrung, Fieber
Wasser	Depression, fehlender Scharfsinn, Traurigkeit	Lethargie, Fettleibigkeit, Störungen der Fortpflanzungs- und Harnsysteme; mit Schleim einhergehende Erkrankungen wie Lungenentzündung, Ödeme, Husten mit Auswurf; auch Toxikose (Wasser ist ein schweres Element und neigt dazu, Toxine festzuhalten)
Erde	Starrköpfigkeit, fehlender Scharfsinn	Tumoren, starker Haarwuchs (vor allem an ungewöhnlichen Stellen), Knochensporne, zusätzliche Knochen und Zähne, jegliches Übermaß an Gewebe

Beispiele für Ungleichgewichte zwischen den Elementen – geschwächter Zustand

	Psychisch	Physisch
Wind	Fehlender Scharfsinn, fehlende Kreativität, fehlende Inspiration	Alle Zustände mit beeinträchtigten Bewegungen wie Lähmung, verlangsamter Kreislauf, Koma, Frozen Shoulder, das Verdauungssystem nicht passierende Nahrung, bestimmte Formen von Verstopfung, kontrahierte Muskeln; Lethargie und Abgeschlagenheit
Feuer	Fehlen von Motivation, Antrieb, Scharfsinn, Geschlechtstrieb, Mut, Selbstverteidigung	Verdauungsschwäche, fehlende Körperwärme, niedriger Blutdruck

Wasser	Unzusammenhängende Psyche, nicht bodenständige Charaktereigenschaften	Trockenheit in den Lungen oder Därmen, dünnflüssiges Blut, trockene Haut, Fortpflanzungsstörungen, Zerbrechlichkeit, fehlende Vitalität, physische Gedeihstörungen
Erde	Die Zeichen eines Ungleichgewichtes ähneln denen des Elementes Wasser, so etwa fehlende psychische Stabilität, nicht bodenständige Charaktereigenschaften und Sprunghaftigkeit, sie sind aber tiefer verwurzelt und weniger veränderbar.	Schwache, gebrochene oder schlechte Knochen, Nägel, Haare, Zähne, Haut, Organstrukturen etc.

Fünf-Sinne-Diagnose

Traditionellerweise setzen Therapeuten der thailändischen Medizin alle ihre fünf Sinne ein, um eine Diagnose zu stellen. Sie nutzen das Gehör, um den Klagen und Bedürfnissen ihrer Patienten zuzuhören. Und auch, um zu hören, wie der Patient spricht, welche Wörter er wählt, ihr Tempo und ihren Schwerpunkt, denn alle diese Faktoren sind für die Elemente-Diagnose von Bedeutung. (Beispielsweise wird jemand mit übererregtem Wind schnell sprechen und sich schwer tun, beim Thema zu bleiben.) Durch Betrachten wird der Patient optisch untersucht. Der Geruch von Schweiß, Atem und Urin einer Person liefert große Mengen an Informationen und ermöglicht auch, Infektionen wahrzunehmen. Muskeln, Knochen, Sehnen und andere Gewebe werden abgetastet, um die Hautfeuchtigkeit zu testen und Pulstastungen vorzunehmen. Auch wenn in der modernen Zeit dies nicht mehr so häufig durchgeführt wird, wurde aber traditionellerweise auch der Geschmackssinn genutzt, um den Geschmack des Urins von Patienten zu prüfen und weitere Erkenntnisse zu speziellen Erkrankungen zu gewinnen. (Tatsächlich lässt sich die Thai-Bezeichnung für Diabetes mit „Erkrankung des süßen Urins" übersetzen. Da Urin steril ist, war dieses Vorgehen nicht so gefährlich wie man glauben könnte.) Obwohl man wahrscheinlich auf die Nutzung des Geschmackssinns verzichten wird, ist es für eine gründliche Untersuchung von Störungen wichtig, so viele Sinne wie möglich einzusetzen.

Weitere diagnostische Mittel

Im Folgenden fassen wir besondere diagnostische Mittel zusammen, die in der TTM eingesetzt werden. Selbstverständlich erfordern auch sie die Nutzung der Sinne des Therapeuten.

- **Thailändische Pulsdiagnose:** Bei der thailändischen Pulsdiagnose fühlt der Therapeut den Puls des Patienten, zumeist am Handgelenk, um ein Gleichgewicht oder ein Ungleichgewicht der Elemente zu ermitteln. Es kann viele Jahre dauern, um ein geübter Anwender dieses diagnostischen Mittels zu werden, aber wenn der Therapeut dies beherrscht, kann er oft genau bestimmen, was in Hinsicht auf die Elemente in den einzelnen Organen des Patienten geschieht und wie der systemische Zustand der Elemente ist.

- **Thailändische Zungendiagnose:** Die Zungendiagnose wird in Thailand hauptsächlich genutzt, um den Verdauungszustand des Patienten zu ermitteln, sie kann jedoch auch einige systemische Zustände aufzeigen. Der Therapeut betrachtet Form, Farbe, Belag und Beschaffenheit der Patientenzunge, um diagnostische Hinweise zu erhalten.

- **Schröpfen und Schaben:** Hierbei handelt es sich um Techniken mit der einzigartigen Eigenschaft, sowohl therapeutisch als auch diagnostisch zu sein. Wenn am Körper geschröpft oder geschabt wird, können die an der Haut erscheinenden Farben diagnostisch genutzt werden.

- **Beobachtung:** Dies ist ein sehr wichtiges diagnostisches Mittel. Der Therapeut beobachtet Verhalten, Körper, Augen, Zunge, Stuhl, Urin, Haut, Nägel usw. des Patienten, um die Ursachen und den Zustand der Erkrankung zu erfahren.

- **Befragung:** Ergänzend zu den Hauptsymptomen wird ein Therapeut der traditionellen Medizin den Patienten im Allgemeinen zu Ernährung, Lebensstil, Verdauung, Schlafmuster, Menstruationszyklen, Arbeit, Ausscheidungen und geistiges Leben befragen. Je vollständiger das Bild ist, das der Therapeut sich machen kann, umso wahrscheinlicher wird er eine genaue Diagnose stellen können. Besonders wichtig ist die Ernährung. Zu wissen, was der Patient isst, wie die Nahrung verdaut wird und wie der Zustand der entstehenden Rückstände ist, liefert einem TTM-Therapeuten große Mengen an Informationen.

Die oben genannten Mittel können genutzt werden, um sehr konkrete Informationen über Störungen und Erkrankungen zu erhalten, wobei nicht nur eingegrenzt wird, welches Element bzw. welche Elemente aus dem Gleichgewicht geraten ist bzw. sind, sondern es wird auch ermittelt, welche Körperteile betroffen sind. (So kann ein Therapeut etwa zu dem Schluss kommen, dass bei einem Patienten übererregtes Wasser im unteren Verdauungstrakt oder geschwächtes geistiges Feuer vorliegt.) Eine allgemeinere Diagnose könnte ein weniger erfahrener Therapeut stellen, indem er einfach feststellt, welches Element im Ungleichgewicht ist und ob dieses erregt, geschwächt oder verzerrt ist. Ein verzerrtes Element kann schwerer zu diagnostizieren sein. Die Symptome schwanken in diesem Fall zwischen denen von Erregtheit und Schwäche, und es kann ein Gefühl von Verwirrung und Undefinierbarkeit während des Diagnoseprozesses bestehen. (Zum Beispiel fühlt man beim Tasten des Wind-Pulses bei jemandem mit verzerrtem Wind einen sich beschleunigenden Puls, der dann langsamer wird, verschwindet und wieder auftaucht.) Die Behandlung gebrochener und verschwundener Elemente geht über die Fähigkeiten eines gewöhnlichen Therapeuten hinaus und bedarf einer professionellen Notfallbehandlung.

Der Einsteiger in die thailändische Naturheilkunde sollte die oben genannten Punkte nicht außer Acht lassen, er sollte aber auch daran denken, dass diagnostisches Können manchmal eher eine Kunst als eine Wissenschaft ist (dies gilt sogar für die moderne wissenschaftliche Medizin). Die Symptome können sich häufig durch eine Mischung aus erregten und geschwächten Zuständen äußern, und sie können in mehr als einem Organsystem auftreten. (So kann ein Patient mit einem erregten Element Feuer auch geschwächten Wind aufweisen. Bei dieser Person können Herzerkrankung, hoher Blutdruck, hohe Cholesterinwerte, Unbeherrschtheit, gerötetes Gesicht und Heißhunger bestehen – alles Symptome einer Erregtheit des Elementes Feuer. Gleichzeitig können sich Lethargie, Langeweile und Trägheit manifestieren – all dies steht mit Wind im Zusammenhang.)

Die Geschmacksrichtungen

Sobald das jeweilige Ungleichgewicht der Elemente bestimmt ist und ermittelt wurde, ob es sich bei der Erkrankung um erregte, geschwächte oder verzerrte Elemente handelt, kann der Thai-Phytotherapeut eine Ernährungsumstellung und Kräuterzusätze verordnen, um das jeweilige Element entweder zu stärken oder zu besänftigen.

In der traditionellen thailändischen Medizin wird jede essbare Substanz nach „Geschmacksrichtungen" klassifiziert. Es gibt in der TTM fünf verschiedene Geschmacksrichtungen-Systeme, die nach der Anzahl der jeweils beschriebenen Geschmacksrichtungen benannt sind:

1. Das Neun-Geschmacksrichtungen-System wird angewendet, wenn einzelne Heilkräuter innerlich eingesetzt werden.
2. Das Acht-Geschmacksrichtungen-System wird angewendet, wenn Kräuter mit einem „Trägerstoff" kombiniert werden, einer Substanz, die dem Körper hilft, die Medizin aufzunehmen und sie an die richtige Stelle zu leiten.
3. Das Sechs-Geschmacksrichtungen-System wird angewendet, um Kräuter im Alltag zu erfassen, wie etwa Nahrungsmittel.
4. Das Vier-Geschmacksrichtungen-System wird angewendet, wenn Kräuter äußerlich zum Einsatz kommen.
5. Das Drei-Geschmacksrichtungen-System wird für Kräuterrezepturen angewendet, in denen zahlreiche Kräuter kombiniert werden und mit denen innerlich behandelt wird.

Das Sechs-Geschmacksrichtungen-System für Kräuter im Alltag wird in Kapitel 3 und das Vier-Geschmacksrichtungen-System für äußerlich eingesetzte Kräuter in Kapitel 4 näher ausgeführt. Die anderen werden im Folgenden erklärt.

Das Neun-Geschmacksrichtungen-System für einzelne, als Medikamente eingesetzte Kräuter

Wie oben bereits erwähnt, wird das Neun-Geschmacksrichtungen-System eingesetzt, wenn einzelne Kräuter innerlich für medizinische Zwecke eingenommen werden. (Im Folgenden werden tatsächlich zehn Kategorien aufgelistet. Trotzdem spricht man vom Neun-Geschmacksrichtungen-System, denn die 10., „geschmacksneutral", gilt nicht als eigentliche Geschmacksrichtung, sondern als das Fehlen dieser.)

Mit Hilfe der Angaben in der folgenden Liste kann man entscheiden, welche Geschmacksrichtungen-Kategorie genutzt wird, um einem Patienten bei seinen jeweiligen Beschwerden zu helfen. Anzumerken ist, dass eine Kombination mehrerer Kräuter für mehrere Beschwerden nicht empfehlenswert ist, denn nicht alle Kräuter sind miteinander verträglich, und das Kombinieren selbst könnte eine gänzlich andere Wirkung hervorrufen.

2

Übersicht über das Neun-Geschmacksrichtungen-System		
Geschmacksrichtung	**Therapeutische Anwendung**	**Kontraindikationen**
Adstringierend	Absorbiert Nässe, lässt Wunden heilen, behandelt Durchfall und Dysenterie. Trocknet Schleim und den Stuhl. Hält die Elemente zusammen und eignet sich daher für äußere Wunden, zum Stillen von Blutungen, zur Reinigung und Heilung. ***Zusammenhaltend***	Verstopfung, Verdauungsstörungen, verzerrtes Element Feuer und Erkrankungen des Windes, auch bei kleinen, trockenen Stühlen kontraindiziert
Süß	Durchdringt das Gewebe und baut es auf (so dass es reichlich vorhanden und gesund ist), behandelt allgemeines Unwohlsein und stellt Kraft bereit. Zugleich ein Energietonikum. ***Durchdringend***	Schleim, Diabetes, Gelbsucht, Lymphstörungen, Wunden
Toxisch	Behandelt Gifte und Toxine im Körper einschließlich Toxine, die sich aus Blut und Schleim entwickeln. Behandelt Bisse giftiger Tiere inkl. Insekten, aber auch Parasiten und Hautprobleme. Behandelt toxisches Fieber. ***Korrigiert Gifte***	Erkrankungen von Herz und Galle, Husten
Bitter	Senkt durch Blut oder Gallensaft hervorgerufenes Fieber, steigert den Appetit, wirkt bei Dehydration unterstützend, behandelt Probleme des Blutes, stillt übermäßigen inneren Durst. Die bittere Geschmacksrichtung ist ein Tonikum für Blut und Galle. ***Korrigiert das Blut***	Erkrankungen des Herzens; Erkrankungen, bei denen Wind Schmerzen verursacht (z.B. Aufgeblähtsein, intestinale Gase etc.)
Würzig/scharf (Diese Geschmacksrichtung enthält die Unterkategorie der **aromatisch-kräftigen** Kräuter, die nicht unbedingt würzig/scharf sind, sondern wärmend wirken wie z.B. Zimt und Kardamom.)	Behandelt Erkrankungen des Windes, Blähungen, durch Blähungen verursachte Schmerzen, Verdauungsstörungen, Engegefühl in Brust und Abdomen. Bewegt blockierten Wind, bewegt Wind im Darmbereich, beseitigt in der Gebärmutter eingestautes Blut, stützt die Elemente, bewegt Menstruationsblut, behandelt verzerrte Elemente. ***Korrigiert Wind***	Erkrankungen des Feuers, hohes Fieber, toxisches Fieber (eine traditionelle Krankheitskategorie, die gefährliche Fieberformen und Infektionskrankheiten umfasst, die durch Fieber gekennzeichnet sind, wie Dengue-Fieber, Scharlach-Fieber etc.)
Ölig	Behandelt Verzerrungen in den *sên* (d.h. Sehnen, Bänder, Nerven), befeuchtet die Gelenke, befeuchtet den Körper und ermöglicht das reibungslose Funktionieren von Organen und Gewebe, unterstützt die Körperwärme, nährt das Knochenmark. Die ölige Geschmacksrichtung ist ein Tonikum für das Gewebe. ***Korrigiert die sên***	Verzerrungen des Elementes Wasser, Gelbsucht, Husten, Atemschwierigkeiten, Dysenterie, Fieber

Duftend/kühl	Duftend/kühl ist ein Tonikum für die „Herz-Seele" (aus Sicht der TTM steht das Herz sowohl mit dem physischen Organ als auch mit dem psychisch-emotionalen Wohlbefinden im Zusammenhang). Vermindert Stress, Ängstlichkeit, Benommenheit. Reduziert Stress des Fetus. Tonikum für Leber und Lungen. Dies ist die wichtigste Geschmacksrichtung, um „feinen" Wind zu stützen. ***Erfrischend***	Erkrankungen der „groben" Winde, durch Blähungen verursachte Schmerzen, andere durch Wind verursachte Schmerzen im Körper
Salzig	Durchdringt Haut und Schleimhäute, behandelt bestimmte Hauterkrankungen, bewahrt das Gewebe (verhindert Fäulnis), beseitigt Schleim aus dem Dickdarm und ist geeignet bei Störungen mit trockenen, kleinen Stühlen. ***Durchdringt die Haut***	Erkrankungen, die zu Problemen der Ausscheidung, Durchfall, inneren Blutungen und Dysenterie führen
Sauer	Behandelt mit Schleim einhergehende Erkrankungen und Husten, reinigt das Blut, vertreibt Toxine und ist abführend. ***Durchtrennt Schleim***	Probleme der Lymphflüssigkeit, Wunden, lockere Stühle, toxisches Fieber, Durchfall
Geschmacksneutral	Beruhigt Erkrankungen des Feuers, wirkt diuretisch, verringert Schleim, behandelt leichtes Fieber, lindert Zustände der Entwässerung und innere Hitze, trägt zur Unterstützung der Nieren bei, behandelt Fieber und einige Formen von toxischem Fieber, absorbiert Gifte, lindert Durst. ***Korrigiert Schleim***	Niedriger Blutdruck

Beispiele für die Neun Geschmacksrichtungen aus traditionellen thailändischen Texten

Adstringierend	Süß	Toxisch
Teeblätter Granatapfelschale Mangostaneschale Tamarindenblätter Betelnüsse Unreife Banane	Färberdistelblüten Süßholzwurzel Annattoblüten Zuckerrohr Palmfrüchte Milch Honig	Marihuana Brechnuss Kerzenstrauch Opium Granatapfelwurzel Stechapfel Pythonknochen Schwefel Arsen

Bitter	Würzig/scharf	Ölig
Tinospora crispa Kalmegh Niem Bittermelone Gallenblase diverser Tiere	Knoblauch Basilikum Campher Gewürznelke Ingwer Plumbago Langer Pfeffer Asant Muskatblüte Schwarzer Pfeffer	Sesamsamen Wasserkastanien Viele Bohnen und Nüsse Lotossamen Kokosnussfleisch Milch diverser Tiere (besonders Ziegenmilch) Eigelb Kostuswurzel Mungbohnen Cashew Lotoswurzel Szechuan-Liebstöckel
Duftend/kühl	**Salzig**	**Sauer**
Ylang-Ylang Kernholz von weißem und rotem Sandelholz Safran Rose Chrysantheme Jasmin Lotos-Staubgefäße Myrrhe	Frühlingszwiebel Salz Kaliumnitrat Meeresfrüchte Seetang Kaliumchlorid Tintenfischknochen Austernschalen	Roselle Kaffir-Limetten-Früchte Limettenfrüchte Sennablätter Sternfrucht Sauerampfer Alaun
Geschmacksneutral		
Pinienholz Ton Wasserspinat Limettenbaum-Wurzel		

Das Acht-Geschmacksrichtungen-System

Das Acht-Geschmacksrichtungen-System gibt an, wie die Geschmacksrichtungen zu den unterschiedlichen Körperteilen vordringen, und es wird vor allem angewendet, wenn Kräuter mit einem Träger kombiniert werden. Ein Träger ist eine Substanz, die das Kraut unterstützt, indem sie das Kraut an die richtige Stelle leitet (so leitet beispielsweise Alkohol arzneiliche Wirkungen zu den *sên*) oder indem es die Wirksamkeit des Krautes verstärkt. Im Acht-Geschmacksrichtungen-System werden die gleichen Geschmacksrichtungen wie im Neun-Geschmacksrichtungen-System verwendet, dabei werden jedoch „toxisch“ und „geschmacksneutral“ weggelassen.

Bitter	Dringt in die Haut vor
Adstringierend	Dringt in das Gewebe (Muskeln, Faszien, Fett) vor
Salzig	Dringt in die *sên* (Sehnen, Bänder, Nerven, Blutgefäße) vor
Würzig/scharf	Dringt in die Knochen vor
Süß	Dringt in den Dickdarm vor
Sauer	Dringt in den Dünndarm vor
Duftend/kühl	Dringt in das Herz vor
Ölig	Dringt in die Gelenke im ganzen Körper vor

Das Drei-Geschmacksrichtungen-System für zusammengesetzte Arzneirezepturen

Wenn mehrere Kräuter zu einer Arzneirezeptur kombiniert werden, wird das Drei-Geschmacksrichtungen-System angewendet. Die Rezepturen haben entweder eine wärmende, eine kühlende oder eine neutrale Wirkung.

Die drei Geschmacksrichtungen von zusammengesetzten Arzneirezepturen			
Wärmend	Behandelt die „groben" Winde (manchmal heißt es auch: behandelt Wasser).	Beseitigt Blut, nährt die Elemente, erzeugt Bewegung. Wird während der Regenzeit eingesetzt, um Wind zu beruhigen.	Bei toxischem Fieber kontraindiziert.
Kühlend	Behandelt das Element Feuer.	Behandelt toxisches Fieber, unterdrückt Gifte. Wird während der heißen Jahreszeit eingesetzt.	Bei Erkrankungen des Windes kontraindiziert.
Mild (weder wärmend noch kühlend)	Behandelt das Element Wasser (manchmal heißt es auch: behandelt Wind).	Behandelt die „feinen" Winde, Schleim und Blut. Wird während der kalten Jahreszeit eingesetzt.	Bei toxischem Fieber kontraindiziert.

Wie die Geschmacksrichtungen die Elemente beeinflussen

Alle aufgenommenen Substanzen üben ihre arzneilichen Wirkungen auf den Körper über die Wirkungen der Geschmacksrichtung auf die Elemente aus. Alle 13 oben vorgestellten Geschmacksrichtungen haben eine spezielle Wirkung auf die Elemente. Obwohl in TTM-Texten nicht ausgeführt wird, wie genau diese einzelnen Geschmacksrichtungen in den jeweiligen Fällen auf die einzelnen Elemente einwirken, lässt sich in der Praxis Folgendes beobachten:

Behandelt die Erde	Behandelt das Wasser	Behandelt den Wind	Behandelt das Feuer
Adstringierend Süß Ölig Salzig	Sauer Bitter Toxisch	Mild Würzig/scharf	Kühl Wärmend Duftend/kühl Geschmacksneutral

Erde: Adstringierendes hält das Element Erde zusammen und festigt es. Süßes nährt das Element Erde oder errichtet es (speziell das Gewebe). Öliges stützt die Erde, indem es sie feucht und reibungslos funktionierend hält, und Salziges bewahrt sie.

Wasser: Saures reinigt und verflüssigt das Element Wasser. Bitteres wirkt nährend auf das Blut und die Gallenflüssigkeit, Toxisches behandelt Erkrankungen des Wassers sowie Gifte (in allen Elementen, besonders aber im Element Wasser).

Wind: Mildes gleicht die „feinen" Winde aus und beruhigt und stützt das reibungslose Funktionieren des Windes. Würziges/Scharfes behandelt die „groben" Winde und erzeugt Bewegung der Winde. Zudem führt es Wind ab.

Feuer: Kühles und Duftendes/Kühles schmälern das Feuer, Wärmendes vermehrt es. Geschmacksneutrales behandelt Fieber und Toxizität und reduziert das Feuer und Entzündungen.

Kapitel 3

Kräuter im Alltag

Ernährungstherapie und Heilkunde für den Alltag

3

Laut einer in einem buddhistischen Text erzählten Legende legte „Vater Doktor" Jīvaka, als er ein junger Mann war, bei seinem Meister seine Abschlussprüfung ab. Seine Aufgabe bestand darin, in den Wald zu gehen und eine Pflanze ausfindig zu machen, die nicht als Arznei eingesetzt werden kann. Nachdem er ein großes Gebiet abgesucht hatte, kehrte Jīvaka zurück und verkündete seinem Lehrer, dass genau genommen alles, was er gesehen hatte, als Arznei verwendbar sei. Nun wusste der Meister, dass Jīvakas Ausbildung abgeschlossen war. Mit genau dieser Philosophie haben die traditionellen Heilkundigen Tausende Jahre lang die Welt betrachtet, und diese Philosophie bildet auch weiterhin das Rückgrat der traditionellen thailändischen Medizin.

Da der Geschmackssinn und die arzneilichen Wirkungen auf den Körper in einer Verbindung zueinander stehen, verändert alles, was wir über unseren Mund aufnehmen (sogar geschmacksneutrale Dinge), unseren Körper und Geist. Viele der in diesem Buch genannten Kräuter werden bei einer typisch thailändischen Ernährung täglich aufgenommen. In der traditionellen thailändischen Küche gilt fast jedes Gericht auf die eine oder andere Weise als therapeutisch. In der Tat wird ein thailändischer Phytotherapeut traditionellerweise zunächst eine Ernährungsumstellung empfehlen, bevor er zu den wirksameren Naturheilmitteln greift. Ein altes thailändisches Sprichwort besagt, dass alle Erkrankungen ihren Ursprung in der Nahrung haben, die wir zu uns nehmen, und auch im Westen sagen wir, „du bist, was du isst". Wenn wir gut essen, sind wir gesund, fühlen uns gut und werden lange leben. Nehmen wir schlechte Nahrung zu uns, werden wir ungesund, unglücklich und anfällig für Erkrankungen.

Das Sechs-Geschmacksrichtungen-System

Wie bereits in Kapitel 2 erwähnt, werden bei einem der Geschmacksrichtungen-Klassifizierungssysteme sechs Geschmacksrichtung-Kategorien verwendet, um die arzneilichen Wirkungen von Nahrung zu erklären. Es ist wichtig zu verstehen, dass dieses System sich von Grund auf vom Neun-Geschmacksrichtungen-System unterscheidet. Beispielsweise werden viele im Neun-Geschmacksrichtungen-System der Geschmacksrichtung „ölig" zugeordneten Nahrungsmittel im Sechs-Geschmacksrichtungen-System der Geschmacksrichtung „süß" zugeordnet. Dieses letztgenannte System wird eingesetzt, wenn wir von Nahrungsmitteln sprechen, die wir zur Ernährung aufnehmen, wobei das Ziel ist, so zu essen, dass wir eine optimale Gesundheit erreichen.

Die sechs für Nahrungsmittel verwendeten Geschmacksrichtungen			
Geschmacksrichtung	**Verstärkt**	**Schwächt**	**Temperaturverhalten**
Bitter	Wind	Wasser und Feuer	Kühlend
Würzig/scharf	Wind und Feuer	Wasser	Wärmend
Adstringierend	Wind	Feuer und Wasser	Kühlend
Salzig	Wasser und Feuer	Wind	Wärmend
Sauer	Wasser und Feuer	Wind	Wärmend
Süß	Wasser	Wind und Feuer	Kühlend

3

Idealerweise enthält eine ausgeglichene Mahlzeit alle sechs Geschmacksrichtungen. Die einzelnen Gerichte haben spezielle Geschmacksprofile und sollten mit Bedacht kombiniert werden. (So enthält etwa die thailändische Tom-Yum-Suppe zwar alle sechs Geschmacksrichtungen, sie tendiert aber mehr in Richtung würzig/scharf und gleicht daher Wind und Wasser aus. Süße Mango mit Klebreis zu essen mag vorteilhaft für jemanden sein, dessen Wind verstärkt ist, aber weniger für jemandem mit einem verstärkten Wasser-Element.) Durch Kombinieren der richtigen Geschmacksrichtungen in der richtigen Zusammensetzung kann eine Mahlzeit die Elemente ausgleichen und die gesundheitlichen Bedürfnisse des Konsumenten unterstützen.

Obwohl es am besten ist, diese Entscheidungen auf die Person abzustimmen, die die Mahlzeit verzehren wird, können auch die Jahreszeiten dazu dienen, die Auswahl zu erleichtern. Der möglicherweise einfachste Weg, mit dieser Herangehensweise an das Kochen zu beginnen, ist es einfach zu entscheiden, ob man eine kühlende oder eine wärmende Mahlzeit erhalten möchte. Kühlende Mahlzeiten sollten bei heißerem Wetter und wärmende Mahlzeiten bei kälterem Wetter gegessen werden, um den Auswirkungen des Klimas entgegenzuwirken. Für kühlende Mahlzeiten sollte man Geschmacksrichtungen wählen, die das Element Feuer schwächen. Wärmende Mahlzeiten benötigen Geschmacksrichtungen, die das Element Feuer verstärken.

Beispiele für nach den sechs Geschmacksrichtungen klassifizierte Nahrungsmittel	
Geschmacksrichtung	**Beispiel**
Bitter	Bitteres, grünes Blattgemüse (Rucola, Grünkohl, Blattkohl, Löwenzahn), Limettenschale, Radicchio
Würzig/scharf	Schwarzer Pfeffer, Chili, Knoblauch (Zu den aromatisch-kräftigen Mitteln gehören Zimt, Muskatnuss, Kardamom, Ingwer.)
Adstringierend	Unreife Bananen, Teeblätter, Granatapfelschale, Kurkuma
Salzig	Sellerie, Seetang, Fisch, Meeresfrüchte, Salz
Sauer	Zitronen, Limetten, Essig, Joghurt, Sternfrucht
Süß	Süßholz, Wassermelone, Kokosnuss, Datteln, Mango, Zucker, Honig, Milch

Zusätzlich zur Einbeziehung der Geschmacksrichtungen ist es hilfreich, die gesundheitsrelevanten Eigenschaften der einzelnen Zutaten zu kennen. Zu wissen, dass zum Beispiel Muskatnuss gut für das Herz oder Süßholz gut für die Lungen sind, wird es erleichtern, gesunde Mahlzeiten zuzubereiten. In Kapitel 6 wird der Nutzen der einzelnen Kräuter näher beschrieben.

Meiden von Toxinen

Unserer Meinung nach sollte Jīvakas Leitspruch, dass alle Dinge Arzneien sind, in der modernen Zeit neu interpretiert werden. Bestimmte heute erhältliche künstlich hergestellte Nahrungsmittel sind für unser System so toxisch, dass wir meinen, dass sie nicht genügend Nährwert- oder Arzneimittelqualitäten aufweisen, um die Gefahren auszugleichen, die von ihrem Verzehr ausgehen. Phytotherapeuten, Naturheilkundler und traditionelle Ernährungsberater weltweit mahnen, dass die folgenden modernen Nahrungsmittel und Zusätze auf der Liste der zu meidenden Dinge jedes Einzelnen stehen sollten:

Hochraffinierte Zucker

Die Neigung gesundheitsorientierter Kreise im Westen, alle Zuckerarten schlecht zu machen, stimmt mit den TTM-Theorien nicht überein. Natürliche, nicht verarbeitete Zucker gelten als extrem nützliche hydrierende Arzneien, und Honig wird in zahllosen Medikamenten für verschiedenste Zwecke eingesetzt. Trotzdem sollte nicht übermäßig viel Zucker aufgenommen werden, und hochraffinierte Zucker sollten immer gemieden werden. Zu den schlimmsten Übeltätern gehören weißer Kristallzucker und Glucose-Fructose-Sirup, denn sie sind Gift für den Körper, überfordern das Stoffwechselsystem und können zu Diabetes und Leber- oder Nierenproblemen führen. Ersatzweise können Honig, Ahornsirup Grad B, Rohzucker, Stevia, Jaggery oder Palmzucker verwendet werden.

Gebleichtes weißes Mehl

Dieses übermäßig verarbeitete Lebensmittel wird in der modernen westlichen Küche sehr häufig verwendet. Gebleichtes Mehl kann nicht nur einen hohen Toxin-Gehalt aufweisen, sondern es hat auch so gut wie keinen Nährwert mehr (dieser wird dann wieder zugesetzt, so dass „angereichertes Mehl" entsteht). Weißes Mehl wird durch das Verdauungssystem schnell in Zucker gespalten und hat die gleichen Krankheiten zur Folge wie ein übermäßiger Zuckerverzehr. Zudem kann weißes Mehl durch den Verdauungstrakt nur äußerst schwer verarbeitet werden, so dass träge Verdauung und Erschöpfung der Elemente Wind und Feuer die Folgen sind. Stattdessen sollten ungebleichtes weißes oder Vollkornweizenmehl verwendet werden.

Milch

Milch ist ein weiteres übermäßig verarbeitetes Lebensmittel. Große Teile des Nährwertes von Rohmilch werden durch Pasteurisierung und Homogenisierung neutralisiert und müssen nach der Verarbeitung wieder zugegeben werden. Die Milchindustrie ist weltweit führend beim Einsatz von Hormonen und Antibiotika, die, wie viele Gesundheitsbewusste glauben, in das menschliche System eindringen und die Hormon- und Immunsysteme langfristig schädigen können. Rohe oder pasteurisierte, nichthomogenisierte Milch von grasgefütterten Kühen gilt im Wesentlichen als die bessere Wahl, obwohl hier einige Bedenken zur Sicherheit bestehen und unterschiedliche lokale Vorschriften gelten. Es können stattdessen auch Kefir, Joghurt, Ziegenmilch und Milchersatz wie selbstgemachtes Mandel- oder Reismilch verwendet werden.

Gehärtetes Öl

Gehärtete Öle, die eine chemische Zusammensetzung ähnlich der von Plastik haben, gehören zu den gefährlichsten und am wenigsten nahrhaften Substanzen in unseren Lebensmitteln. Eine Härtung wird im Allgemeinen vorgenommen, um eine bessere Konsistenz oder Beschaffenheit zu erreichen, und die Lebensmittelunternehmen meinen, dass dadurch die Lebensmittel weniger fettig aussehen als mit rohem Öl. Durch den Prozess werden nützliche Öle für den Körper unbrauchbar gemacht, und gehärtete Öle werden im Körper sofort in Form von Fett gespeichert. Gehärtete Öle führen zudem zu Herz-Kreislauf-Erkrankungen. Produkte ohne gehärtete Öle sollten bevorzugt werden, sie sind weithin verfügbar.

Künstliche Farbstoffe, Aromastoffe, Konservierungsmittel und andere Zusatzstoffe

Der typische westliche Verbraucher nimmt mit jeder Mahlzeit große Mengen chemischer Lebensmittelzusatzstoffe zu sich. Diese unnatürlichen Bestandteile sind sowohl ungesund als auch unnötig. Man sollte die Lebensmittelkennzeichnungen durchlesen und alternative, hundertprozentig natürliche Nahrungsmittel auswählen. Entsprechend der TTM hat schließlich alles, was wir über unseren Mund aufnehmen, eine Körper und Geist verändernde Wirkung. Deswegen ist es unerlässlich, bewusst zu essen und die natürlichen, gesunden Bestandteile nach Möglichkeit zu maximieren und die künstlichen Zusätze zu minimieren.

Wenn man die typische US-amerikanische Ernährung betrachtet, wird klar, dass viele mit jeder Mahlzeit Dinge aus der obigen Liste zu sich nehmen. Tatsächlich bestehen einige „amerikanische Klassiker" – so etwa Hamburger, Pommes frites und Cola von Fast-Food-Ketten oder gesüßte, aromatisierte Frühstückscerealien mit Milch – fast gänzlich aus solchen Dingen. Jeder Einzelne sollte versuchen, die aufgenommene Junk-Food-Menge zu reduzieren, vor allem Kinder und Senioren, denen die Kraft fehlt, mit diesen Toxinen umzugehen. Nach den thailändischen Theorien der Elemente und Geschmacksrichtungen kann eine übermäßige Aufnahme solcher Nahrungsmittel zu ernsthaften Erkrankungen führen. Die meisten der oben genannten Dinge sind süße Nahrungsmittel, die das Element Wind erschöpfen, zu einer Schwächung von Verdauung, Sexualität und Beweglichkeit führen und die Auswirkungen des Alterns verstärken können. Aufgrund der Verarbeitung beeinflussen diese Lebensmittel den Körper viel stärker als natürliche Nahrungsmittel, und diese sind vorzuziehen, wenn man auf der Suche nach der süßen Geschmacksrichtung ist.

Eine weitere Überlegung, die wir berücksichtigen sollten, auch wenn Jīvaka dies nicht erwähnt hat und es sich eher um ein modernes Anliegen handelt, sind die langfristigen globalen Auswirkungen unserer Nahrungsmittelauswahl auf die Nachhaltigkeit und die Gesundheit unseres Planeten. So stellen zum Beispiel Palmöl, Moschus, Haifischflossen etc. zwar keine Gesundheitsgefahren wie die oben genannten Nahrungsmittel dar, sie stehen jedoch in einem direkten Zusammenhang mit Umweltzerstörung und der Gefährdung wilder Tiere. Wir sind der Meinung, dass

Nahrungsmittel, die ökologisch nicht nachhaltig sind, so weit wie möglich gemieden werden sollten. Dies ist nicht nur ein ethisches, sondern auch ein gesundheitliches Thema, denn in einer geschädigten Umwelt wird es noch schwieriger werden, die eigene Gesundheit aufrechtzuerhalten.

Besonders hervorzuheben sind genetisch veränderte Lebensmittel, über deren Sicherheit und Ethik es in letzter Zeit erhebliche Kontroversen gab. In den USA werden gentechnisch veränderte Lebensmittel in großem Umfang verkauft, in anderen Ländern mit strengeren Gesetzen zur Lebensmittelsicherheit sind sie limitiert. Auch wenn eindeutig bewiesen wäre, dass gentechnisch veränderte Lebensmittel sicher für den Verzehr sind, stellen sie beträchtliche ethische Probleme dar, die noch geklärt werden müssen, darunter die Umweltbelastung und soziale Kosten für Monopole von Unternehmen auf die Saatgutversorgung. Aus diesen Gründen glauben wir momentan, dass gentechnisch veränderte Lebensmittel gemieden werden sollten.

Diätetische Empfehlungen für Gesundheit und Langlebigkeit

Zwar bietet die TTM Richtlinien, wie die sechs Geschmacksrichtungen in die täglichen diätetischen Entscheidungen einbezogen werden sollten, man sollte aber daran denken, dass eine gewisse Schwankung der Elemente mit jahreszeitlichen Verschiebungen, Tageszeit und Alter natürlich sind. Es wird nicht empfohlen, als Reaktion auf solche natürlichen Verschiebungen die Ernährung drastisch zu verändern. Im Allgemeinen wird auch nicht empfohlen, eine massive Veränderung auf einmal vorzunehmen, denn dies würde zu weiteren Ungleichgewichten zwischen den Elementen führen. Stattdessen sollte man jahreszeitlich beschränkt oder als Anpassung an ein Ungleichgewicht bestimmte Nahrungsmittel langsam reduzieren und andere vermehrt essen. So ist es beispielsweise normal und gut, dass die meisten Menschen während des Sommers etwas mehr Feuer, im Herbst etwas mehr Wind und im Winter etwas mehr Wasser aufweisen. Wir sind lebendige Organismen und keine statischen Objekte, so dass Bewegungen des Elemente-Gleichgewichtes in uns einfach normale Erscheinungen des Lebens sind. So sind die folgenden Richtlinien auch Empfehlungen, bestimmte Geschmacksrichtungen einzubeziehen, sie sind aber keine starren Regeln.

Alter

- Kinder bis zu 16 Jahren sollten mehr süße, bittere und saure Nahrungsmittel verzehren, um Kinderkrankheiten, Erkältungen und Husten abzuwehren.

  Empfohlene Zusätze für die Ernährung von Kindern: Anis, Honig, Stachelbeere, Zitrone, Süßholz, Limette, Longan, Milch, Ananas, Tamarinde

- Junge Erwachsene zwischen 16 und 32 Jahren sollten mehr adstringierende, salzige, bittere und saure Nahrungsmittel verzehren, um Vitalität, gesundes Blut und Gallensaft zu fördern.

  Empfohlene Zusätze für die Ernährung von jungen Erwachsenen: Aloe-Saft, Bittermelone, Chrysantheme, Stachelbeere, grüner Tee, Zitrone, Limette, Orangenschale, Ananas, Granatapfel, Meeresfrüchte, Tamarinde

- Erwachsene ab 32 Jahren sollten mehr würzige/scharfe, bittere, salzige und adstringierende Nahrungsmittel zu sich nehmen.

Empfohlene Zusätze für die Ernährung von Erwachsenen im mittleren Alter: Aloe-Saft, Basilikum, Bittermelone, Schwarzer Pfeffer, Kardamom, Cayenne-Pfeffer, Chrysantheme, Zimt, Gewürznelke, Knoblauch, Ingwer, grüner Tee, Jasmin, Zitronengras, Lotos, Orangenschale, Granatapfel, Meeresfrüchte, Kurkuma, alle Arten von bitterem, grünem Blattgemüse

- Erwachsene ab 50 Jahren sollten spezielle Mittel als Teil ihrer Ernährung einsetzen, um Stärke, Langlebigkeit und das Herz zu fördern.

  Empfohlene Zusätze für die Ernährung von älteren Erwachsenen (zusätzlich zu den Empfehlungen für Erwachsene ab 32 Jahren): Asant, Honig, Jackfrucht, Papaya, Färberdistel, Sesam

Jahreszeit

In der TTM gibt es eine Reihe von Möglichkeiten, die Jahreszeiten mit diätetischen Veränderungen und Kräuterrezepturen, die man zu sich nehmen sollte, in Zusammenhang zu bringen. In dem am weitesten verbreiteten System werden drei Jahreszeiten gezählt. Die Ratschläge für diese drei Jahreszeiten sehen folgendermaßen aus:

- In der heißen Jahreszeit sollte man mehr bittere, adstringierende und süße Nahrungsmittel verzehren, die das System kühlen und Erkrankungen des Elementes Feuer lindern.
- In der Regenzeit sollte man mehr Nahrungsmittel mit salziger, würziger/scharfer und saurer Geschmacksrichtung zu sich nehmen, die die Wirkungen von Wind abschwächen.
- In der kalten Jahreszeit werden würzige/scharfe Nahrungsmittel (einschließlich der milderen aromatisch-kräftigen Mittel) empfohlen, um das Element Feuer zu stimulieren.

Da der Westen größtenteils eher vier als drei Jahreszeiten aufweist, ist ein wenig Neuinterpretation notwendig, um diese Prinzipien auf unsere Jahreszyklen anzuwenden. In der TTM existiert ein auf dem Mondkalender basierendes Vier-Jahreszeiten-System, und experimentierfreudige Phytotherapeuten können versuchen, diese Daten mit dem westlichen Kalender in Übereinstimmung zu bringen. Unserer Meinung nach ist es jedoch einfacher, das Drei-Jahreszeiten-System für eine Anwendung außerhalb von Thailand zu verändern. Die heiße und die kalte Jahreszeit entsprechen eindeutig unserem Sommer und Winter, und große Teile der USA und Europas haben mit dem Frühling eine Jahreszeit, die als Regenzeit angesehen werden kann. Natürlich sind etwas Flexibilität und Fingerspitzengefühl notwendig, wenn diese Empfehlungen außerhalb von Südostasien angewendet werden sollen.

Zusätzlich zu diesen diätetischen Empfehlungen gibt es auch traditionelle Kräuterrezepturen, die mit den einzelnen Jahreszeiten in Zusammenhang gebracht werden. Sie werden ausführlich in der Liste der Arzneirezepturen in Kapitel 5 beschrieben.

Tageszeit

Weitere Empfehlungen bestimmter Geschmacksrichtungen sind anhand der Tageszeit möglich:

Morgens: mehr saure Nahrungsmittel verzehren, da sie Schleim auflösen

Mittags: mehr bittere und saure Nahrungsmittel zu sich nehmen, um Feuer zu beruhigen

Abends: mehr würzige/scharfe Nahrungsmittel verzehren, um die Verdauung zu unterstützen

Im Alltag verwendete diätetische Zusätze für das Gleichgewicht der Elemente

Es gibt für die tägliche Aufnahme Empfehlungen von bestimmten Geschmacksrichtungen, die sich nach der jeweiligen grundsätzlichen Elemente-Konstitution (oder, wenn abweichend, nach dem jeweils erregten Element) richten. Es sollte täglich eine kleine Menge davon verzehrt werden.

Erregtes Element	Täglich eine kleine Menge verzehren
Wind	Ghee, Nüsse, gesunde ölige Nahrungsmittel
Feuer	Bittere Nahrungsmittel wie bitteres, grünes Blattgemüse (Kohl, Blattkohl, Löwenzahn, Rucola etc.) und Bittermelone. Auch kühlende Nahrungsmittel wie Wassermelone.
Wasser	Jeden Morgen vor dem Essen zwei Gläser heißes Wasser mit Limette, Honig und gemahlenem Schwarzem Pfeffer. Auch saure, leicht abführende Nahrungsmittel wie Rosellen- oder Hibiskus-Tee.
Alle Elemente	Jeden Morgen sieben Schwarze Pfefferkörner, im Ganzen wie Pillen geschluckt. Teilweise heißt es, dass dies Buddhas Arzneiempfehlung für alle Menschen war und die allgemeine Gesundheit erhält, unabhängig vom jeweiligen Gleichgewicht der Elemente.

Thailändische Rezepte für Gesundheit und Harmonie

Die an Gewürzen reiche und ein breites Spektrum an Geschmacksrichtungen abdeckende thailändische Küche ist für ihre häufig überraschenden Geschmackskombinationen bekannt. Ein Thai-Curry mag würzig/scharf, sauer und süß sein. Ein Dessert kann gleichzeitig süß und salzig sein, mit einer Prise duftend/kühlen Geschmacksrichtung. Diese interessanten und ungewöhnlichen Geschmackskombinationen machen die thailändische Küche zu einer der ausgefeiltesten weltweit.

Es gibt mehrere Gründe dafür, dass tropische Kulturen auf der ganzen Erde generell geschmacksreichere Küchen entwickeln als solche in gemäßigten Regionen. Ein Grund ist einfach, dass ganzjährig eine größere Auswahl an Nahrungsmitteln verfügbar ist. Ein anderer Grund ist die Haltbarmachung der Nahrung. Alle vorneuzeitlichen Gesellschaften haben Verfahren wie Räuchern, Einlegen, Fermentieren und Trocknen angewendet, um die Nahrung haltbar zu machen, in heißem Klima jedoch, in dem Nahrung schnell verdirbt, wurden diese Verfahren zu einer hohen Kunst erhoben. In allen äquatornahen Regionen der Erde, in denen Gewürze in Fülle vorhanden sind, werden noch immer häufig Kräuter wie Knoblauch, Ingwer und Chili eingesetzt, um die Haltbarmachung der Nahrung zu unterstützen. In Südostasien wird weiterhin eine große Bandbreite fermentierter und eingelegter Nahrungsmittel konsumiert, ganz besonders in ländlichen Gebieten, in denen Kühlgeräte eine jüngere Entwicklung darstellen. Die thailändische Ernährung enthält viele derartige Speisen, so etwa eingelegte und mit Chili marinierte Mangos, mit Honig konservierte getrocknete Bananen, fermentierte Fischpaste und andere kräftig schmeckende Leckerbissen, die stark stimulierend, seltsam und manchmal für den westlichen Gaumen auch unappetitlich sind.

Ein weiterer Grund für den großzügigen Einsatz von Gewürzen mögen ihre arzneilichen Qualitäten sein. In den Tropen, in denen das Klima bakterielle, virale und Pilzinfektionen eher begünstigt, ist es nur natürlich, dass in der Küche größere Mengen antibakterieller Kräuter und Gewürze verwendet werden. Viele Kräuter verhindern nicht nur, dass Bakterien die Nahrung verunreinigen, sie sind zudem eine Art tägliche „Nahrungstherapie", durch die Krankheiten abgewehrt werden. Beispielsweise ist die thailändische Tom-Yum-Suppe ein hervorragendes Rezept gegen Verdauungsprobleme und Erkältungen. Die Hauptzutaten der Suppe (Galgant, Kaffir-Limetten-Blätter, Knoblauch und Chili) sind für ihre abschwellenden und antibakteriellen Eigenschaften bekannt.

Die folgenden Seiten enthalten Rezepte für thailändische Gerichte, die die Prinzipien der „Nahrungstherapie" besonders verkörpern. Diese Gerichte sind in ganz Thailand verbreitet, und sie basieren, wenn nicht anders vermerkt, auf unseren eigenen Erfahrungen.

Bei allen folgenden Rezepten kann man nach Belieben experimentieren und nicht erhältliche Zutaten durch andere ersetzen. Vegetarier und sich koscher ernährende Personen können statt Fleisch Tofu, Tempeh und Seitan oder auch Gemüse verwenden. Fischsauce und Garnelenpaste können mit Sojasauce, Salz oder Maggi-Würze ersetzt werden. Wenn Palmzucker nicht erhältlich ist, können in den Rezepten gehärteter Zuckerrohrsaft oder Rohzucker verwendet werden. Bevor man aber eine Zutat durch eine andere ersetzt, sollte man ein asiatisches Lebensmittelgeschäft in der Nähe suchen. Die in unseren Rezepten genannten Zutaten sollten eigentlich alle nach etwas Suche erhältlich sein.

Vorspeisen

Thailändische Salat-Wraps (*Mîang kam* เมี่ยงคำ)

Eine beliebte Vorspeise in Thailand, die eine Fülle Arzneikräuter bietet, ein tolles Horsd'œuvre ist und sofort den „Geschmack Thailands" hervorzaubert. Sie ist ein ideales Beispiel für ein Gericht, in dem tatsächlich alle sechs Geschmacksrichtungen verwendet werden und das alle Elemente im Körper ins Gleichgewicht bringen kann. Für dieses Gericht werden keine Mengen der einzelnen Zutaten angegeben, jeweils eine Handvoll sollte jedoch ausreichen.

Alle Zutaten oder einzelne davon verwenden (die Sternchen kennzeichnen Grundzutaten):

* Erdnüsse, geröstet und gesalzen

* Kokosnuss, geraspelt und geröstet

* Limette, in ca. 0,3 cm breite Segmente geschnitten, mit Schale

* Schalotten, kleingeschnitten

* Frische thailändische Chilischoten, feingehackt (für eine mildere Schärfe entkernen)

* Knoblauch, feingehackt

- Ingwer, geraspelt
- Rosinen
- Sternfrucht, gewürfelt
- Cashewnüsse, geröstet und gesalzen
- Wilder-Pfeffer-Blätter (ersatzweise Langer Koriander, Sesamblätter, Mangold oder Spinat)

Zutaten des Dips:

- 1 Teil Honig
- 1 Teil Wasser
- Koriander, kleingeschnitten
- Getrocknete, zerdrückte rote Chili zum Abschmecken

Typischerweise wird dieses Gericht angerichtet, indem die einzelnen Zutaten in kleineren Schalen rund um eine Schale Betel- oder Salatblätter in der Mitte platziert werden. Die Gäste können selbst entscheiden, ob sie alle oder nur einzelne Zutaten in die Blätter wickeln.

~ ~ ~

Junge Mango mit süßem Chili-Salz (*Má-mûang prík gleua* มะม่วงพริกเกลือ)

Dieser schmackhafte Imbiss wird in ganz Thailand an Straßenständen angeboten. Er löst hervorragend Schleim und hat blutreinigende Eigenschaften.

- 1 unreife Mango, geschält und in ca. 0,6 cm breite, lange Stücke geschnitten
- 2 EL (30 ml) Meersalz
- 2 EL (30 ml) Palmzucker
- 2 TL (10 ml) getrocknete Chiliflocken

Meersalz, Zucker und Chiliflocken mischen. Die Mangostücke darin dippen und genießen!

~ ~ ~

Huhn in Pandanblättern (*Gài hòr bai dtoie* ไก่ห่อใบเตย)

Die Pandanuspalme wird in der Naturheilkunde als ein herzstärkendes, fiebersenkendes und diuretisches Mittel genutzt. Bei diesem Gericht werden die Blätter zwar nicht gegessen, da sie jedoch während des Kochvorganges eingesetzt werden, gehen ihre arzneilichen Qualitäten auf das Huhn über. (Dieses Rezept wird mit Erlaubnis der Chiang-Mai-Kochschule verwendet.)

- 190 g Hühnerbrust, in 20 Würfel à 5 cm geschnitten
- 20 Pandanblätter (ersatzweise Nori-Seetang)

- 4 EL (60 ml) geröstete Sesamkörner
- 1 TL (15 ml) gemahlener Schwarzer Pfeffer

Zutaten der Sauce:

- 1 EL (15 ml) helle Sojasauce
- 1 EL (15 ml) Tapioka-Mehl
- 1 EL (15 ml) Sesamöl

Das Huhn eine halbe Stunde in der Sauce marinieren. Sesam und Schwarzen Pfeffer zugeben, gut vermischen. Jedes Stück Huhn in ein Pandanblatt wickeln und durch einen Knoten im Blatt befestigen. Das Öl bei mittlerer Hitze im Wok erwärmen. Huhn-, Tempeh- oder Tofu-Stücke 5 Minuten braten, bis sie gar sind. Auf Papiertüchern abtropfen lassen und mit der nachfolgenden Chili-Sauce servieren.

~ ~ ~

Süße Thai-Chili-Sauce (*Nám prík wăan* น้ำพริกหวาน)

Eine großartige Beilage zu einigen der oben genannten Gerichte und immer, wenn eine scharfe, würzige Sauce zum Dippen gebraucht wird. Da sie süß und würzig ist, ist sie, in kleinen Mengen genossen, gut für das Element Wind. (Dieses Rezept stammt aus der Chiang-Mai-Kochschule.)

- 100 g Koriander-Wurzel, feingehackt
- 250 g Knoblauch, gehackt
- 7 große Chilischoten, feingehackt
- 700 g Palmzucker
- 150 g Daikon (Winterrettich) oder Weißer Rettich, in dünne Scheiben geschnitten
- 375 ml Essig
- 1/4 TL (2 ml) Salz

Alle Zutaten in einen Topf geben, auf niedriger Hitze 20 Minuten köcheln lassen, bis die Sauce eingedickt ist, dabei gelegentlich umrühren. Nach dem Kochen kann die Sauce in Flaschen abgefüllt und bis zu einem Monat im Kühlschrank aufbewahrt werden.

Hauptgerichte

Tom-Yum-Suppe (*Dtôm yam* ต้มยำ)

Die Tom-Yum-Suppe, eines der beliebtesten Gerichte Thailands, ist das therapeutische Gericht schlechthin, denn sie erfordert eine Mischung verschiedener Gewürze, die in der ganzen Welt als kraftvolle Stärkungsmittel mit antibiotischer Wirkung bekannt sind. Diese Suppe schwächt das Element Wasser. Bei Verdauungsschwierigkeiten wirkt sie sehr beruhigend, und bei Verschleimung und Erkältungen ohne Fieber hat sie einen besonders positiven Effekt. Die Tom-Yum-Suppe wird auf einfache Weise zu Tom Kha, indem man zum Schluss 1/2 Tasse (120 ml) Kokosmilch zugibt. (Dieses Rezept wird mit Erlaubnis der Chiang-Mai-Kochschule verwendet.)

- 280 g Garnelen, gewaschen, geschält und entdarmt
- 3 Tassen (700 ml) Hühnerbrühe
- 6 Knoblauchzehen, zerdrückt
- 6 Schalotten, in Scheiben geschnitten
- 2 Stängel Zitronengras, nur weißer Teil, in ca. 2,5 cm große Stücke geschnitten
- 10 dünne Scheiben Galgant, geschält
- 190 g Strohpilze, halbiert
- 8 Kirschtomaten, halbiert
- 20 kleine grüne Thai-Chilis, längs halbiert (für eine mildere Schärfe weniger)
- 3 EL (45 ml) Fisch- oder Sojasauce
- 2 EL (30 ml) Limettensaft
- Kaffir-Limetten-Blätter, ohne Stängel
- 2 EL (30 ml) Koriander, gehackt

Hühnerbrühe, Knoblauch, Schalotten, Zitronengras und Galgant in einen großen Suppentopf geben und aufkochen. Pilze und Tomaten zugeben, erneut aufkochen. Chilis, Fischsauce und Kaffir-Limetten-Blätter zugeben. 2 Minuten auf mittlerer Hitze kochen lassen. Garnelen zugeben und 1 weitere Minute kochen lassen. Vom Herd nehmen, Limettensaft zugeben. Wenn Kokosmilch zugegeben wird, diese erst ganz zum Schluss zugeben, wenn der Topf vom Herd genommen wurde, damit der Limettensaft die Milch nicht gerinnen lässt. Mit Koriander garnieren, servieren. (4 Portionen)

Anmerkung: In dieser Suppe werden typischerweise die Zitronengras- und Galgantstücke und die Chilis mitserviert, die beim Kochen verwendet wurden, sie sollten aber nicht mitgegessen werden.

Grünes Thai-Curry (*Gaeng kĭeow wăan* แกงเขียวหวาน)

Ein scharfes, kräftiges Curry, dass hundertprozentig thailändisch und eines der typischsten Gerichte des Landes ist. Zur Vereinfachung dieses Rezeptes kann man in Lebensmittelgeschäften, die thailändische Nahrungsmittel verkaufen, Grüne-Curry-Paste kaufen. Das Grüne Curry ist ein gutes Beispiel für ein thailändisches Gericht, das alle sechs arzneilichen Geschmacksrichtungen beinhaltet. Es ist eine ausgeglichene Mahlzeit, die allen Elementen zugute kommt, solange sie nicht übermäßig scharf oder süß ist. (Dieses Rezept stammt aus der Chiang-Mai-Kochschule.)

- 280 g Hühnerbrust
- 3 EL (45 ml) Grüne-Curry-Paste (im Falle einer Fertigmischung nur 2 EL)
- 1 Tasse (240 ml) Kokoscreme
- 1 Tasse (240 ml) Kokosmilch
- 3 Thai-Auberginen, in ca. 1,2 cm große Stücke geschnitten
- 2 EL (30 ml) Palmzucker
- 1,5 EL (25 ml) Fischsauce
- 2 Kaffir-Limetten-Blätter, ohne Stängel
- 1 Tasse (240 ml) Thai-Basilikum
- 1 grüne Chili, in Scheiben geschnitten
- 1 rote Chili, in Scheiben geschnitten

Zutaten der Grünen-Curry-Paste:

- 1 TL (5 ml) Koriander-Samen, geröstet
- 1/2 TL (2,5 ml) Kreuzkümmel-Samen, geröstet
- 1/2 TL (2,5 ml) Schwarze Pfefferkörner
- 1/2 TL (2,5 ml) Salz
- 1 TL (5 ml) Galgant, gehackt und geschält
- 3 EL (45 ml) Zitronengras, nur weißer Teil, gehackt
- 1 TL (5 ml) Kaffir-Limetten-Blätter, gehackt
- 2 EL (30 ml) Korianderwurzel
- 2 EL (30 ml) Schalotten, gehackt
- 1 EL (15 ml) Knoblauch
- 1 TL (5 ml) Shrimps-Paste

- 1 TL (5 ml) Kurkuma, gehackt und geschält
- 20 kleine grüne Chilis
- 1 Tasse (240 ml) Thai-Basilikum-Blätter

Für die Herstellung der Curry-Paste die getrockneten Zutaten in einem Mörser oder mit einer Kaffemühle pulverisieren. Alle anderen Zutaten in einem Mörser oder mit einer Küchenmaschine pürieren. Die trockenen mit den frischen Zutaten mischen und beiseitestellen.

Die Kokoscreme bis auf einige Esslöffel in einen Wok geben und auf mittlerer Hitze 3–5 Minuten köcheln lassen, dabei ständig rühren. Die Grüne-Curry-Paste zugeben, 1–2 Minuten köcheln lassen. Hühnerfleisch zugeben und kochen lassen, bis das Fleisch weiß ist.

Palmzucker, dünnflüssige Kokosmilch und Auberginen zugeben und aufkochen lassen. 4–5 Minuten kochen lassen, bis die Auberginen leicht weich geworden sind. Kaffir-Limetten-Blätter und die Hälfte der Basilikumblätter zugeben. Vom Herd nehmen. Mit Chilis, dem restlichen Basilikum und der restlichen Kokoscreme garnieren. (4 Portionen)

~ ~ ~

Rotes Thai-Curry (*Gaeng pèt* แกงเผ็ด)

Das Schwestergericht des Grünen Curry, das ebenso berühmte Rote Thai-Curry. Auch hier kann man zur Vereinfachung in einem asiatischen Geschäft Rote-Curry-Paste kaufen. (Dieses Rezept stammt aus der Chiang-Mai-Kochschule.)

- 250 g Fisch oder Butternuss-Kürbis, in mundgerechte Stücke geschnitten
- 3 EL (45 ml) Sesam- oder Erdnussöl
- 4 EL (60 ml) Rote-Curry-Paste (im Falle einer Fertigmischung nur 2 EL)
- 3 Tassen (750 ml) Kokosmilch
- 2 große Thai-Auberginen, in mundgerechte Stücke geschnitten
- 100 g Bambussprossen, in mundgerechte Stücke geschnitten
- 2 EL (30 ml) Fisch- oder Sojasauce
- 3 Kaffir-Limetten-Blätter, ohne Stängel
- 2 große rote Chilis, entkernt und in Scheiben geschnitten
- Basilikumblätter

Zutaten der Curry-Paste:

- 1 TL (5 ml) Galgant, geschält und geraspelt
- 2 TL (10 ml) Zitronengras, nur der weiße Teil

3

- 1 TL (5 ml) Kaffir-Limetten-Schale
- 1 TL (5 ml) Korianderwurzel
- 1 EL (15 ml) Koriandersamen, braun geröstet
- 2 Kardamomkapseln, braun geröstet
- 1 TL (5 ml) Salz
- 1 TL (5 ml) Schwarzer Pfeffer
- 3 EL (45 ml) gehackte Schalotten
- 3 EL (45 ml) gehackter Knoblauch
- 1 TL (5 ml) Shrimps-Paste
- 10 große, getrocknete rote Chilis, entkernt und 10 Minuten in Wasser eingeweicht
- 10 kleine rote Chilis

Für die Herstellung der Curry-Paste die getrockneten Zutaten in einem Mörser oder mit einer Kaffemühle zermahlen. Alle anderen Zutaten in einem Mörser oder mit einer Küchenmaschine pürieren. Die trockenen mit den frischen Zutaten mischen und beiseitestellen.

Die Curry-Paste 3 Minuten in einem Wok in Öl bei starker Hitze anbraten. Kokosmilch zugeben, kochen lassen. Auberginen und Bambussprossen zugeben, 4 weitere Minuten kochen lassen. Fischsauce, Kaffir-Limetten-Blätter und Fisch zugeben. 2 weitere Minuten kochen lassen, bis der Fisch gar ist. Mit großen Chilis und Basilikumblättern garniert servieren. (4 Portionen)

Bittermelonen-Pfanne (*Má-rá pàt* มะระผัด)

Bittermelone, ein von thailändischen Kräutertherapeuten sehr empfohlenes Stärkungsmittel, ist vorteilhaft bei einem erregten Feuer-Element, auch bei Fieber. In diesem Gericht wird Bittermelone mit scharfen Kräutern kombiniert, die die Verdauung und Entgiftung anregen. Wird dieses Gericht jedoch medizinisch zur Behandlung von Feuer eingesetzt, sollten die Chilis weggelassen oder reduziert werden. (Dieses Rezept stammt aus der Chiang-Mai-Kochschule.)

- 190 g Bittermelone, in ca. 1,2 cm große Würfel geschnitten (ersatzweise kleingeschnittene Zucchini, Kürbis oder grüne Bohnen, wenn die bittere Geschmacksrichtung nicht notwendig ist)
- 100 g sehr festes Tofu
- 4 EL (60 ml) Sesamöl
- 1 kleine Zwiebel, gewürfelt
- 6 Knoblauchzehen, gehackt

- 1 EL (15 ml) Ingwer, geraspelt
- 2 rote Chili, in Scheiben geschnitten
- 1/2 Tasse (120 ml) Hühnerbrühe
- 60 g Frühlingszwiebeln
- 2 EL (30 ml) helle Sojasauce
- 2 EL (30 ml) Fischsauce
- 3 EL (45 ml) Austernsauce
- 2 EL (30 ml) Sesamöl
- 4 EL (60 ml) Basilikum, gehackt

Die Tofu-Scheibe 10 – 15 Minuten in Wasser kochen, bis sie fest ist. Abkühlen lassen, mit der Hand zerbröckeln. Das Öl bei mittlerer bis starker Hitze in einem Wok oder einer Sauteuse erhitzen.

Knoblauch anbraten, bis er braun ist. Zwiebel zugeben und braten, bis sie weich ist. Ingwer, Bittermelone, Tofu oder Rührei, Saucen, Chili und 2 EL Wasser zugeben und kochen lassen, bis die Bittermelone weich ist. Vor dem Servieren mit Basilikum garnieren. (4 Portionen)

~ ~ ~

Papaya-Salat (*Sôm dtam* ส้มตำ)

Som Tam, wegen des Geräusches bei der Zubereitung mit Mörser und Stößel auch als „Pok-Pok" bekannt, ist in Nordthailand die beliebteste von Straßenhändlern verkaufte Mahlzeit, und sie eignet sich hervorragend, um die Verdauung anzuregen. In diesem Rezept wird unreife Papaya verwendet, die reich an Verdauungsenzymen ist, dieses Gericht schmeckt aber auch mit unreifer Mango, roher Zucchini, Karotten, Sommerkürbis oder Gurken hervorragend. Wird dieses Gericht in Thailand bestellt, kann es mit fermentierten weichschaligen Krabben garniert sein.

- 190 g unreife Papaya, geschält und in feine Streifen geraspelt (ersatzweise Karotten oder Kohl)
- 3 Knoblauchzehen
- 10 kleine grüne Chilis
- 1/4 Tasse (60 ml) grüne Bohnen, in ca. 2,5 cm große Stücke geschnitten
- 2 EL (30 ml) getrocknete Shrimps
- 2 EL (30 ml) Fisch- oder Sojasauce
- 2 EL (30 ml) Limettensaft
- 1 TL (5 ml) Palmzucker

- 4 Kirschtomaten, halbiert
- 2 EL (30 ml) Erdnüsse, geröstet

Knoblauch, Chilis und Bohnen in einem Mörser mit einem Stößel zerstoßen. Papaya zugeben, zerdrücken. Getrocknete Shrimps, Fischsauce, Limettensaft und Palmzucker zugeben, gut vermischen. Tomaten und Erdnüsse unterrühren. Kalt mit Klebreis auf Salat- oder Kohlblättern servieren. (2 Portionen)

~ ~ ~

Curry mit junger Jackfrucht (*Gaeng kà-nŭn* แกงขนุน)

Dieses scharfe, traditionelle Gericht aus dem Norden gilt als verdauungs- und appetitanregend. Die Jackfrucht wird zur Beruhigung von Durchfall eingesetzt, und viele der Zutaten gelten als förderlich bei Problemen des unteren Verdauungstraktes wie Blähungen sowie bei Magenverstimmung. (Dieses Rezept ist dem Buch *Food for Health* der TTM Development Foundation entnommen.)

- 1 frische, junge Jackfrucht oder 2 Dosen à 270 ml junge Jackfrucht (wenn Jackfrucht aus Dosen verwendet wird, sollte diese in Wasser oder Lake, aber nicht in Sirup eingelegt sein)
- 1 Tasse (240 ml) gewürfelte Tomaten
- 1 Tasse (240 ml) Cha-Om-Blätter (thailändische Akazie), fein gehackt
- 9 Betelblätter, gehackt
- 190 g gehackte Schweinerippen
- 950 ml frisches Wasser

Zutaten der Chili-Paste:

- 5 getrocknete Chilis, in Wasser eingeweicht
- 1 EL (15 ml) fermentierter Fisch
- 4 Scheiben Galgant
- 5 Schalotten
- 3 Knoblauchzehen
- 1 EL (15 ml) Salz

Alle Zutaten der Chili-Paste in einem großen Mörser oder mit einer Küchenmasche zermahlen, so dass eine glatte Paste entsteht. Beiseitestellen.

Wenn frische, junge Jackfrucht verwendet wird, diese leicht zusammendrücken, so dass sie weich wird. Schälen und in kleine Stücke schneiden, Mitte und Samen entfernen. Die Jackfrucht in Limettensaft legen, damit eine Verfärbung verhindert wird. Beiseitestellen.

Wasser auf starker Hitze aufkochen. Schweinerippen oder Bouillon zugeben. Chili-Paste und Jackfrucht zugeben und köcheln lassen, bis alles gar ist, etwa 30 Minuten. Tomaten unterrühren. Betelblätter und Cha-Om kurz vor Schluss zugeben. Mit Salz oder Fischsauce abschmecken.

Pfannengerührter Wasserspinat (Morning Glory)

(*Pàt pàk bûng fai daeng* ผัดผักบุ้งไฟแดง)

Dieses köstliche Gericht aus grünem Gemüse ist nicht nur wegen seines Eisen- und Kalziumgehaltes förderlich, sondern es ist auch ein arzneiliches Nahrungsmittel, das einen guten Schlaf fördert und auf den Körper entgiftend wirkt. Pfannengerührter Wasserspinat ist in ganz Südostasien ein beliebtes Gericht.

Dieses Rezept ist in ganz Thailand recht weit verbreitet, wobei Variationen möglich sind wie beispielsweise Austernsauce statt Pilzsauce oder Hühnerbrühe statt Wasser zu verwenden bzw. Knoblauch und Chilis zuerst zu einer Paste zu zerstoßen; dadurch erhält man einen stärkeren Geschmack. Anmerkung: Die Bezeichnung „Morning Glory" wird für zahlreiche Pflanzen verwendet. Wir sprechen hier von *Ipomoea aquatica*, die in vielen asiatischen Lebensmittelgeschäften erhältlich ist.

Der thailändische Name dieses Gerichtes lässt sich mit „über rotem Feuer gebratener Wasserspinat" übersetzen, benannt nach den Flammen, die häufig außen am Wok hochschlagen, wenn die Blätter zugegeben werden.

- 170 g frischer Wasserspinat, gewaschen und in ca. 5 cm große Streifen geschnitten (ersatzweise Spinat)
- 12 – 15 Knoblauchzehen
- 1/2 Tasse (120 ml) rohe Cashewnüsse
- 4 frische, kleine, rote Thai-Chilis
- 1 EL (15 ml) Palmzucker-Sirup (siehe Anleitung Eintrag Kompendium S. 137)
- 3 EL (45 ml) Sojasauce
- 3 EL (45 ml) Pilzsauce
- 4 EL (60 ml) Pflanzenöl
- 3/4 Tasse (180 ml) Wasser

Dieses Gericht wird sehr schnell gekocht, man sollte also gut vorbereitet sein! Die Knoblauchzehen im Ganzen leicht zerdrücken, so dass sie noch am Stück, aber leicht zerquetscht sind. Das Öl in einem Wok oder in einer Pfanne bei sehr starker Hitze erhitzen. Wenn das Öl sehr heiß ist, aber noch nicht raucht, Knoblauch und Cashewnüsse zugeben und schnell braten, bis der Knoblauch goldbraun ist. Wenn der Knoblauch braun wird, alle anderen Zutaten zugeben und sehr kurz, ca. 30 Sekunden, bei starker Hitze braten. Vom Herd nehmen und mit Reis servieren.

Anmerkung: Die Zubereitungsgeschwindigkeit ist bei diesem Gericht sehr wichtig, denn es kann schnell zerkochen. Sobald der Wasserspinat in den Wok gegeben ist, sollte er nicht viel länger als 60 Sekunden gebraten werden.

Grüner-Chili-Dip aus Nordthailand (*Nám prík-nùm* น้ำพริกหนุ่ม)

3

Scharfe Dips (Nam Prik) sind traditionell ein wichtiger Bestandteil der Nahrungsmittel in Nordthailand. Sie sind so verbreitet, dass man auf den offenen Märkten vorgeröstete Thai-Auberginen, Knoblauch, Schalotten und Chilis auf Spießen erhält, die man mit nach Hause nehmen und miteinander mischen kann.

Eine Mahlzeit besteht häufig aus einem oder zwei Nam Priks, die mit Klebreis, gedünstetem Gemüse und Schweinehaut serviert werden. Dieser Grüner-Chili-Dip steigert den Appetit und fördert das Schwitzen. (Dieses Rezept ist dem Buch *Food for Health* der TTM Development Foundation entnommen.)

- 7 lange, milde, grüne Thai-Chilis (ersatzweise andere lange, hellgrüne oder gelbe Chilis mit etwas Schärfe)
- 1 japanische Aubergine (optional)
- 5 Kirschtomaten
- 1 Knoblauchzehe
- 5 Schalotten
- 2 EL (30 ml) Fischsauce
- 1 EL (15 ml) Salz
- 1 EL (15 ml) Frühlingszwiebeln, Korianderblätter und Bananenblätter, grob gehackt
- Limettensaft zum Abschmecken

Traditionellerweise werden die Chilis, die Aubergine, der Knoblauch und die Schalotten in ein Bananenblatt gewickelt und geröstet. Bei einer modernen Zubereitung sollten die Chilis zunächst ohne Zugabe von Öl in einer sehr heißen, trockenen, gusseisernen Pfanne geröstet werden.

Dabei die Chilis mit einem Wender auf den Pfannenboden drücken, so dass sie schwarz werden. Vom Feuer nehmen und beiseitestellen. Knoblauch, Aubergine und Schalotten in die Pfanne geben und den Vorgang wiederholen. Die Chilis entkernen, danach alle Zutaten in einem großen Mörser zerdrücken, so dass eine grobe, dicke Paste entsteht. Mit Klebreis, reichlich Gemüse und anderen Beilagen servieren.

Desserts

Thailändisches geraspeltes Eis (*Nám kăeng săi* น้ำแข็งใส)

Ein leicht zubereitetes Dessert, wohltuend bei Halsschmerzen, Laryngitis, Fieber und Erkältungen. Ein hervorragender Ersatz für Eiscreme und eine schnelle Erfrischung an heißen Tagen. Nicht empfehlenswert bei erschöpften Systemen oder mit Schleim einhergehenden Erkrankungen, auch nicht bei kaltem Wetter oder für menstruierende Frauen, denn geeiste Nahrungsmittel haben erschöpfende Eigenschaften. In diesen Zeiten kann eine wärmende Variation dieses Gerichtes zubereitet werden, indem Kokosmilch, Palmzucker, Salz und Garnierungen erhitzt und heiß gegessen werden.

Hauptzutaten:

- Kokoscreme (ungesüßt)
- 1 EL (15 ml) Palmzucker, in 240 g Wasser aufgelöst
- geraspeltes Eis

Garnierungen (alle Zutaten oder einzelne davon verwenden):

- Mais, gekocht
- Gerste, gekocht
- Bananen, gehackt
- Cantaloupe- oder Honigmelone, in Würfel geschnitten
- Datteln, entsteint
- Rosinen
- Taro, gekocht und in Würfel geschnitten
- Süßkartoffel, gekocht und in Würfel geschnitten
- Kürbis, gekocht und in Würfel geschnitten

Jeweils geraspeltes Eis, 2 EL Kokoscreme, 1 EL Palmzucker-Wasser und eine Prise Salz in eine kleine Schüssel geben, mit allen oder einzelnen Garnierungen belegen.

~ ~ ~

Kürbis in süßer Kokosmilch (*Fák tong gaeng-bùat* ฟักทองแกงบวด)

Es existiert eine ganze Gruppe nährender thailändischer Desserts, die *gaeng buat* genannt werden. Bei allen werden Hülsenfrüchte oder Gemüse in süßer Kokosmilch gekocht. Diese Desserts nähren erschöpfte Menschen, kleine Kinder und Ältere. Sie sind auch für Personen mit agitierten Wind- oder Feuer-Elementen gesund, sie sollten aber bei agitiertem Wasser-Element sparsam verzehrt werden, ebenso bei Erkrankungen, die mit Schleim einhergehen.

- 1/2 Tasse (120 ml) Kokosmilch
- 1 Tasse (240 ml) Wasser
- 2 Tassen (224 g) Thai-Kürbis, geschält und in große mundgerechte Stücke geschnitten
- 1/4 Tasse (60 ml) Palmzucker
- 1/2 TL (2,5 ml) Salz
- 1/4 Tasse (60 ml) Kokoscreme (optional)

Kokosmilch, Wasser, Salz und Zucker in einen Topf geben und aufkochen lassen. Die Hitze reduzieren, die Mischung köcheln lassen und dabei rühren, damit sich der Zucker auflöst.

Kürbis zugeben und kochen lassen, bis er gar ist, dabei aufpassen, ihn nicht zu zerkochen, denn er sollte nicht breiig werden. Die Herdplatte ausschalten und die Kokoscreme dazugeben. Warm oder kalt servieren. Die Milch dickt beim Abkühlen etwas ein, das Dessert ist also dickflüssiger, wenn es kalt serviert wird.

Getränke

Wenn nicht anders angegeben, sollte man für die Zubereitung eines Teegetränks am besten Wasser verwenden, das nach dem Kochen kurz ruhen konnte oder das gerade zu köcheln angefangen hat. Stark kochendes Wasser ist für einige der zerbrechlicheren Blüten in den folgenden Rezepten zu heiß.

Zitronengras-Tee (*Nám dtà-krái* น้ำตะไคร้)

Dieses wärmende Getränk regt das Feuer der Verdauung an. Es ist förderlich bei Erkältungen, Verdauungsstörungen, Menstruationsschmerzen und Übelkeit.

- 10 Zitronengras-Stängel
- 6 Tassen (1 Liter) Wasser

Das Zitronengras zerquetschen, indem die unteren 2/3 des Stängels sanft mit einem schweren Gegenstand wie einem Stößel gedrückt werden. Die unteren 2/3 der Zitronengras-Stängel in etwa 5 cm lange Stücke schneiden und in ein Gefäß mit dem Wasser geben. Aufkochen lassen, die Hitze reduzieren, 15 – 20 Minuten köcheln lassen, bei Bedarf Wasser zugeben, um das verdampfte Wasser zu ergänzen.

Den Herd ausschalten, die Zitronengras-Stücke abseihen. Nach Wunsch süßen, dafür ein natürliches Süßungsmittel wie Palmzucker, gehärteten Zuckerrohrsaft, Rohzucker oder Honig verwenden. In Thailand wird dieses Getränk üblicherweise stark gesüßt. Es kann heiß oder kalt getrunken werden.

Asiatischer-Wassernabel-Tee (*Nám bua-bòk* น้ำบัวบก)

Dieses grün gefärbte Getränk wirkt sich positiv auf Störungen der „Herz-Seele" aus – damit sind das Herz und die Seele gemeint, die in der TTM als eine Einheit gelten. Es tut sowohl dem physischen Herzen und dem emotionalen Herzen als auch dem Gehirn und der Seele gut. Asiatischer Wassernabel ist in vielen asiatischen Lebensmittelgeschäften erhältlich.

- 2 Bündel Asiatischer Wassernabel

Den Asiatischen Wassernabel mit einem Entsafter entsaften und trinken. Nach Bedarf mit einem natürlichen Süßungsmittel wie Palmzucker, gehärteter Zuckerrohrsaft, Rohzucker oder Honig süßen.

~ ~ ~

Blaue-Klitorien-Blüten-Tee (*Nám an chan* น้ำอัญชัน) ... *magisch!*

Blaue-Klitorien-Blüten-Tee (butterfly pea tea) wird in ganz Thailand auf Märkten verkauft. Das Getränk mit einer wundervollen blauen oder violetten Farbe wird aus den getrockneten Blüten der Blauen Klitorie hergestellt. Es soll gegen Depressionen helfen, die „Herz-Seele" beruhigen und Magen- und menstruationsbedingte Krämpfe lindern, und es ist dafür bekannt, dass es ein gesundes Haarwachstum fördert. Im Westen kann man selbst Blaue-Klitorien-Pflanzen anbauen oder über das Internet getrocknete Blüten bestellen.

- 1 Handvoll getrocknete Blaue-Klitorien-Blüten
- 2 große Becher (680 ml) siedendes Wasser
- 1 Scheibe Limette

Das siedende Wasser über die getrockneten Blüten gießen und etwa 5 Minuten ziehen lassen. Das Wasser nimmt eine tiefe, kräftige Blaufärbung an. Die Blüten abseihen, den Saft aus der Limettenscheibe in den Tee pressen.

Hier passiert das Magische: Das tiefblaue Getränk wird leuchtend violett. Mit Honig oder Palmzucker abschmecken (die meisten Thais mögen den Tee sehr süß), und warm oder gekühlt trinken.

~ ~ ~

Maulbeer-Tee (*Nám dtôn mòn* น้ำต้นหม่อน) oder

Rosellen-Tee (*Nám grà jíap* น้ำกระเจี๊ยบ)

Maulbeer-Tee hat eine positive Wirkung, wenn man sich dehydriert oder fiebrig fühlt. Wenn man in einer Gegend lebt, in der Maulbeeren wachsen, kann man die Blätter und Beeren ernten und trocknen, so dass sie das ganze Jahr über bei Bedarf verwendet werden können. Rosellen-Tee und -Saft wirken sich positiv auf Nierensteinleiden und Harnwegsinfektionen aus. Rosellen-Tee und

-Saft sind beide köstlich! Wenn Rosellen-Blüten nicht erhältlich sind, können sie mit getrockneten Hibiskus-Blüten ersetzt werden, denn sie sind eng miteinander verwandt.

- 1 Handvoll frische oder getrocknete Maulbeerblätter und -beeren oder getrocknete Rosellen-Blüten
- 2 große Becher (680 ml) siedendes Wasser

Das Wasser über die Blätter und Beeren gießen, 10 Minuten ziehen lassen. Eine Prise Salz (vor allem, wenn man sich in einem heißen Klima aufhält) und ein natürliches Süßungsmittel zugeben. Heiß oder gekühlt trinken.

~ ~ ~

Zuckerrohrsaft (*Nám ôi* น้ำอ้อย)

Geräte, die für das Auspressen des Saftes aus Zuckerrohr notwendig sind, sind im Westen in vielen asiatischen oder lateinamerikanischen Lebensmittelgeschäften erhältlich. Zuckerrohr ist äußerst vorteilhaft, wenn man durch große Hitze dehydriert ist, weiterhin bei Fieber, Durchfall und Erbrechen. Die süße Geschmacksrichtung wirkt verjüngend, und frischer Zuckerrohrsaft gleicht den Flüssigkeitshaushalt im Körper schneller aus als reines Wasser.

~ ~ ~

Früchte-Shake (*Pŏn-lá-máai bpàn* ผลไม้ปั่น)

Früchte-Shakes können Gesundheit, Kraft und Vitalität steigern. Sie haben einen stimulierenden Effekt auf die Verdauung und eine entgiftende Wirkung auf den Körper.

- 1 Tasse (240 ml) frische Ananas
- 1 Tasse (240 ml) frische Longane
- 1 Tasse (240 ml) frische Papaya
- 1 TL (5 ml) Papaya-Samen
- 1 frische Mandarine
- 1/4 Tasse (60 ml) ungesüßte Kokoscreme
- 1/4 Tasse (60 ml) frischer Zuckerrohrsaft, Honig oder Palmzucker-Sirup (siehe Anleitung Eintrag Kompendium S. 137)

Den Saft der Mandarine ausdrücken. Alle anderen Zutaten im Mixer verflüssigen. Kalt trinken.

Avocado-Shake (*A-woh-kaa-dôh bpàn* อะโวคาโด้ปั่น)

Dieses in Südostasien erhältliche schmackhafte und ungewöhnliche Getränk überrascht mit seinem süßen, kräftigen Geschmack, und es ist voller Vitamine und gesundheitsfördernder Fettsäuren. An den Straßenständen wird das Getränk mit Kondensmilch hergestellt. Wir ziehen es vor, gesünderen Ersatz zu verwenden. Verzichtet man auf die Milchprodukte, erhält man einen großartigen veganen Milch-Shake.

- 1 1/2 Tasse (360 ml) reine Soja- oder Mandelmilch
- 1/2 Tasse (120 ml) zerschlagenes oder geraspeltes Eis
- 1 Avocado
- 1 1/2 EL (22 ml) Palmzucker, Zuckerrohrsaft, Honig oder Rohzucker

Milch, Eis, Zucker und Avocado in einem Mixer zerkleinern. Sofort servieren.

~ ~ ~

Bael-Tee (*Nám má dtoom* น้ำมะตูม)

Für den Tee wird die Bael-Frucht in Scheiben geschnitten und getrocknet. Der Tee wirkt ausgleichend auf die Elemente, und er beruhigt den Magen. Zudem soll er sexuelle Energien dämpfen. Bael schmeckt ein wenig wie Kaki.

Einfach abgekochtes Wasser über die getrocknete Bael-Frucht gießen und etwa 10 Minuten ziehen lassen. Heiß oder gekühlt trinken, nach Belieben ein natürliches Süßungsmittel zugeben.

Naturheilmittel in Kosmetika

Der Großteil dieses Kapitels hat zwar Nahrungsmittel zum Thema, erwähnt werden sollte aber auch die traditionelle Rolle von Naturheilmitteln in Kosmetika. Arzneikräuter werden dank ihrer stärkenden, verjüngend wirkenden und hautreinigenden Eigenschaften häufig in Kosmetika verwendet. Sogar heutzutage noch erfreuen sich in den Großstädten Thailands einige der folgenden traditionellen Rezepte größerer Beliebtheit als moderne Markenprodukte. Wir empfehlen, diese natürlichen Rezepte über eine Dauer von einigen Wochen auszuprobieren und währenddessen auf kommerzielle Produkte zu verzichten, um die Ergebnisse vergleichen zu können. Auch wenn einige wenige dieser Rezepte etwas gewöhnungsbedürftig sind, wird man nach kurzer Zeit die Vorteile von selbstgemachten natürlichen Mitteln gegenüber industriell gefertigten chemischen Alternativen erkennen. Alle diese Zubereitungen sind 100 % natürlich, und wenn man sie benutzt, kann man die Belastung durch unnatürliche chemische Verbindungen, die in heutigen Gesundheits- und Schönheitspräparaten gebräuchlich sind, reduzieren.

Die folgenden Rezepte stellen eine Mischung aus traditionellen Rezepturen und neuen Entdeckungen dar und sind von den in Thailand eingesetzten Naturheilmitteln inspiriert. Wir haben in den meisten Rezepten die Mengenangaben für die aktiven Bestandteile absichtlich herausgelassen, um zum Ausprobieren zu ermutigen. Viel Spaß beim Mischen Ihrer eigenen Produkte, und schreiben Sie sich auf, was funktioniert (und was nicht)!

~ ~ ~

Körperlotion für trockene Haut

Kokosnuss, roher Sesam und Olivenöl sind großartige Feuchtigkeitsspender. (Tatsächlich werden sie in Thailand hauptsächlich in Kosmetika verwendet, und üblicherweise werden sie in Thailand in der Apotheke gegenüber dem Lebensmittelgeschäft verkauft!) Olivenöl sollte für normale bis trockene Haut verwendet werden, Kokosöl für sehr trockene Haut und Sesam für sehr trockene Haut, die gleichzeitig kalt ist. Kokosöl hat eine kühlende und Sesamöl eine wärmende Wirkung, so dass man das Öl auch je nach Klima auswählen kann.

1Teil frisches Aloe-Gel zu 2 Teilen Öl dazugeben, dünn auf die Haut auftragen. 20–30 Minuten einziehen lassen, damit die Nährstoffe in die Haut eindringen können. Unter der Dusche mit warmem Wasser abspülen (keine Seife verwenden), kräftig mit einem Handtuch abreiben. Für ein besseres Ergebnis sollte einer Einreibung mit Öl ein trockenes Abbürsten des gesamten Körpers mit Naturfaser-Luffa oder einer Körperbürste vorausgehen.

~ ~ ~

Körperlotion für fettige Haut

Das oben genannte Rezept herstellen, dabei aber dünnflüssiges Olivenöl verwenden. Einen Schuss Tamarindensaft oder Kaffir-Limetten-Saft und einen Schuss Apfelessig zugeben. Wie oben beschrieben anwenden. Die adstringierende Eigenschaft des Fruchtsaftes in diesem Rezept durchdringt fettige Haut und reinigt die Poren, während der Apfelessig hilft, das natürliche pH-Gleichgewicht der Haut aufrechtzuerhalten.

~ ~ ~

Shampoo-Ersatz

Ein wirksames Haarwaschmittel lässt sich herstellen, indem 2 Handvoll Eukalyptusblätter (frisch in einem Mörser zerdrückt) zu etwa einem Liter kaltes Wasser mit einem der folgenden Zutaten zugegeben werden:

- Jasmin
- Ylang-Ylang
- Rose
- Champaka

Über Nacht stehen lassen, abseihen, als Haarspülung verwenden. Man sollte mit der Eukalyptusmenge experimentieren, bei trockenem Haar eine kleinere, bei fettigem Haar eine größere Menge verwenden. Alle Mischungen halten sich gekühlt bis zu 7 Tage.

In diesem Shampoo ist Eukalyptus der reinigende Stoff, thailändische Shampoos können aber auch mit Kaffir-Limette, Waschnuss, Neem, Pomeloblättern und anderen Kräutern hergestellt werden. Probieren Sie sie aus, wenn sie bei Ihnen erhältlich sind.

~ ~ ~

Gesichts- und Körper-Spray

Kalt aufgegossenes Blütenwasser eignet sich hervorragend als reinigendes Gesichts- und Körper-Spray. Duftende Blüten (wie Jasmin, Rose oder Ylang-Ylang) über Nacht in kaltem Wasser einweichen und danach abseihen. Eine gewöhnliche Spray-Flasche ist ideal, um einen gleichmäßigen Sprühnebel auf dem Gesicht und dem Körper zu verteilen. Bei der Herstellung von Sprays sollte für eine längere Haltbarkeit destilliertes Wasser verwendet werden, und beim Einsatz von ätherischen Ölen sollte die Konzentration nicht zu hoch sein, damit Reizungen des Gesichtes vermieden werden.

~ ~ ~

Heiße Haarbehandlung mit Öl

Kokosöl, Mandelöl oder natives Olivenöl extra können trockenes, brüchiges oder geschädigtes Haar voll und lebendig werden lassen. Mit einem Schuss Limetten-Saft und zerstoßener Wassermelonenschale vermischen. Auf das Haar auftragen, so dass das Öl in die Haarwurzeln und die Kopfhaut einmassiert wird. 10–15 Minuten im Freien in der direkten Sonne bleiben, damit das Haar die Nährstoffe und die Fülle des Öls aufnehmen kann, anschließend unter der Dusche ausspülen (dabei aber kein Shampoo verwenden).

~ ~ ~

Gesichtspflege mit Naturheilmitteln

Um die Haut weicher zu machen, Akne zu beseitigen, Falten zu bekämpfen und lokale Reizungen zu lindern, verwenden Thailänder pulverisierten Ingwer, ein natürliches antibakterielles Reinigungsmittel, auch für die Haut. 2 EL pulverisierten Ingwer mit 4 EL einer der folgenden Zutaten vermischen:

- Honig (bei trockener Haut)
- Kaffir-Limetten-Saft (bei fettiger Haut)

Rühren, bis eine pastenartige Konsistenz erreicht ist. Auf das Gesicht auftragen, dabei den Mund- und Augenbereich auslassen. Für ein besseres Ergebnis die Maske 15 Minuten lang einwirken lassen. Für ein mildes Peeling beim Abspülen mit warmem Wasser sanft reiben.

Papaya-Peeling

Reife Papaya hat eine natürliche Peelingwirkung und macht die Haut weich. Das Fruchtfleisch verwenden oder die Schale direkt auf die Haut reiben. Vor dem Abspülen 15 Minuten einwirken lassen.

~ ~ ~

Alkoholfreies Reinigungswasser

Zitronensaft und Tamarinden-Saft können beide als natürliche Adstringenzien verwendet werden. Sie lassen sich gefahrlos auf das Gesicht auftragen, sie übertragen den Nutzen der Vitamine und Mineralien auf die Haut, und gleichzeitig durchdringen sie Fett und Verunreinigungen. Um das natürliche pH-Gleichgewicht der Haut besser aufrechtzuerhalten, kann ein Teelöffel Apfelessig hinzugegeben werden.

~ ~ ~

Zahnpulver

Zwar mag es denjenigen, die mit kommerzieller Zahnpasta aufgewachsen sind, anfänglich seltsam erscheinen, doch lässt sich Zahnpulver herstellen, das ebenso wirksam und 100 % frei von Chemikalien ist. Einige Möglichkeiten sind:

Zahnpulver-Rezept Nr. 1

- 3 Teile Neem-Pulver
- 3 Teile Zahnbürstenbaum-Pulver (wenn erhältlich)
- 3 Teile Betelblatt-Pulver
- 1 Teil Gewürznelken-Pulver
- 1 Teil Salz
- 2 Teile Alaun-Pulver

Die Pulver miteinander vermischen und in einem luftdichten Behälter aufbewahren. Die Zahnbürste anfeuchten und in das Pulver tauchen, die Zähne wie gewohnt bürsten.

Zahnpulver-Rezept Nr. 2

- 8 Teile Neem-Pulver
- 8 Teile Zahnbürstenbaum-Pulver (wenn erhältlich)
- 8 Teile Triphala-Pulver
- 4 Teile Zimt-Pulver

- 4 Teile Gewürznelken-Pulver
- 2 Teile Sternanis-Pulver (optional)
- 1 Teil Süßholz-Pulver
- 1/2 Teil Salz
- 1/2 Teil Alaun-Pulver

Die Pulver miteinander vermischen und in einem luftdichten Behälter aufbewahren. Die Zahnbürste anfeuchten und in das Pulver tauchen, die Zähne wie gewohnt bürsten. Dieses Rezept kann auch als Mundspülung oder zum Gurgeln verwendet werden.

~ ~ ~

Lippenbalsam

1 Teil Bienenwachs und 3 Teile Kokosöl auf kleiner Hitze erwärmen, bis sie geschmolzen sind. Vom Herd nehmen und in einem Metall- oder Glasbehälter abkühlen lassen. Bei Bedarf für trockene, rissige Lippen, Nase und Hände verwenden.

~ ~ ~

Mundspülung und Atemerfrischer

Viele der Naturheilmittel in dieser Liste können als eine leichte antiseptische Mundspülung gegen Bakterien im Mund, Mundgeschwüre und schlechten Atem eingesetzt werden. Die folgenden Tees aus Naturheilmitteln können nach dem Zähneputzen zum Gurgeln verwendet werden. Alle diese können miteinander kombiniert und mit anderen Kräutern oder Blüten (wie Pfefferminze, Jasmin oder Lotos) gemischt werden, um den Geschmack zu verbessern:

- Zimt
- Ingwer
- Eukalyptus
- Meersalz
- Senna
- Gewürznelken
- Parakresse
- Zahnbürstenbaum
- Galgant

Ungiftiges Insektenschutzmittel

Ein völlig gefahrloses und nichtreizendes Insektenschutzmittel, das tatsächlich funktioniert!

- 1/2 TL (3 ml) Citronella-Öl
- 1/8 TL (1 ml) Jojoba-Öl
- 1/8 TL (1 ml) Teebaum-Öl
- 1/8 TL (1 ml) Neem-Öl
- 1/2 Tasse (150 ml) destilliertes Wasser

Alle Zutaten in einer Spray-Flasche miteinander vermischen. Vor der Anwendung gut schütteln.

~ ~ ~

Beruhigende Augentropfen

Ein bemerkenswert einfaches und nützliches Rezept:

- 1 – 2 Tropfen Aloe-Gel
- 2 TL (10 ml) Kochsalzlösung

Gut miteinander vermischen. Im Kühlschrank bis zu 7 Tage haltbar.

Kräuter im Haushalt

Haushaltsprodukte gehören im täglichen Leben zu den häufigen Quellen chemischer Gifte. Im Folgenden nennen wir natürliche Alternativen, die von thailändischen Kräutern inspiriert sind, aber nicht unbedingt in TTM-Texten beschrieben wurden.

~ ~ ~

Arbeitsflächenreiniger

Weißer Branntweinessig ist eine billige und natürliche Alternative für die Reinigung und Desinfektion von Arbeitsflächen, Tischen und Oberflächen in Badezimmern. Für eine leichte Anwendung in einer Spray-Flasche 1 Teil Essig in 2 Teilen Wasser auflösen. An problematischen Stellen kann eine höhere Konzentration verwendet werden, und für eine zusätzliche antibakterielle Wirkung und einen angenehmen Duft können ätherische Öle wie Lavendel oder Eukalyptus zugegeben werden. Reiner Essig kann an Teppichen und Polstermöbeln zur Entfernung von Flecken und Gerüchen eingesetzt werden, auch wenn diese von Haustieren stammen. Es ist auch möglich, Früchte und Gemüse vor dem Kochen 30 Minuten bis 1 Stunde in einer leichten Essig-Wasser-Lösung einzuweichen, um Ablagerungen, Wachse und Pestizidrückstände zu entfernen.

Reiniger für angelaufenes Kupfer

Zitronen- und Limettensaft reinigen sehr wirkungsvoll angelaufenes, verschmutztes Kupfer, Silber und andere Metalle. Frische Zitronen oder Limetten in Stücke schneiden, in Salz tauchen und die angelaufenen Flächen kräftig damit einreiben. An besonders hartnäckigen Flecken mit einer Kokosnussschale oder einem groben Tuch reiben. Mit Wasser abspülen.

~ ~ ~

Aromatischer Lufterfrischer

Ein oder zwei Tropfen eines flüchtigen ätherischen Öls auf ein Taschentuch geben, 2 – 3 Minuten über eine Lampe legen. Kleine Räume füllen sich rasch mit einem angenehmen Aroma, ohne dass chemische Parfüme oder Aerosole notwendig sind, und man profitiert gleichzeitig von den Heilkräften der Aromatherapie. Sehr gut geeignet, um dem Badezimmer Frische zu verleihen oder im Schlafzimmer Ambiente zu schaffen. (Für optimale Ergebnisse kann man schwere, moschusartige oder holzige Düfte ausprobieren wie Patchouli oder Zeder.)

~ ~ ~

Natürliche Mottenkugeln

Als Alternative zu den unangenehm riechenden Mottenkugeln kann man Beutel aus dünnem Baumwollstoff oder Mulltuch herstellen, die mit getrockneter Zedernspäne und Lavendel gefüllt werden. (Ein Taschentuch mit einigen Tropfen ätherischem Öl kann ebenfalls verwendet werden.)

~ ~ ~

Mückenfreie Zone

Eine in thailändischen Dörfern beliebte Methode, Mücken fernzuhalten, ist es, einige Handvoll frisches Citronella-Gras unter das Bett zu legen. Das gleiche Prinzip lässt sich auch in einer modernen Umgebung anwenden. Wenn man einige Tropfen ätherisches Citronella-Öl in einen Diffusor oder auf ein Taschentuch gibt, wird man ungestört schlafen können.

~ ~ ~

Allzweckreiniger

Natron ist ein ausgezeichneter natürlicher Reiniger, der für alle Oberflächen geeignet ist. Es kann an Edelstahl, Silber, anderen Metallen und Porzellan verwendet werden. Funktioniert gut in Toiletten, Öfen und zum Freimachen von Abflüssen. (Natürlich reinigt es auch Zähne!)

Fenster und Glas

Obwohl dies kein Kraut ist, stellen wir diese Möglichkeit der Fensterreinigung als Alternative zu chemischen Reinigern und als eine interessante Information vor. Zeitungspapier ist ein wirksamer Reiniger; es reinigt Fenster und andere Glasoberflächen ebenso gut wie jedes Markenprodukt, und dies streifenfrei. Wasser direkt auf das Glas sprühen und mit Zeitungspapier trockenreiben. So einfach ist es!

Kapitel 4

Kräuter in der traditionellen thailändischen Körperarbeit und in der Sauna

Sauna und Dampfbad

Sauna und Dampfbad spielen in der TTM eine wichtige Rolle. Bekannt ist, dass diese Therapien die allgemeine Gesundheit, Entspannung, Reinigung der Haut und Entgiftung fördern, indem sie durch das Schwitzen die Freisetzung von Toxinen über die Hautporen fördern. In der thailändischen Tradition werden in der Sauna und im Dampfbad zusätzlich spezielle Arzneikräuter verwendet, um diese Wirkungen zu verstärken und um bestimmte Störungen zu behandeln wie Atemwegserkrankungen und -infektionen, Kreislaufprobleme, Hauterkrankungen, Störungen der Augen, Muskelverspannungen, Erkältungen, Kopfschmerzen, Stress, Ängstlichkeit und andere Beschwerden. Solange die Feuchtigkeit erträglich ist, werden Dampfbäder bevorzugt, denn der Dampf transportiert die Aromen der Kräuter gut. Saunas, die trocken sind, eignen sich besser für mit Feuchtigkeit einhergehende Zustände wie schleimige Erkältungen, bei denen die zusätzliche Nässe des Dampfes nicht förderlich wäre. Traditionell nutzen thailändische Mütter in den Wochen nach der Entbindung täglich Saunas und Dampfbäder, wobei für diesen Zweck spezielle Kräuter genutzt werden. Regelmäßige Saunas oder Dampfbäder mit Kräutern sind auch bei älteren Menschen beliebt, da man davon ausgeht, dass sie die Langlebigkeit fördern.

Viele Anbieter traditioneller Medizin in Thailand – TTM-Krankenhäuser, Kliniken und auch selbständige Therapeuten – haben eine Sauna oder ein Dampfbad, die entweder nach Massagen oder separat genutzt werden. Diese Saunas müssen nicht unbedingt die zederngetäfelte Form haben, die wir im Westen kennen. Eine uns bekannte Massage-Lehrerin in Chiang Mai hat in ihrem Garten eine kleine Kammer aus Blech gebaut. Dieser „heiße Kasten“ bot nur einer einzigen Person Platz, die auf einem kleinen hölzernen Stuhl saß. Unter dem Stuhl stand ein Dampfgarer, wie er für das Kochen von Gemüse verwendet wird, und produzierte Dampf. Noch einfacher ist es, bei Erkältungen und Nasennebenhöhleninfektionen Dampfinhalationen über Herdplatten durchzuführen, indem Kräuter in einen Kochtopf mit kochendem Wasser gegeben werden. Wenn man sich nun mit einem Handtuch über dem Kopf über den Topf oder den Dampfgarer beugt, kann man die aromatischen Dämpfe sehr gut einatmen (dabei muss man aber **vorsichtig** sein, damit man sich nicht am heißen Dampf verbrennt oder die Augen gereizt werden).

Welche Inhalationstherapie man auch nutzt, durch die Auswahl der richtigen Kräuter kann das Erlebnis erheblich gesteigert werden. Dabei können Kräuter aller vier Geschmacksrichtungen verwendet werden, die weiter unten in diesem Kapitel vorgestellt werden. Von den meisten Kräutern sollten etwa 30 Gramm in den Dampfgarer gegeben werden, wobei man mit einigen Kräutern möglicherweise experimentieren muss, um die richtige Menge herauszufinden. (Einige Kräuter sind außerordentlich stark und sollten daher nur sparsam verwendet werden. Beispielsweise wird bereits mit einem halben Teelöffel oder weniger Campher eine starke Wirkung erzielt.)

Bei jeder Sauna oder jedem Dampfbad sollte man daran denken, dass Wurzelstöcke, Hölzer, Rinden und Fruchtstände häufig 10 – 15 Minuten abgekocht werden müssen, damit sie ihre therapeutische Wirkung entfalten, während empfindlichere Blüten und Blätter bereits innerhalb eines Bruchteils dieser Zeit beschädigt sind. Es ist empfehlenswert, die Kräuter dem kochenden Wasser nach und nach zuzugeben, damit alle Kräuter gleichzeitig ihre höchste Wirksamkeit erreichen.

Ein Hinweis zur Sicherheit: Saunas und Dampfbäder sollten während der Schwangerschaft – und von Personen mit Fieber, Hyper- oder Hypotonus und Herzerkrankungen – nicht ohne ärztlichen Rat genutzt werden. Auch sind Saunas und Dampfbäder für Personen mit agitiertem Feuer-Element oder einer allgemein feurigen Konstitution nicht empfehlenswert. Selbst wenn man vollkommen gesund ist, sollte man sich nicht länger als 10 – 15 Minuten am Stück in einer Sauna oder in einem Dampfbad aufhalten. Es besteht die große Wahrscheinlichkeit einer Überhitzung, und auch wenn die Kräuter eine positive Wirkung haben, können doch Übelkeit, Kopfschmerzen, Rachenreizungen und Benommenheit auftreten, wenn man den Dämpfen zu lange ausgesetzt ist. Es ist empfehlenswert, alle 10 – 15 Minuten eine Pause zu machen und eine kalte Dusche zu nehmen und, wenn Unwohlsein jeglicher Art auftritt, die Anwendung zu beenden.

Folgende Kräuter werden thailändischen Saunas oder Dampfbädern üblicherweise zugegeben:

Kräuter	**Therapeutische Wirkungen**
Ingwer Cassumunar-Ingwer Zitwerwurzel Kurkuma Galgant Wilder Ingwer (*Zingiber zerumbet*)	Allgemeine Stärkungsmittel für Gesundheit und Langlebigkeit, abschwellend bei Erkältungen und Nasennebenhöhlenentzündungen, desinfizierend bei Wunden und Hauterkrankungen
Campher-Kristalle Kardamom	Abschwellend bei Erkältungen, Nasennebenhöhlenentzündungen, Bronchitis und anderen Infektionen der Lunge, Behandlung von Asthma und Halsschmerzen, stimulierend
Tamarindenblätter Waschnuss Kaffir-Limetten-Blätter Neem	Reinigen die Haut, öffnen die Poren
Zitronengras	Vermehrte Energie, stimuliert Seele und Sinne
Zimtrinde Ylang-Ylang-Blüten	Stimulieren das Herz
Jasminblüten	Stimulieren das Herz, behandeln Augenprobleme
Lotosblüten	Stärken das Herz, das Kreislaufsystem und das Blut

Hautpflege

Bevor man die Sauna betritt, wird häufig eine der folgenden Hautpflegemittel direkt auf die Haut aufgetragen.

Adstringenzien für fettige Haut:

- Tamarinde
- Kaffir-Limetten-Saft

Pflegecremes für trockene Haut:

- Honig
- Milchpulver
- Die in Kapitel 3 genannten Körperlotionen

Nach Beendigung des Saunagangs die Haut mit Wasser abspülen und mit einem Handtuch trockenreiben, dabei aber keine Seife verwenden!

Kräuterinhalationen

Eine weit verbreitete Methode, die arzneilichen Wirkungen von Naturheilmitteln zu nutzen, ist die der Inhalation. Diese kann traditionell auf verschiedene Arten, einschließlich Dampf und Rauch, durchgeführt werden; hier beschreiben wir allerdings einen traditionellen thailändischen Kräuterinhalator (*yadom* ยาดม), in dem Campher-, Menthol- und Borneol-Kristalle eingesetzt werden. Diese traditionellen Inhalatoren sind in ganz Thailand verbreitet und in praktisch jedem Gemischtwarenladen des Landes erhältlich. Sie werden häufig in wunderschönen kleinen Silberdosen verkauft, die sehr leicht in der Tasche oder Handtasche transportiert werden können, sie sind aber auch in allen Gefäßen ohne Löcher ebenso wirksam.

Kräuterinhalatoren sind bei vielen Störungen nützlich, so etwa bei Benommenheit, bronchialer Verschleimung, Übelkeit, Mattigkeit, Kopfschmerzen und Angst, aber auch einfach, wenn man über einen besonders unangenehm riechenden Fischmarkt laufen muss.

Alle drei im Folgenden genannten Rezepturen haben folgende Grundzutaten:

Grundrezeptur Kräuterinhalationen

- 1/8 Tasse (0,75 g) getrocknete, ganze grüne Kardamomkapseln
- 1/8 Tasse (0,75 g) getrocknete, ganze Muskatblüten (wenn ganze Muskatblüten nicht erhältlich sind, ersatzweise pulverisierte verwenden)
- 1/8 Tasse (1 g) getrocknete, ganze Muskatnüsse

- 1/8 Tasse (0,75 g) getrocknete, ganze Gewürznelken
- 1/8 Tasse (0,75 g) getrocknete, ganze Schwarze Pfefferkörner
- 1/3 Tasse (2 g) Menthol-Kristalle
- 1/4 Tasse (1 g) Campher-Kristalle
- 1/4 Tasse (1 g) Borneol-Kristalle (wenn nicht erhältlich, herauslassen)

Die drei Kristall-Arten in einer kleinen Schüssel miteinander vermischen. Dies dauert ein wenig, und dabei passiert Magisches. Wenn man sie lange genug rührt, werden sie schließlich flüssig. Sobald eine Flüssigkeit entstanden ist, die Schüssel beiseitestellen. Die getrockneten Kräuter einzeln in einem Mörser zu kleinen Stücken, aber nicht zu Pulver zerstoßen. Zu diesem Zeitpunkt die Kräuter aus den jeweiligen, unten genannten Rezepturen zugeben. Die getrockneten Kräuter mit der aus den Kristallen entstandenen Flüssigkeit in einer großen Schüssel vermischen. Die Mischung in einen Behälter mit Deckel geben.

Der Behälter sollte nicht zu voll sein; er sollte groß genug sein, damit die Kräuter Raum zum Atmen haben. Den Behälter 6 Wochen an einem dunklen Ort bei Raumtemperatur lagern. Während dieser Zeit nicht öffnen.

Anschließend etwa 1 TL der Kräutermischung in ein kleines Stück Mulltuch wickeln und das Ganze in einen kleinen Behälter ohne Löcher geben (beispielsweise in ein sauberes Glas für Babynahrung, ein Glasfläschchen oder ein Tinkturfläschchen). Kein Plastik verwenden. Die Kräuterinhalatoren werden üblicherweise ständig migeführt, damit sie bei Bedarf genutzt werden können.

~ ~ ~

Aromatische Kräuterinhalation

Diese Rezeptur hat eine gute Wirkung bei Übelkeit, sie wirkt beruhigend und beseitigt Benommenheit.

Zur oben genannten Grundrezeptur zugeben:

- 1/8 Tasse (0,2 g) Szechuanpfeffer
- 1/8 Tasse (0,75 g) Zimt
- 1/8 Tasse (0,75 g) Sternanis

~ ~ ~

Kräuterinhalation mit Zitrus

Diese Rezeptur hat eine positive Wirkung auf die Lunge und die Nasennebenhöhlen, und sie wirkt allgemein stimulierend.

Zur oben genannten Grundrezeptur zugeben:

- 1/8 Tasse (0,2 g) getrocknete Kaffir-Limetten-Blätter oder -Schale
- 1/8 Tasse (0,2 g) getrocknete Orangenschale
- 1/8 Tasse (0,2 g) getrocknetes Zitronengras
- Andere erhältliche aromatische Zitrusfrüchte (etwa Pampelmuse, Tangerine, Grapefruit etc.)

Die Gesamtmenge der getrockneten Zitrusfrüchte sollte der Gesamtmenge der Kräuter in der Grundrezeptur entsprechen.

Moschusartige Kräuterinhalation

Diese Rezeptur eignet sich gut zur Behandlung von Wind-Ungleichgewichten, zur Steigerung des Appetites und zum Erden, denn die Kräuter darin sind besonders erdig, sowohl von ihrem Geruch als auch von ihren Eigenschaften her.

- 1/8 Tasse (0,2 g) Szechuanpfeffer
- 1/8 Tasse (0,75 g) Zimt
- 1/8 Tasse (0,75 g) Sternanis
- 1/8 Tasse (2 g) Engelwurz

Körperschichten und Vier-Geschmacksrichtungen-System für die äussere Anwendung von Kräutern

Wenn Kräuter äußerlich in Salben, Einreibungen, Kompressen, Umschlägen und Pflastern eingesetzt werden, kommt das Vier-Geschmacksrichtungen-System zur Anwendung. Darin werden die Geschmacksrichtungen würzig/scharf, adstringierend, salzig und sauer verwendet. Um die äußere Anwendung von Kräutern besser zu verstehen, ist ein wenig traditionelle thailändische Anatomie/Physiologie erforderlich.

Im System der TTM hat der fassbare Körper fünf Hauptschichten. Von oberflächlich bis tief sind diese:

1. **Haut**, die in die oberflächliche Haut, in die mittlere Hautschicht und in die tiefe Haut unterteilt werden kann.
2. **Gewebe**, das die Faszien, das Fett und das Muskelgewebe umfasst.
3. ***Sên*** bzw. fassbare Bahnen im Körper, an denen Bewegung stattfindet, so etwa Sehnen, Bänder, Nerven, Venen und Arterien.
4. **Knochen** einschließlich Gelenke.

5. **Organe**, die weiter unterteilt werden in:
   Hohlorgane bzw. Organe, die mit der Außenwelt in Verbindung stehen (Magen, Blase, Lunge)
   Solide Organe bzw. Organe, die nicht direkt mit der Außenwelt in Verbindung stehen (Leber, Nieren, Milz)

Die Kenntnis dieser Schichten ist wichtig, wenn man Kräuter äußerlich einsetzt, denn sie müssen in eine bestimmte Schicht vordringen, um einem bestimmten Teil des Körpers zugute zu kommen. Es ist nicht beabsichtigt, dass äußerlich eingesetzte Kräuter die Schicht der Organe erreichen.

Vier-Geschmacksrichtungen-System für die äußere Anwendung von Kräutern

Geschmacks-richtung	Dringt vor bis	Hilft bei	Kontraindikationen
Würzig/scharf	Dringt bis zur Schicht der Haut vor	Lindert Schmerzen, beseitigt Stagnationen, öffnet die Poren, ermöglicht es anderen Kräutern, in tiefere Schichten vorzudringen	Entzündungen, Fieber, Hautausschlag, andere Hitze-Symptome
Adstringierend	Dringt bis zu den Schichten der Haut und des Gewebes vor	Schließt Wunden, reduziert Feuchtigkeit, beseitigt Toxine	Trockenheit, Kreislaufschwäche
Sauer	Dringt bis zu den Schichten des Gewebes und der *sên* vor	Bewegt blockierten Wind, leitet Blockaden aus den *sên* aus	Bei übermäßigem Einsatz kann sich das Gewebe zersetzen
Salzig	Dringt bis zur Schicht der Knochen vor	Erweicht verhärtetes Gewebe und Verhärtungen, die Stagnationen hervorrufen, schützt das Gewebe, lässt Verwachsungen heilen	Offene Wunden

Wenn man Kräuterrezepturen für die äußere Anwendung am Körper zusammenstellt, ist es wichtig, die Körperschichten und die Tiefe, bis zu der die Geschmacksrichtungen vordringen, zu kennen und zu wissen, worauf die einzelnen Geschmacksrichtungen einwirken. Beispielsweise enthält eine typische Kräuterkompresse (siehe unten) würzige/scharfe Kräuter wie Zimt und Gewürznelke, um auf die Hautschicht einzuwirken, adstringierende Kräuter wie Cassumunar-Ingwer und Kurkuma, um auf die Gewebeschicht einzuwirken, saure Kräuter wie Kaffir-Limette und Zitronengras, um auf die *sên*-Schicht einzuwirken, und Salz, um bis zur Knochenschicht vorzudringen.

Kräuterkompressen

Kräuterkompressen (auch als Kräuterstempel bekannt) werden in Thailand häufig in Kombination mit traditioneller Massage oder als eigenständige Therapie eingesetzt. Zwar existieren in der thailändischen Körperarbeit häufig eingesetzte traditionelle Rezepturen, die entwickelt wurden, damit sie vielen Menschen helfen, daneben gibt es aber auch Therapeuten, die auf *luk pra kob* ลูกประคบ spezialisiert sind, das heißt auf die Diagnostizierung von Patienten und die individuelle

Zusammenstellung von Rezepturen. Kühlende Kräuter können eine Rezeptur für eine akute Verletzung, ein übererregtes Feuer-Element, Verbrennungen oder Ausschläge dominieren. Wärmende Kräuter verstärken den Energiefluss, verbessern den Kreislauf, entspannen Muskeln und stimulieren die Nerven. Heiße Kompressen an Gelenken und Muskeln können Schmerzhaftigkeit lindern und die Beweglichkeit erhöhen. An der Bauchregion stärken und aktivieren sie die inneren Organe, so dass sie zur Behandlung zahlreicher innerer Störungen eingesetzt werden.

Heiße Kräuterkompressen sind sehr effektiv und haben in vielen Thai-Massage-Praxen Einzug gehalten, weil sie im Körper wirksam verhärtetes Gewebe lösen und die Beweglichkeit erhöhen (Wind-Element). Zudem empfinden die meisten Menschen das Aroma als angenehm und entspannend. Die während der Behandlung in die Luft entweichenden Kräuterdämpfe helfen, die Nasennebenhöhlen zu klären, gleichzeitig besänftigen und schärfen sie den Geist. Heiße Kräuterkompressen sind außerordentlich pflegend und entspannen den Behandelten zutiefst, so dass sie eine gute Wahl sind für gestresste und ängstliche Menschen oder für Menschen, die nur schwer abschalten können. Während die Thai-Massage ein komplexes Verfahren ist, das zum Erlernen einen großen Zeitaufwand und viel Hingabe erfordert, ist die Anwendung von Kräuterkompressen eine einfache, aber dennoch authentische thailändische Therapie, die jeder nutzen kann, um Freunde und Familienangehörige zu behandeln. Außerdem lassen sich thailändische Kräuterkompressen leicht in eine westliche Massage-Praxis und andere Angebote integrieren.

Herstellung von Kompressen

Um eine thailändische Kräuterkompresse herzustellen, schneidet oder bricht man frische Kräuter in ca. 0,6 – 1,2 cm große Stücke und mischt sie in einer großen Schüssel. Ersatzweise können auch vorgeschnittene, getrocknete Kräuter verwendet werden. Etwa 30 x 30 cm große Stoffstücke ausbreiten. (Es können alle Arten von Stoffen verwendet werden. Einfacher Baumwoll-Musselin ist gut geeignet. Unserer Meinung nach ist die Herstellung von Kräuterkompressen eine wundervolle Möglichkeit, alte, aber saubere Bettlaken wiederzuverwerten; dafür einfach in etwa 30 x 30 cm große Stücke schneiden.) Auf jedes Stück eine etwa faustgroße Menge der Kräutermischung geben. Die Kräuter einwickeln und das Bündel mit einem Gummiband fixieren.

Gedämpfte Kompressen

Die Vorgehensweisen für getrocknete und frische Kräuter unterscheiden sich, weshalb es wichtig ist, die beiden nicht miteinander zu vermischen. Wenn getrocknete Kräuter verwendet werden, taucht man die Kompresse kurz in Wasser, um die Kräuter vor dem Erhitzen zu befeuchten. Sie sollte nicht eingeweicht werden; es reicht, sie kurz einzutauchen und wieder herauszunehmen.

Die Bündel legt man in einen elektrischen Gemüse- oder Reisdämpfer. Wenn kein Dämpfer verfügbar ist, kann ersatzweise ein Metallsieb in einen großen Koch- oder Suppentopf gehängt werden. Der Topf wird bis unterhalb des Siebs mit Wasser aufgefüllt, wobei das Wasser das Sieb nicht berühren sollte, damit die Bündel nicht durchweicht werden.

Werden frische Zutaten verwendet, dämpft man die Bündel 5 Minuten lang, damit sie beginnen, die wohltuenden Wirkungen der Kräuter abzugeben. Da sich die Dampfdauer für die einzelnen Kräuter in den Bündeln nicht abstufen lässt, sollte man die gedämpften Bündel auflegen, sobald sie heiß sind, damit die wohltuenden Wirkungen der Kräuter, die eine kürzere Dampfdauer benötigen, ebenfalls genutzt werden. Getrocknete Kräuter sollten mindestens 20 Minuten gedämpft werden.

Trockene Kompressen

Zwar wird zum Erwärmen von Kompressen im Allgemeinen vorzugsweise Dampf genutzt, trockene Kompressen eignen sich jedoch optimal für feuchte Beschwerden wie Verschleimungen im Bronchialsystem und den Nasennebenhöhlen oder auch Wassereinlagerungen. Um trockene Kompressen herzustellen, können die Kräuter in einer trockenen Pfanne erhitzt und dann in ein Behältnis aus Stoff (zu Hause benutzen wir saubere Socken) gegeben werden. Alternativ kann auch eine wie oben beschrieben hergestellte Kompresse zum Schutz gegen Feuer angefeuchtet und bei niedriger Hitze in einem Backofen erwärmt werden, bis die gewünschte Temperatur erreicht ist.

Rezepturen für Kompressen

Die Auswahl einer harmonischen Kombination von Kräutern für Kompressen ist von zahlreichen Faktoren abhängig, darunter die lokalen Wirkungen der Kräuter, die Wirkungen ihrer Aromen auf die Psyche und die Vorlieben des Patienten. Im Folgenden nennen wir einige unserer Lieblingsrezepte für heiße Kräuterkompressen.

Traditionelle wärmende Kompresse

Dies ist eine Standardrezeptur, die den meisten Menschen gut tut. Sie hat auf die Gewebeschicht des Körpers eine sehr gute therapeutische Wirkung, indem sie schmerzhafte, verspannte Muskeln lockert und die Durchblutung steigert. Variationen dieser Rezeptur finden sich in den meisten vorgefertigten Kompressen, die man in Thailand kaufen kann.

- 3 Teile Kurkuma
- 5 Teile Cassumunar-Ingwer
- 2 Teile Galgant
- 2 Teile Zitronengras
- 1 Teil Tamarindenblätter
- 1 – 2 Teile Kaffir-Limetten-Schale
- 1 – 2 Teile Kaffir-Limetten-Blätter
- 1 – 2 TL Campher
- 2 TL Steinsalz
- 1 TL Borneol

Frische, wärmende Kompresse

Dies ist eine sehr effektive Allzweckkompresse, die bei Schmerzen, Stagnationen und verhärtetem Gewebe eine positive Wirkung hat. Die Kräuter sind im Allgemeinen in größeren Städten im Westen zumindest in asiatischen Lebensmittelgeschäften erhältlich.

- 2 Teile Galgant
- 1 Teil Zitronengras
- 1 Teil Minze
- 1 Teil Schalotten
- 1 Teil Ingwer
- 1 Teil Kurkuma
- 1 TL Campher
- 1 TL Salz
- 1/2 Teil Kaffir-Limetten-Blätter oder -Schale

~ ~ ~

Trocknende Kompresse mit Salz

Diese einfach herzustellende Kompresse ist bei Zuständen mit übermäßigem Wasser, erschlafftem Gewebe und instabilen Gelenken hilfreich. Sie ist die einzige Kompresse, die bei Frauen nach der Geburt eingesetzt wird, denn sie leitet Toxine aus, trocknet die Gebärmutter und unterstützt sie dabei, an ihre natürliche Position zurückzukehren. Zudem hat die Kompresse bei feuchtem, vorgefallenem Gewebe eine gute Wirkung. In der Schwangerschaft ist sie kontraindiziert.

In dieser Rezeptur kommen getrocknete Kräuter zum Einsatz, die am besten in einer trockenen, heißen Kompresse verwendet werden. Bei Bedarf kann diese jedoch auch gedämpft werden.

- 5 Teile Steinsalz
- 1 Teil Cassumunar-Ingwer (wenn Cassumunar-Ingwer nicht erhältlich ist, kann Galgant verwendet werden)
- 1 Teil Langer Pfeffer
- 1 Teil Zimt
- 1 Teil Kalmus
- 1 Teil Kurkuma
- 1/2 Teil Myrrhe

Kompresse für Nervenschädigungen und Lähmungen

In Thailand verzeichnen Körper- und Kräutertherapeuten bei Patienten mit Lähmungen häufig große Erfolge, vor allem wenn sie mit Schlaganfallpatienten kurz nach dem Schlaganfall arbeiten. Kräuterkompressen spielen bei der Arbeit mit diesen Patienten eine große Rolle und werden mit konzentrierter Arbeit an den *sên* kombiniert. Diese Kompresse kann bei allen Lähmungs- und Nervenschädigungszuständen eingesetzt werden, darunter Schlaganfall, Fazialisparese, Kinderlähmung und durch langwierige Kompression geschädigte Nerven.

- 1 Teil Steinsalz
- 3 Teile *Cryptolepis-buchanani*-Blätter, mit Mörser und Stößel zerstoßen
- 1 Teil ganze, getrocknete Gewürznelken, mit Mörser und Stößel zerstoßen
- 1 Teil ganze, getrocknete Muskatblüten, mit Mörser und Stößel zerstoßen
- 1 Teil ganzer, getrockneter Kardamom, mit Mörser und Stößel zerstoßen
- 1 Teil Muskatnuss, mit Mörser und Stößel zerstoßen

Einfache Kompresse mit trockenem Reis

Dies ist eine abgeänderte Kompresse, die wir für unsere Familienmitglieder mit Verstopfung entwickelt haben. Den Reis und das Salz ohne weitere Zugaben in eine Pfanne geben und rühren, bis sie heiß sind, ein Bündel herstellen und anwenden.

- 5 Teile ungekochter Reis
- 1 Teil Steinsalz
- 1 Teil Campher, Menthol oder Eukalyptus

Kompresse für die Gelenke

Diese Kompresse enthält das thailändische Kraut Ruhmeskrone (*Gloriosa superba*; **Vorsicht: giftig**), eine Pflanze mit einem besonderen Bezug zu den Gelenken. Die Kompresse hat bei Arthritis, Gicht und diversen Gelenkbeschwerden eine positive Wirkung.

Zu gleichen Teilen:

- Schwarzer Pfeffer
- Gewürznelken
- Weihrauch

- Zimt
- Kalmus
- Langer Pfeffer
- Ruhmeskrone-Wurzel (*Gloriosa superba*)
- Weißer Essig in ausreichender Menge, um die Kräuter zu bedecken

Die Kräuter behutsam mit Mörser und Stößel zerstoßen, so dass größere Stücke entstehen. In ein Gefäß geben und mit weißem Essig aufgießen, so dass die Kräuter angefeuchtet, aber nicht vollständig eingetaucht werden. Mindestens eine halbe Stunde stehen lassen. Abseihen, die Kräuter in Kompressenstoff wickeln und wie gewohnt dämpfen. Der restliche Essig kann zum Einreiben der Gelenke genutzt werden. Die Kräuter können nach der Herstellung der Rezeptur bis zu 3 Monate im Essig bleiben und bei Bedarf herausgenommen werden.

~ ~ ~

Energieschub

Zur Stimulation der Seele, des Körpers und der Energie. Die heißen Kräuter in dieser Kompresse sind durchdringend und zerstreuend, so dass sie genutzt werden können, um angespannte, schmerzhafte, gezerrte und überanstrengte Muskeln zu beruhigen und zu entspannen, Energiebahnen zu öffnen und Blockierungen zu lösen. Einer unserer thailändischen Lehrer hat bei Massagepatienten diese Grundrezeptur eingesetzt.

- Ingwerwurzel
- Eukalyptusblätter
- Zimtblätter
- Kaffir-Limetten-Schale und -Blätter
- Zitronengras
- Campher-Kristalle

~ ~ ~

Kräuterbad für trockene Haut

Wir verwenden in der Badewanne gerne Kräuterbündel, wobei dies mit allen oben genannten Rezepturen möglich ist. Die nachfolgende Kräuterkombination hat jedoch eine besonders entspannende Wirkung und eignet sich sehr gut für die Behandlung von trockener, rissiger Haut, Sonnenbrand und trockenen Haaren bzw. trockener Kopfhaut. 2–4 nicht gedämpfte Bündel in heißes Badewasser geben und vor dem Einsteigen 10 Minuten einweichen lassen.

- Papayablätter oder -schale
- Kurkumawurzel
- Milchpulver
- Kamillenblüten

Kräuterkissen

Eine weitere Möglichkeit ist, heiße Kompressen als Kissen zu nutzen. Dafür auf dem Rücken liegen und die Kompresse genau am Übergang Halswirbelsäule/Schädel platzieren. Eine weitere Kompresse kann unter den unteren Rücken gelegt werden. Während man liegt, sollten die Arme und Beine vollkommen entspannt auf der Unterlage liegen, und man sollte den gesamten Körper schwer auf den Boden sinken lassen. Tief atmen und entspannen, bis die Kompressen ausgekühlt sind.

Verwendung von heissen Kompressen in der Thai-Massage

Die thailändische Körperarbeit ist eine komplexe Heilweise, bei der Techniken eingesetzt werden wie die Arbeit an Punkten zur Muskelentspannung, einheimische Chiropraktik („Knocheneinrenken"), starkes Dehnen und tiefe Gewebekompression. Während die thailändische Körperarbeit bei Schmerzen und Verletzungen geeignet ist und zum Lösen von Toxinen und zur Entspannung dienen kann, ist das vorrangige Ziel der Thai-Massage, eine gute Beweglichkeit des Körpers zu erreichen. Da das Element Wind mit Bewegung in Verbindung gebracht wird, sagt man, dass die Thai-Massage den Wind freimacht. Dies wird erreicht, indem an Bahnen im Körper gearbeitet wird, an denen Bewegung stattfindet, etwa an den Sehnen, Bändern, Nerven, Arterien, Venen und Muskeln. In der thailändischen Sprache werden sie zusammen als *sên* bezeichnet.

Die *sên* sind häufig durch Verklebungen, festen Faszien oder verfestigtem Muskelgewebe blockiert. Eine Einweisung in die Thai-Massage geht über den Inhalt dieses Buches hinaus (siehe dazu das Buch *The Encyclopedia of Thai Massage*); ein hervorragendes Mittel, solche Blockaden zu lösen, sind jedoch heiße Kräuterkompressen. Ist man mit den Techniken der Thai-Massage nicht vertraut, kann eine Massage mit heißen Kräuterkompressen in andere ausgeübte Körperarbeitsverfahren (etwa Schwedische Massage, Hot-Stone-Therapie oder jede andere Vorgehensweise) eingebunden oder auch alleine als Ganzkörpertherapie angewendet werden.

In Thailand werden heiße Kräuterkompressen an Körperbereichen angewendet, die zu sehr verfestigt sind, um durch andere Massagemethoden gelöst werden zu können, außerdem zur Tiefenentspannung, zur Schmerzlinderung bei schmerzhaften Verspannungen und in Fällen, in denen konventionelle Massagetechniken aufgrund einer Überempfindlichkeit zu schmerzhaft sind (etwa bei Fibromyalgie, postoperativ, bei älteren und sehr jungen Patienten). Außerdem ist dies die vorrangige Technik, die in der prä- und postnatalen Massage eingesetzt wird.

Die Kompressen sind wie im vorigen Abschnitt beschrieben zu dämpfen oder trocken zu erhitzen. Wenn sie heiß sind, wickelt man die Bündel in ein Handtuch, damit man während der

Anwendung weder sich selbst noch den Patienten verbrennt. Die Bündel sollten direkt an der Haut oder durch die Kleidung des Patienten aufgelegt werden, wobei darauf zu achten ist, Verbrennungen zu vermeiden (wir testen normalerweise die gedämpften Bündel am eigenen Unterarm, bevor wir damit die Haut des Patienten berühren). Werden gedämpfte Bündel direkt an der Haut eingesetzt, können sie vor dem Auflegen kurz in natives Sesamöl oder Kokosöl mit Zimmertemperatur getaucht werden, um eine Verbrennung zu verhindern. Dadurch wird zusätzlich die beruhigende und befeuchtende Wirkung des Öls genutzt.

Die gebrauchten Bündel sind nach Bedarf durch heiße zu ersetzen. Dabei sollten die Bündel im Uhrzeigersinn aus dem Dämpfer genommen werden, damit ein regelmäßiger Wechsel stattfindet, und dazwischen schließt man den Deckel des Dämpfers, damit die Bündel heiß bleiben. (Möglicherweise wird ein wenig Üben notwendig sein, um dies reibungslos durchführen zu können.) Die Bündel können während einer Massage mehrfach wiederverwendet werden, allerdings sind für jeden Patienten neue einzusetzen. Der Stoff kann gewaschen und wiederverwendet werden.

Heiße Kräuterkompressen sollten, solange sie noch sehr heiß sind, behutsam und kurz aufgesetzt werden. Wenn sie ausreichend abgekühlt sind und keine Verbrennungen mehr verursachen, können sie so stark auf den Körper gedrückt werden, dass sie sowohl Druck hervorrufen als auch den Patienten mit Wärme und Kräutertherapie versorgen. Die Kompressen können, wenn nötig, auch an einer Stelle bleiben, damit die Wärme richtig eindringen kann. In diesem Fall kann die Hitze sehr stark werden, so dass es notwendig sein kann, ein kleines Handtuch unter die Kompresse zu legen, damit keine Verbrennung hervorgerufen wird. Im Folgenden finden sich einige grundsätzliche Regeln für den Einsatz von heißen Kompressen bei verschiedenen Störungen:

Schwäche

Bei geschwächten und erschöpften Patienten beginnt man an den Extremitäten und arbeitet sich bis zur Körpermitte vor. Man kann versuchen, während der Behandlung eine warme Kompresse auf den Bauch zu legen, um die Mitte zu erwärmen.

Wassereinlagerung

Bei Patienten mit übermäßigem Wasser, etwa mit Ödemen, Völlegefühl oder nach der Geburt, setzt man die Salzkompresse ein und arbeitet sich, wie bei erschöpften Patienten, von den Extremitäten bis zur Mitte vor.

Übermäßige Hitze

Bei Patienten mit übermäßiger Hitze sollte man Kräuter mit kühlenden Eigenschaften verwenden und die Kompressen nicht aufsetzen, solange sie sehr heiß sind. Sie sollten vorher etwas abkühlen. Hier arbeitet man sich von der Körpermitte nach außen bis zu den Extremitäten vor.

Lethargie und Müdigkeit

Bei müden, lethargischen und niedergeschlagenen Patienten beginnt man an den Füßen und arbeitet sich nach oben Richtung Kopf vor und arbeitet dabei in einem schnelleren, energischeren Rhythmus.

Ängstlichkeit und Stress

Bei Patienten, die ängstlich und gestresst sind, ständig überlegen und sich nicht entspannen können, beginnt man am Kopf und arbeitet sich nach unten zu den Füßen vor, und zwar in einem ruhigen, gleichmäßigen Rhythmus.

Schmerzen

Bei Patienten mit chronischen Schmerzen behandelt man mit der Kompresse hauptsächlich den betroffenen Bereich. Heiße Kompressen sind allgemein für akute, entzündete Verletzungen nicht geeignet.

Bronchiale Verschleimung

Bei Patienten mit bronchialer Verschleimung sollte man eine heiße, trockene Kompresse verwenden und dabei den Schwerpunkt auf die Brust und das obere Drittel des Rückens legen. Dies kombiniert man mit sanften Klopftechniken am oberen Drittel des Rückens, um die Auflösung der Verschleimung zu unterstützen.

Salben und Einreibungen

Salben und Einreibungen werden in Thailand sehr häufig eingesetzt. Im Grunde genommen sind sie das Gleiche; allerdings bleiben die Kräuter in einer Salbe durch das zugegebene natürliche Wachs in einem festen Zustand, während eine Einreibung durch den Alkohol oder das Öl einen flüssigen Zustand hat.

Für viele im Handel erhältliche thailändische Salben und Einreibungen werden zahlreiche therapeutische Wirkungen angegeben, von einer Linderung bei Muskelverspannungen bis hin zu einer Linderung bei Verstopfung und Insektenstichen. Die meisten Salben und Einreibungen enthalten Kräuter, die auf die ersten drei oder vier Körperschichten wirken und entweder als wärmend oder als kühlend eingestuft werden können. Wärmende Salben und Einreibungen tun bei verhärtetem Gewebe gut, so etwa bei verspannten und schmerzenden Muskeln. Kühlende Salben und Einreibungen wirken sich bei übermäßiger Hitze und bei akuten Verletzungen, die mit Hitzeentwicklung und Schwellung einhergehen, positiv aus. Zwar können bei juckenden Insektenstichen beide nützlich sein, aber eine kühlende Salbe oder Einreibung wird mehr Erleichterung bringen.

Es ist wichtig, Salben und Einreibungen kräftig in die Haut einzureiben. Sie sollten nicht nur oberflächlich aufgetragen werden, sondern man sollte sich die Zeit nehmen, sie einzumassieren. Daraufhin gibt man noch mehr von der Salbe oder der Einreibung auf die Haut und massiert sie ein. Je mehr Salbe oder Einreibung man in dem Bereich einmassiert, umso höher ist die Wahrscheinlichkeit, dass sie ihre wohltuenden Eigenschaften entfalten kann.

Wärmende Salbe aus frischen Kräutern

Diese Salbe dringt bis zur Gewebeschicht vor und wärmt, heilt und beruhigt die Muskeln und Faszien. Sie ist eine hervorragende Ergänzung zu allen Arten von Körperarbeit, da sie bei schmerzenden Muskeln Erleichterung bringt. Salben wie diese werden in ganz Thailand sehr häufig eingesetzt, und jeder Phytotherapeut hat seine eigene Lieblingsvariante. Tiger-Balsam (Tiger Balm™) ist ein in großen Mengen hergestelltes, bekanntes Beispiel.

- 5 Teile Cassumunar-Ingwer (wenn nicht erhältlich, ersatzweise Galgant)
- 3 Teile Galgant (wenn oben Galgant verwendet wird, hier ersatzweise Ingwer)
- 2 Teile Knoblauch
- 1 Teil Chilis
- 2 Teile Zitronengras
- 3 Teile Kurkuma
- 1 Teil Basilikum
- 2 Teile Kaffir-Limetten-Schale (optional)
- 1/3 Teil Kaffir-Limetten-Blätter
- 2 Teile wilder Pfeffer
- 1/2 Teil Campher
- Natives Sesamöl (bei Bedarf mit Färberdistelöl mischen oder ersetzen)
- Bienenwachs, geraspelt

Alle Kräuter in kleine Stücke schneiden. Jedes Kraut einzeln frittieren, so dass es knusprig wird, aber nicht verbrennt. Wenn das Öl verbrennt, muss es ausgetauscht werden. Das Kraut heraussieben und verwerfen, das Öl beiseitestellen. Das zweite Kraut wie das erste frittieren. Nach dem Heraussieben dieses Öl mit dem Öl des ersten Krauts vermischen. So weiterverfahren, bis alle Kräuter frittiert und alle Öle miteinander vermischt sind.

Als nächstes die Ölmischung erhitzen und so viel Bienenwachs darin auflösen, bis die gewünschte Konsistenz erreicht ist. Die Konsistenz kann geprüft werden, indem eine kleine Menge der warmen Salbe auf einen Löffel gegeben und der Löffel einige Minuten in das Gefrierfach gelegt wird, damit die Salbe sich verfestigt. Wenn so viel Bienenwachs wie gewünscht zugegeben wurde, den Campher einrühren. In einen passenden Behälter gießen, bevor die Salbe sich verfestigt.

Frische, kühlende Tinktur

Diese frische, kühlende Tinktur lindert Entzündungen, Schwellungen und Stagnationen. Sie hat bei akuten Verletzungen, die mit Hitze und Entzündungen einhergehen, eine positive Wirkung.

- Gleiche Teile Wegerich, Minze, Asiatischer Wassernabel, Yanang
- 1/2 Tasse Menthol-Kristalle
- Klarer Alkohol (mindestens 40-%-ig)

Sicherstellen, dass alle Kräuter frisch, sauber und frei von Wasser sind. In sehr kleine Stücke schneiden und in ein Gefäß geben. Mit Alkohol auffüllen, so dass die Kräuter bedeckt sind, und die Kräuter hinunterdrücken, damit die Luftbläschen herausgedrückt werden.

Das Gefäß abdecken und einen Monat lang an einem dunklen Ort stehen lassen, dabei das Gefäß täglich schütteln, damit die Eigenschaften der Kräuter besser herausgelöst werden. Nach einem Monat die Kräuter heraussieben und die Menthol-Kristalle zugeben. Rühren, bis sie sich aufgelöst haben.

ANDERE KRÄUTERREZEPTUREN ZUR ÄUSSEREN ANWENDUNG

Kräuter-Läusemittel

- 1/8 Tasse Zimtapfel-Samen und/oder 1 Handvoll Zimtapfel-Blätter
- Kokosöl

Die Samen und/oder Blätter zermahlen und mit dem Kokosöl vermischen. Die Mischung auf die Haare auftragen und mit einem Tuch oder einer Badekappe abdecken. 30 Minuten auf den Haaren lassen. Die toten Läuse herauskämmen, die Haare waschen. Gut aufpassen, damit die Mischung nicht in die Augen gelangt.

~ ~ ~

Augenspülung mit Koriander

Dieser Aufguss hat bei Augenverletzungen wie beispielsweise Kratzer an der Horn- und Bindehaut eine gute Wirkung.

- 1/2 Tasse zerdrückte Korianderwurzel (gut reinigen, damit der Schmutz komplett entfernt wird)
- 2 Tassen kochendes Wasser

Korianderwurzel zusammen mit dem Wasser aufkochen. 10 Minuten lang kochen, danach 20 Minuten köcheln lassen. Vom Herd nehmen und vor dem Spülen der Augen abkühlen lassen.

Fußpilz-Umschlag

Diese Rezeptur hat bei verschiedenen Fußpilzarten eine gute Wirkung, ebenso bei Warzen.

- 3 Teile frische Kurkuma
- 2 Teile frischer Galgant
- 1 Teil frischer Knoblauch

Alle Zutaten zu einer Paste zerdrücken. Wenn möglich den Fuß vor Aufstreichen des Umschlags in Essig baden. Den Umschlag auf den betroffenen Bereich streichen. Bei Bedarf mit Gaze einwickeln, damit der Umschlag nicht verrutscht. Mehrere Stunden oder über Nacht belassen. Während der Pilzbekämpfung sollten die Füße so viel direktem Sonnenlicht ausgesetzt werden wie möglich.

Öl für die Ohren

Dieses Öl kann bei Schmalz und Flüssigkeit in den Ohren verwendet werden. In diesem Fall steht Gewürznelken-Öl für Öl, in dem Gewürznelken ziehen gelassen wurden, nicht für das ätherische Öl. Gewürznelken-Öl ist in vielen asiatischen Lebensmittelgeschäften erhältlich, oder man stellt es selbst her, indem man getrocknete Gewürznelken zerbricht und diese 3 Monate an einem warmen Ort in nativem Sesamöl ziehen lässt.

- 3 – 5 Tropfen Gewürznelken-Öl
- ca. 15 g natives Sesamöl

Das Gewürznelken- und das Sesamöl miteinander vermischen. Einige Tropfen in das Ohr träufeln, dabei auf der Seite liegen, so dass sich das nicht behandelte Ohr unten befindet.

Kapitel 5

Innere Therapien mit thailändischer Kräuterheilkunde

Methoden der Kräuterzubereitung

In diesem Kapitel beschreiben wir die Herstellung von Aufgüssen, Dekokten, Pulvern und Pillen mit Kräutern. In der Übersetzung des *Wetchasueksa Phaetsatsangkhep* in Anhang 1 (S. 169) werden zahlreiche Methoden der Vorbereitung und Verabreichung von Kräuterarzneien genannt, so etwa Einlegen, Einweichen von Kräutern, Ölzubereitungen, Zäpfchen, Rauchinhalationen etc. Wir haben einige der nützlichsten Methoden ausgewählt und gehen im Folgenden genauer auf sie ein.

Zu Beginn einige einleitende Anmerkungen und Definitionen:

- **Mörser und Stößel**

  Wenn man thailändische Kräuterzubereitungen ausprobieren möchte, sollte man sich einen guten Mörser mit Stößel zulegen. Die kleinen Ausführungen aus Marmor, die üblicherweise im Handel im Westen erhältlich sind, sind nicht geeignet. Diese sind für Apotheken gedacht und wurden zum Zerstoßen kleinerer Pillen entwickelt. Sie waren nie für den Einsatz in der Küche vorgesehen, und sie reichen für die thailändische Küche oder Kräuterzubereitungen nicht aus.

  Stattdessen sollte man in einem asiatischen Lebensmittelgeschäft einen großen Mörser mit Stößel aus Stein suchen. (Solche aus Ton können für den Großteil der Nahrungsmittel eingesetzt werden, sie können aber zerbrechen, wenn man harte Nüsse, Rinden oder Kernhölzer zerstoßen will.) Dieser Mörser eignet sich sowohl zum Kochen als auch für die Kräuterzubereitung.

- **Waage**

  In allen Rezepturen werden die Anteile in Gewicht angegeben, so dass man sich auch eine digitale Küchenwaage besorgen sollte.

- **Hilfsmittel**

  Manchmal werden Kräuter mit einem zweiten Arzneikraut gemischt, das die Hauptzutat ergänzt. Hilfskräuter können positive zusätzliche Wirkungen haben, bestimmte Nebenwirkungen der Hauptzutat reduzieren oder den Geschmack angenehmer machen.

  Beispielsweise ist Senna ein starkes Abführmittel, das bei akuter Verstopfung eingesetzt wird, sie ruft aber oft Darmkrämpfe hervor, wenn sie alleine eingesetzt wird. In Kombination mit Ingwer hat Senna jedoch weniger starke Nebenwirkungen. In diesem Fall kann der Ingwer als Hilfsmittel oder als „unterstützendes Kraut" für die Hauptzutat Senna bezeichnet werden.

- **„Trägerstoffe"**
  Trägerstoffe sind eine Art von Hilfsmittel. Dabei handelt es sich um Kräuter oder Grundzutaten, die das Hauptkraut an die richtige Stelle leiten und es in seiner Wirkung unterstützen. Beispielsweise bringt Zitrone die Wirkung der Rezeptur in Regionen mit Schleim, Salz bringt sie in das Gewebe und durchdringt Schleimhäute, Blüten bringen sie in die Seele, Honig trägt sie in das Gewebe und zerschlägt Blockierungen, und Alkohol bringt sie zu den *sên*.
- **Süßungsmittel**
  Viele der in diesem Buch beschriebenen Kräuterrezepturen verlangen nach einem Süßungsmittel, das als Hilfsmittel oder Trägerstoff fungiert. Allerdings verändert sich die Wirksamkeit der meisten Arzneirezepturen bei Zugabe von nicht in der Originalrezeptur enthaltenen Mitteln, auch von Süßungsmitteln; daher empfehlen wir, die Rezepturen wie beschrieben zusammenzustellen, ohne Zutaten zuzugeben oder herauszulassen.

Aufgüsse

Ein Kräutertee oder -aufguss wird hergestellt, indem Pflanzen in heißem (niemals kochendem) Wasser 2 – 3 Minuten ziehen gelassen werden. Für Aufgüsse werden normalerweise zarte Pflanzenteile verwendet wie Blüten, Blätter, Sprossen oder Stängel, die leicht beschädigt werden und deshalb Hitze nur kurz ausgesetzt werden dürfen, damit sie ihren größtmöglichen Nutzen entfalten. Sie können auch aus vielen robusteren Pflanzen hergestellt werden wie Ingwer, Süßholzwurzel oder Zimtrinde, die etwas länger ziehen müssen. Einige Tees können durch Auflösen von getrocknetem Pulver in heißem Wasser hergestellt werden.

Bei Kräuteraufgüssen variiert die Dosierung häufig in Abhängigkeit vom Alter, von der Konstitution und von der Schwere der Erkrankung des Patienten. Wenn nichts anderes angegeben wird, gilt als Faustregel eine Handvoll (ca. 30 g) frisches Kraut pro Tasse (250 ml) aufgekochtes Wasser. Für getrocknete Kräuter gilt die Hälfte. In jedem Fall ist es wichtig, ausreichend Kraut zu verwenden, damit der Tee einen starken Geschmack erhält, aber nicht so viel, dass er eine dicke Konsistenz annimmt.

Verdauungsaufguss

Ein sanftes traditionelles Mittel bei Verdauungsbeschwerden und Magenkrämpfen. Wirkt auch bei Erkältungen, Verstopfung, Fieber und Grippe sehr gut.

- 1 Handvoll frische Basilikumblätter, -blüten und -stängel
- 1 Handvoll Pfefferminze
- 1 TL Langer Pfeffer oder Schwarze Pfefferkörner

Die Zutaten vor dem Trinken 3 – 5 Minuten in heißem Wasser ziehen lassen.

Gewebe weich machender Aufguss

Dieser Tee kann 15 Minuten vor einer Massage getrunken werden, denn er hilft, die Muskeln und Faszien weich zu machen. Massage-Therapeuten können ihn für ihre Kunden in größeren Mengen herstellen. Achtung: Alle Kräuter aus diesem Rezept sind getrocknet, die Teile beziehen sich auf das Gewicht.

- 2 Teile Chinesischer Weißdorn
- 1 Teil Gewürznelke
- 1 Teil Fenchel
- 1 Teil Zitronengras
- 1 Teil Muskatnuss
- 1 Teil Haritaki
- 1 Teil Zimt

Die Kräuter mit Mörser und Stößel zerstoßen, sie aber nicht pulverisieren. Miteinander vermischen. 1 – 2 EL in eine Tasse geben und mit frisch aufgekochtem Wasser aufgießen. Vor dem Trinken mindestens 15 Minuten ziehen lassen.

~ ~ ~

Frischer Kräuteraufguss gegen Krämpfe während der Menstruation

Dieser Aufguss kann in Maßen über den Tag getrunken werden, um Schmerzen zu lindern, die mit der Menstruation im Zusammenhang stehen.

- 3 Teile frisches Zitronengras
- 2 Teile frischer Ingwer
- 1 Teil frischer Asiatischer Wassernabel
- Kleine Prise Salz

Alle Zutaten in eine Tasse oder Kanne geben, mit aufgekochtem (aber nicht mehr sprudelndem Wasser) aufgießen. 10 Minuten ziehen lassen.

~ ~ ~

Zingiber-Aufguss

Zur Stimulation der Verdauung, Minderung von Blähungen, Verstopfung und Verdauungsbeschwerden, zum Lösen von Verschleimungen der Lunge, der Nasennebenhöhlen und Bronchien bei Erkältungen und Allergien, zur Förderung einer regelmäßigen Menstruation und als allgemeines Stärkungsmittel und Aphrodisiakum.

- Ein ca. 7,5 cm langes Stück Ingwerwurzel
- Ein ca. 7,5 cm langes Stück Galgantwurzel
- 10 ml Ginseng-Extrakt
- 1 EL Honig oder Bienenpollen
- Saft von 1/4 Zitrone

Ingwer und Galgant in 4 Tassen Wasser 10 – 15 Minuten kochen lassen. Abseihen. Vor dem Servieren Ginseng, Zitrone und Honig zugeben.

Antioxidativer Aufguss

Als Vitamin-C-Schub und zur Entgiftung. Für Raucher, Trinker und Personen, die in einer schadstoffbelasteten Umgebung leben.

- 60 g Rosellen- oder Hibiskus-Blüten
- 20 Gewürznelken-Blüten
- 4 Zitronengras-Stängel
- 1 TL getrocknete, geriebene Zitronen- oder Mandarinenschale
- 1 ca. 7,5 cm langes Stück Zimt

Das Zitronengras, die Zitronenschale und den Zimt 10 – 15 Minuten in 4 Tassen Wasser kochen. Abseihen. Hibiskus und Gewürznelken zugeben, 2 – 3 Minuten ziehen lassen.

Den Darm beruhigender Aufguss

Ein beruhigendes Rezept gegen einen gereizten Darm, Magen- oder Darmkrämpfe, Verdauungsbeschwerden, Gastritis und menstruationsbedingte Krämpfe. Auch für Kinder ausreichend mild. Zum Süßen Honig oder Bienenpollen verwenden.

- 2 TL Kamillenblüten
- 4 Anissterne

Die Zutaten vor dem Trinken 3 – 5 Minuten in heißem Wasser ziehen lassen.

Dekokte

Dekokte stellen viel stärkere Arzneimittel dar als Aufgüsse. Es gibt zwei Möglichkeiten, Arzneidekokte herzustellen. Die erste hier beschriebene Methode ist aufwändiger, durch sie wird aber eine Arznei hergestellt, deren Stärke mit der Dauer des Gebrauchs immer weiter zunimmt. Auf diese Weise erhält man nicht nur eine sehr wirkkräftige Arznei, sondern dadurch kann sich auch der Körper während der Einnahmedauer an die Arznei gewöhnen. Die zweite Methode ist eine einfache und unkomplizierte Kurzform, die man nutzen kann, wenn man unter Zeitdruck steht oder wenig Geräte zur Verfügung hat.

Methode 1:

Die Kräuter in einen großen Topf geben und mit Wasser übergießen, so dass die Kräuter mit ca. 2,5 cm Wasser bedeckt sind. Den Topf zur Hälfte mit einem Deckel abdecken. Aufkochen und 5 – 10 Minuten kochen lassen, dann die Hitze verringern und weitere 15 – 30 Minuten köcheln lassen. 1 – 3 Tassen der Flüssigkeit durch ein Sieb abgießen und am gleichen Tag trinken. Die restliche Flüssigkeit und die Kräuter in einem Gefäß in den Kühlschrank stellen.
Die Kräuter und die Flüssigkeit am nächsten Tag wieder zurück in den Topf schütten und so viel Wasser zugeben, dass es ca. 2,5 cm oberhalb der Kräuter steht. Das Kochen und Köcheln wiederholen und wieder Flüssigkeit abgießen, um sie am gleichen Tag zu trinken. Diesen Vorgang täglich bis zum 9. Tag wiederholen. Danach die Flüssigkeit nicht mehr kochen, sondern nur noch die restliche Flüssigkeit mit einer Dosis pro Tag trinken, bis sie aufgebraucht ist.

Methode 2:

Die Kräuter in einen großen Topf geben und viel Wasser zugeben, etwa 3 Liter. Aufkochen lassen, danach die Hitze verringern und köcheln lassen, bis nur noch etwa 1,5 Liter übrig sind. Abseihen und verwenden.

Darüber hinaus können alle Pulverrezepturen auf den nächsten Seiten auch als Dekokt eingenommen werden. Dafür kauft man getrocknete Kräuter und zerstößt sie grob, um sie aufzubrechen, ohne sie zu pulverisieren. Anschließend wie beschrieben ein Dekokt herstellen.

~ ~ ~

Traditionelles Dekokt für die allgemeine Gesundheit

Dieses Kräuterdekokt hat bei stagnierendem Blut, Prellungen und inneren Verletzungen eine positive Wirkung. Es eignet sich auch gut zum Kräftigen des Herzens und der Leber, es verhindert, dass sich Toxine ansammeln, die Krankheiten hervorrufen würden, und es stärkt den Körper. Die Pflanzenteile werden in der traditionellen Weise angegeben.

- 1 Handvoll Asiatischer Wassernabel
- 1 Stück Galgant von 1 Daumenlänge
- 7 Scheiben Ingwer

- Schwarzer Pfeffer, so viel, wie man zwischen Daumen und Zeige- und Mittelfinger halten kann
- 5 Büschel Zitronengras

Die Kräuter nach der zweiten Dekoktmethode zubereiten, dafür mit 4 Liter Wasser beginnen und köcheln lassen, bis nur noch 3 Liter übrig sind. Die Kräuter heraussieben und die Flüssigkeit im Kühlschrank aufbewahren. Dreimal täglich jeweils eine Tasse trinken. Bei inneren Verletzungen pro Dosis ca. 1 EL geschmacksneutralen weißen Alkohol (beispielsweise Wodka) zugeben.

Rezeptur mit Limette gegen Erkältungen

Diese bewährte Rezeptur stoppt sehr wirksam Erkältungen, sofern sie gleich bei Krankheitsbeginn genommen wird, noch bevor sich die Erkältung im Körper festsetzen kann. Wenn eine Erkältung einmal ausgebrochen ist, nimmt sie ihren Lauf. Aber auch in diesem Fall wird dieses Mittel dem Körper dabei helfen, den Genesungsprozess zu beschleunigen. Es sollte beim ersten Zeichen von Halsschmerzen oder anderen Erkältungssymptomen genommen werden. Diese Rezeptur verdanken wir Ajahn Prasaht, TTM-Therapeut in Nordthailand.

- 1/2 Limette, entsaftet (mit oder ohne Fruchtfleisch)
- 7 ganze, getrocknete Schwarze Pfefferkörner
- 1 Schalotte, grob gehackt
- 1 Zehe Knoblauch
- 1 Prise Meersalz

Die Pfefferkörner mit Mörser und Stößel pulverisieren. Die Schalotte und den Knoblauch zugeben und zerdrücken. Limette und Meersalz zugeben, weiter zerdrücken. Alles essen, aber nicht früh am Morgen auf nüchternen Magen. Wird sie bei Einsetzen der Erkrankung genommen, sollte die Rezeptur solange ein- oder zweimal täglich frisch hergestellt und verzehrt werden, bis man sicher ist, dass die Krankheit besiegt ist.

Wenn man bereits krank ist, sollte man die Rezeptur zwei- oder dreimal täglich frisch herstellen und sie verzehren, bis man sich wieder besser fühlt. Die Schalotte sollte nicht durch eine Zwiebel ersetzt werden, und es sollten keine Süßungsmittel zugegeben werden. Weil diese Rezeptur wie eine Würzsauce schmeckt, ist man oft versucht, sie mit Reis oder Toast zu kombinieren. Dadurch würde sie aber weniger wirksam werden, denn die traditionelle Medizin beruht auf der Stärke des Geschmacks. Aus diesem Grund ist es wichtig, diese Rezeptur (und alle anderen Rezepturen) so zu sich zu nehmen, wie sie beschrieben werden.

Pulver

Für viele Rezepte, in denen getrocknete Samen, Nüsse oder Rinden verwendet werden, ist es notwendig, ein Pulver herzustellen. Traditionell werden dazu die Zutaten mit Mörser und Stößel zu einem feinen Pulver zerrieben. Eine Kaffeemühle funktioniert ebenso gut, diese sollte aber nur für diesen Zweck eingesetzt werden. Manche Pulver (wie beispielsweise Myrrhe) zu Hause herzustellen ist für den modernen Kräuterheilkundler fast unmöglich, sie sind aber ohne Weiteres in Gewürzhandlungen oder im spezialisierten Fachhandel erhältlich.

Es ist sehr einfach, die unten beschriebenen Pulverrezepturen herzustellen. Dafür ist jedes Kraut einzeln fein zu pulverisieren, anschließend mischt man sie miteinander. Im Folgenden einige Tipps für einen reibungslosen Ablauf:

- Es sollten immer getrocknete Kräuter verwendet werden.
- Die Kräuter sollten sowohl in einem Mörser als auch in einer elektrischen Mühle einzeln und in kleinen Mengen pulverisiert werden. Das Pulver herausnehmen, bevor mehr Kräuter zugegeben werden. Es scheint zeitsparend zu sein, eine große Menge auf einmal zu pulverisieren, letzten Endes wird es dadurch aber schwieriger, ein feines Pulver herzustellen.
- Wenn man Mörser und Stößel nutzt, sollte man keine Angst davor haben, viel Kraft einzusetzen. Phytotherapeuten mit wenig Erfahrung haben häufig Mühe, einfach weil sie mit ihrer Kraft zurückhaltend sind. Zerschmettern Sie die Kräuter!
- Verwendet man eine elektrische Mühle, ist es sehr wichtig, häufig zu pausieren, damit der Motor nicht heiß wird, denn dadurch würden die Eigenschaften der Kräuter verändert werden.

Alle unten genannten Rezepturen werden in der Übersetzung des *Wetchasueksa Phaetsatsangkhep* in Anhang 1 genannt, hier folgen jedoch Hinweise zur Zubereitung.

~ ~ ~

Benjagoon เบญจกูล (Elemente ausgleichende Rezeptur der „Fünf Familien")

Es existieren viele Variationen dieses Rezeptes, das Ungleichgewichte der Elemente korrigieren und alle damit verbundenen Erkrankungen kurieren soll. (Benjagoon ist eine phonetische Umschrift, die die Aussprache erleichtert; eine weitere Schreibweise ist „Benchakun".) Diese Rezeptur sollte in der Übergangszeit zwischen den Jahreszeiten eingenommen werden, denn dann ist man für Elemente-Ungleichgewichte und Erkrankungen am anfälligsten. Jedes Kraut in dieser Rezeptur wird mit einem bestimmten Element in Zusammenhang gebracht, und die Maße beziehen sich auf die Anzahl der Körperteile, die diesem Element zugeordnet werden. Die Kräuter werden in der Reihenfolge der Elemente – von der Erde bis zum Raum – genannt:

- 20 Teile getrocknete Frucht des Langen Pfeffers (wenn nicht erhältlich, ersatzweise getrockneten Nussgras-Wurzelstock verwenden)
- 12 Teile getrocknete Blätter des Wilden Pfeffers

- 4 Teile getrocknete Plumbagowurzel (wenn nicht erhältlich, ersatzweise getrocknete Schwarze Pfefferkörner verwenden)
- 6 Teile getrocknete Sakaanranke (wenn nicht erhältlich, ersatzweise getrockneten Galgant verwenden)
- 10 Teile getrockneter Ingwer

Alle Zutaten pulverisieren und vermischen. 1 TL des Pulvers mit 1/2 Tasse warmem oder heißem Wasser und einem kleinen Löffel Honig (bei Beginn der kalten Jahreszeit), Jaggery (in der Regenzeit) oder Kandiszucker (für die heiße Jahreszeit) vermischen. 3–5 Tage lang zweimal täglich einnehmen. Nicht trinken, wenn man überhitzt oder fiebrig ist.

~ ~ ~

Triphala ตรีผลา („Drei Früchte")

Triphala, Trikatuk und Trisan sind verwandte Rezepturen, die in der ayurvedischen Medizin sehr bekannt sind. Sie sind bereits vor so langer Zeit nach Thailand gelangt, dass sie Eingang in die meisten thailändischen medizinischen Texte fanden, und sie sind stark in die thailändische Kultur integriert. Triphala, das in der heißen Jahreszeit eingenommen wird, reguliert das Element Feuer.

- Bibhitaki, Haritaki und Amla zu gleichen Teilen

Alle Zutaten pulverisieren und vermischen. Zur allgemeinen Verwendung 1 TL Pulver mit etwas heißem Wasser einnehmen.

~ ~ ~

Trikatuk ตรีกฏุก („Drei scharfe Arzneien")

Ebenso wie Triphala und Trisan stammt diese Rezeptur aus Indien, sie wird in der thailändischen Medizin aber schon seit sehr langer Zeit verwendet. Sie reguliert das Element Wind und wird hauptsächlich in der Regenzeit eingesetzt.

- Langer Pfeffer, Ingwer und Schwarzer Pfeffer zu gleichen Teilen

Alle Zutaten pulverisieren und vermischen. Zur allgemeinen Verwendung 1 TL Pulver mit etwas heißem Wasser einnehmen.

~ ~ ~

Trisan ตรีสาร („Drei starke Arzneien")

Trisan ist neben Triphala und Trikatuk die dritte der verwandten Rezepturen aus Indien, die in traditionellen thailändischen Texten zu finden sind. In der indischen Rezeptur wird typischerweise Kubeben-Pfeffer (*Piper cubeba*) verwendet, der aber in Thailand durch Sakaan ersetzt wird, einer anderen Pflanze aus der Gattung *Piper*. (Im Westen können beide verwendet werden, je nach

Verfügbarkeit.) Als „Kalte-Jahreszeit-Arznei" wird diese wärmende Rezeptur eingesetzt, um die Körpertemperatur anzuheben und Kälteschauer im Winter zu vertreiben. Sie reguliert das Element Wasser.

- Plumbago, Sakaan und Wilder Pfeffer zu gleichen Teilen.

Alle Zutaten pulverisieren und vermischen. Zur allgemeinen Verwendung 1 TL Pulver mit etwas heißem Wasser einnehmen.

Pillen

Pillen werden hergestellt, indem pulverisierte Kräuter miteinander vermischt und anschließend mit einem Hilfsmittel oder Trägerstoff kombiniert werden. Dies kann einfach Wasser oder auch, um nur einige zu nennen, Honig, Tee, Limettensaft, Blütenwasser oder Reiswasser sein. Die Pillen werden entweder von Hand geformt, oder man verwendet ein traditionelles Gerät. Anschließend werden die Pillen getrocknet und zur Aufbewahrung in ein Behälter gegeben. Die Herstellung von Kräuterpillen erfordert Zeit und Geduld. Thailändische Phytotherapeuten plaudern während dieser Zeit oft mit Freunden oder rezitieren Heilmantras zu der Arznei, die sie herstellen.

Kurkuma-Honig-Pille

Diese Pille ist eine sanfte Arznei, die bei Entzündungen und Wind im Abdomen eine gute Wirkung hat und die Leber unterstützt.

- 7 Teile pulverisierte Kurkuma
- 1/2 Teil pulverisierter Schwarzer Pfeffer
- 1/8 Teil Meersalz
- Lokaler, naturbelassener Honig

Die Pulver miteinander vermischen, gerade genug Honig zugeben, um Pillen rollen zu können. Bei zu viel Honig können die Pillen ihre Form kaum halten, und die Trocknungsdauer verlängert sich. Die Pillen auf einem Gitter ausbreiten und in der Sonne oder in einem Dörrgerät bei sehr niedriger Temperatur trocknen lassen. In einem luftdicht verschlossenen Behälter aufbewahren. Zwei- oder dreimal täglich jeweils etwa 4 Pillen einnehmen.

Haltbarkeitsdauer von Kräutern

Die Haltbarkeitsdauer von fertigen Kräuterarzneien ist je nach Substanz und Zubereitungsmethode unterschiedlich. Die folgenden Angaben gelten für das thailändische Klima, in dem, bedingt durch Hitze und Feuchtigkeit, manche Rezepturen eine kurze Haltbarkeit haben. In einem kühleren Klima sind die Mittel länger haltbar.

Kräutertinkturen in Alkohol und ätherische Öle	Bis zu 2 Jahre
Getrocknete Rinden	6 – 8 Monate
Getrocknete Samen	6 – 8 Monate
Getrocknete Wurzeln	6 Monate
Getrocknete Pulver	3 – 6 Monate
Frische Kräuter und flüssige Extrakte	3 – 5 Tage (gekühlt bis 7 Tage)

5

Bei frischen Kräutern und flüssigen Extrakten ist es sehr wichtig, genau auf ihre Haltbarkeitsdauer zu achten. Frische Pflanzen verlieren schnell ihren medizinischen Nutzen, und es ist auch wichtig, die Zeit mit einzubeziehen, die die Kräuter im Regal verbracht haben, bevor man sie gekauft hat. Beispielsweise können in einem typischen Supermarkt gekaufte „frische" Dinge bereits über die 3- bis 5-Tage-Periode hinaus sein. Frische Kräuter sind immer am wirksamsten, wenn sie direkt auf einem Feld oder im Garten gepflückt und sofort verwendet werden, und die meisten Kräuterheilkundler haben zu Hause für diesen Zweck einen Garten.

Unsere thailändische Erste-Hilfe-Ausrüstung

Zusätzlich zu den üblichen Dingen wie Bandagen, Alkohol, Jod und Ähnliches enthält unsere Erste-Hilfe-Ausrüstung zu Hause viele thailändische Mittel. Einige davon sind Einzelkräuter oder Präparate, die in diesem Buch beschrieben werden, andere dagegen sind Rezepturen, die man kaufen muss. Selbstgemachte Kräuterpräparate sind tendenziell am besten, da die Qualität kommerziell hergestellter Produkte im Allgemeinen eher schlecht ist. Wenn aber die Kräuter für die eigene Herstellung nicht erhältlich sind oder man die Zeit dafür nicht hat, kann es auch nützlich sein, Fertigrezepturen zu haben. Mit ein wenig Mühe wird man die meisten über das Internet oder in einem lokalen asiatischen Geschäft finden – wenn möglich, geben wir aber chinesische Alternativen an, die im Westen leichter erhältlich sind.

- **Kühlender Balsam oder Einreibung** für Entzündungen, Verstauchungen und andere akute Verletzungen. Die Rezeptur ist diesem Buch zu entnehmen (S. 70), und die chinesische Entsprechung, die Weiße-Blüten-Einreibung („White Flower Analgesic Balm"), ist in den meisten asiatischen Lebensmittelgeschäften und im Fachhandel erhältlich. Sowohl kühlende als auch wärmende Balsame und Einreibungen sollen bei Insektenstichen, Entzündungen, Verstauchungen, Muskelschmerzen, Krämpfen und Ähnlichem nützlich sein. Im Allgemeinen wirken kühlende Mittel aber besser. Solche Produkte dürfen an offenen Wunden nicht verwendet werden.

- **Wärmender Balsam oder Einreibung** für Muskelverspannungen. Eine Rezeptur findet sich in Kapitel 4 (S. 69). Im Internet sind zahlreiche kommerziell hergestellte wärmende Balsame erhältlich, wenn man nach „thailändischer Balsam" bzw. „Thai balm" sucht. Viele asiatische Lebensmittelgeschäfte und der Fachhandel im Westen führen einen milden, wärmenden Balsam aus Thailand mit dem Namen „Monkey Holding Peach". Werden als Ingredienzen dieses Balsams Ingwer, Cassumunar-Ingwer, Zingiber, Pfeffer oder Zitronengras angegeben, handelt es sich wahrscheinlich um einen wärmenden Balsam. Diese Produkte sollten nicht an offenen Wunden verwendet werden.

- ***Thunbergia-laurifolia*-Kapseln oder -Teebeutel** gegen Gifte. Eine Vergiftung kann die Folge von übermäßigem Alkoholgenuss, dem Verzehr von Nahrungsmitteln, gegen die eine Allergie oder Unverträglichkeit besteht, oder dem Verzehr von schädlichen Substanzen wie giftigen Beeren oder Pilzen sein. Obwohl *Thunbergia laurifolia* ein weitgehend ungefährliches Kraut ist, sollte es niemals gleichzeitig mit ärztlich verordneten Medikamenten eingenommen werden, da es diese zusammen mit dem Gift aus dem Körper beseitigt.

- **Kalmegh-Kapseln** für einsetzende Krankheiten wie Erkältungen und Halsschmerzen. Kalmegh ist im Westen in Apotheken oder über das Internet erhältlich.

- **Honig** für Halsschmerzen und durch Schleim hervorgerufenen Husten. Am besten verwendet man ungefilterten, naturbelassenen Honig.

- **Ingwer** für Magenverstimmungen. Junger, frischer Ingwer ist am mildesten und eignet sich für Kinder am besten. Zur leichteren Einnahme kann man aus Ingwer einen Tee herstellen.

- **Kurkuma** für Wunden und Verdauungsstörungen. Kurkuma erhält man in der Kräuterabteilung asiatischer Lebensmittelgeschäfte oder auch in Kapselform.

- **Kräuterinhalation** für Schwindel, Schwäche, Benommenheit, emotionale Unruhe und zum Klären der Nasennebenhöhlen. Man kann eine der in diesem Buch beschriebenen Rezepturen verwenden oder sie in einem thailändischen Geschäft oder im Internet kaufen. Am besten sind die Inhalationen in kleinen silber- oder messingfarbenen Behältern.

- **Rezeptur mit Limette** gegen Erkältungen. Limetten, Schalotten, Pfefferkörner, Knoblauch und Salz sollten vorrätig sein. Durch diese Kombination können viele Erkältungen abgewehrt werden.

KAPITEL 6

KOMPENDIUM DER TRADITIONELLEN THAILÄNDISCHEN KRÄUTERHEILKUNDE

ZUM GEBRAUCH DES KOMPENDIUMS

Dieses Kompendium enthält für jede Kräuterarznei einen Eintrag mit den folgenden Angaben:

~ ~ ~

Deutscher Trivialname (Synonyme, englischer Trivialname)

Lateinischer Name

Phonetisch-thailändische Umschrift | Königlich-thailändische Umschrift

ภาษาไทย

Geschmacksrichtung: Die arzneiliche(n) Geschmacksrichtung(en), hauptsächlich nach dem Neun-Geschmacksrichtungen-System, teilweise aber mit zusätzlichen Angaben aus anderen Systemen, von Lehrern und aus Texten.

Verwendete Teile: Liste der arzneilich verwendeten Teile.

Innere Anwendung: Wie das Kraut laut TTM-Texten und/oder unseren Lehrern eingesetzt werden sollte. Teilweise werden diese Informationen ergänzt durch zusätzliche Angaben aus unseren Recherchen in Büchern zu Kultur und Geschichte, wissenschaftlichen Arbeiten, Internetseiten der thailändischen Regierung und ähnlichen Phytotherapien. Unsere Quellen sind in Anhang 2 aufgeführt. (Dieser Abschnitt entfällt, wenn keine inneren Anwendungen bekannt sind.)

Äußere Anwendung: Basiert ebenfalls auf den oben genannten Quellen. (Dieser Abschnitt entfällt, wenn keine äußeren Anwendungen bekannt sind.)

Anmerkungen zu kulturellen Praktiken, Verfügbarkeit und Vorsichtsmaßnahmen, basierend auf unseren eigenen Beobachtungen und auf den oben genannten Quellen.

Kräuternamen und Sprache

Jeder Eintrag enthält einen deutschen Trivialnamen (teilweise mehrere), den oder die englischen Trivialnamen, den lateinischen botanischen Namen, den thailändischen Namen in der Thai-Schrift und den thailändischen Namen in zwei verschiedenen Umschriften.

Es existieren zwar mehrere verschiedene Systeme für die Umschrift der thailändischen Sprache in das römische Alphabet, aber keine dieser Methoden wird eindeutig bevorzugt. Diese verschiedenen Schreibweisen führen in Thailand bei vielen Fremden häufig zur Verwirrung. Die zwei Systeme, die wir am nützlichsten finden, sind das königliche Umschriftensystem (siehe Software, die über *http://pioneer.chula.ac.th/~awirote/resources/thai-romanization.html* erhältlich ist) und ein phonetisches Umschriftensystem (siehe *http://www.Thai2English.com*). Das königliche System ist nützlich, um thailändische Kräuter in thailändischen Texten über Kräuter nachzuschlagen. Das phonetische System ist dagegen zweckmäßiger, wenn man versucht, ein Wort auszusprechen (wenn man beispielsweise in einem thailändischen Kräutergeschäft nach einem Kraut fragt).

Wenn man das phonetische System verwendet, sind die unten beschriebenen Tonzeichen unentbehrlich, um die Wörter richtig auszusprechen. Thai ist eine tonale Sprache mit fünf verschiedenen Tönen. So kann ein mit unterschiedlichem Tonfall gesprochenes Wort fünf verschiedene Bedeutungen haben. Daher darf man bei der Verwendung von Thai-Wörtern die Töne nicht außer Acht lassen.

Die fünf Töne sind:

1. **Mittelton:** Mit normaler Stimme gesprochen, ohne Tonfall. Diese Wörter haben in der Umschrift kein Tonzeichen.

2. **Hoher Ton:** Normal beginnen, zum Ende ansteigen. Als wenn man „Ja?" sagen würde. Wörter mit hohem Ton werden mit dem Zeichen ´ über dem Wort gekennzeichnet.

3. **Tiefton:** Eher tief in der Kehle und im Bauch gesprochen, weniger im Mund. Dadurch werden die Töne tiefer, niedriger. Wörter mit Tiefton werden mit ` gekennzeichnet.

4. **Steigender Ton:** Fallend beginnen, dann ansteigen. Das Wort aussprechen, als wenn man es während einer Achterbahn-Fahrt im U sagen würde. Wörter mit steigendem Ton werden mit ˇ gekennzeichnet.

5. **Fallender Ton:** Wie wenn man ein wenig verärgert ist. So, wie wenn man zum Beispiel „Los, komm!" zu jemanden sagt, der einen ständig warten lässt. Ähnlich wie das Wort „komm" klingen würde, mit einem längeren O und etwas Jammern, wodurch das Wort erst ansteigt und dann fällt. Wörter mit fallendem Ton werden durch ˆ gekennzeichnet.

Anmerkungen zu dieser Auflage

Das nachfolgende Kompendium wurde seit der ersten Auflage dieses Buches (*A Thai Herbal*, 2003) verändert, um ein traditionelleres Verständnis der thailändischen Medizin widerzugeben. Daher fehlen in dieser vorliegenden Auflage einige Kräuter wie etwa Eukalyptus (in den 1950er Jahren in Thailand eingeführt), Ginseng (vor relativ kurzer Zeit aus China eingeführt) und Zitrone (in Thailand nicht heimisch und selten zu finden). Einige wenige der in der ersten Auflage genannten Arzneien haben wir aus ethischen Gründen herausgenommen, so etwa Moschus, das vom in einigen Gebieten vom Aussterben bedrohten Moschustier stammt, und Stechapfel (Datura), eine Pflanze, die bei unsachgemäßer Verwendung außerordentlich gefährlich sein kann. Stattdessen haben wir einige Arzneien aufgenommen, die in der ersten Auflage nicht enthalten waren. Abgesehen von einigen Ausnahmen haben wir bei den in der zweiten Auflage gelisteten Arzneien darauf geachtet, dass sie (1) in TTM-Texten, die wir gelesen haben, oder von unseren Lehrern beschrieben wurden, (2) außerhalb von Thailand leicht erhältlich sind und (3) in einem in diesem Buch genannten Rezept, einer Rezeptur oder einem Mittel erwähnt werden. Oder sie sind einfach so großartig, dass wir sie aufnehmen mussten.

Die Angaben, die wir über die einzelnen Arzneien gelesen haben oder die uns gelehrt wurden, haben wir durch unsere Recherchen in einer Vielzahl von Fachbüchern und anderem Material zu Kräutern ergänzt. Sie sind alle im Literaturverzeichnis am Ende des Buches aufgeführt. Bitte lesen Sie die Warnhinweise am Anfang dieses Buches nochmals durch, bevor Sie Kräuter aus diesem Kompendium einsetzen.

~ ~ ~

6

Acanthus ebracteatus (Sea Holly)

Acanthus ebracteatus

ngèuak bplaa mŏr | ngueak pla mo

เหงือกปลาหมอ

Geschmacksrichtung: salzig, wärmend

Verwendete Teile: gesamte Pflanze

Innere Anwendung: *Acanthus ebracteatus* wird als Stärkungsmittel für Langlebigkeit eingesetzt. Er hat eine gute Wirkung auf das Lymphsystem und eignet sich zur Behandlung von vielen damit im Zusammenhang stehenden Störungen. *Acanthus ebracteatus* wird auch in der Karzinombehandlung genutzt.

Äußere Anwendung: *Acanthus ebracteatus* wird lokal zur Behandlung von Abszessen eingesetzt.

Alaun-Pulver (Alum Powder)

Kaliumaluminiumsulfat

săan sôm | *sansom*

สารส้ม

Geschmacksrichtung: sauer, adstringierend

Innere Anwendung: Alaun-Pulver ist ein weißes, kristallines Pulver. In traditionellen Texten steht, dass es zur Behandlung von Entzündungen in der Lunge und zum Bewegen innerer Steine eingesetzt wird. Im Bereich der Frauenheilkunde ist Alaun bei krankhaftem Ausfluss und Gonorrhoe und zum Stillen von Menstruationsblutungen hilfreich. Alaun-Pulver wirkt zudem diuretisch.

Äußere Anwendung: Alaun-Pulver ist beim Stillen von Blutungen nützlich. Es wird Zahnpasta und Zahnpulver zugegeben, um Karies zu bekämpfen und kranke und lockere Zähne zu stärken. Mit Alaun können Wunden im Mund und Zahnfleischentzündungen behandelt werden. An der Haut kann es bei Ausschlag, Ekzem, Juckreiz, Skabies, Tinea und Hautparasiten eingesetzt werden.

Alaun-Pulver ist im Westen in den meisten asiatischen Lebensmittelgeschäften erhältlich.

~ ~ ~

Aloe

Aloe barbadensis/vera

wâan hăang jor-rá-kây | *wan hang chorakhe*

ว่านหางจระเข้

6

Geschmacksrichtung: kühlend, bitter

Verwendete Teile: Blätter, Gel

Innere Anwendung: In traditionellen Texten heißt es, dass Aloe bei Magengeschwüren eine positive Wirkung hat und Toxine aus dem Körper beseitigt, die auf Hitze zurückzuführen sind. Zudem stärkt Aloe den Körper. Heutzutage setzen praktizierende traditionelle Ärzte Aloe bei Verstopfung und allgemeiner Schwäche ein. Aloe hat auch positive Auswirkungen auf die Leber, die Milz, die Gebärmutter und das Blut.

Das Gel der Aloe-Blätter wird innerlich eingenommen, um die Menstruation zu regulieren, zur Entgiftung, um anhaltende, fortbestehende Erkrankungen zu beseitigen, bei Lebererkrankungen und bei chronischer Verstopfung. Da es ein mildes, entgiftendes Abführmittel ist, ist Aloe bei der Behandlung von Infektionskrankheiten aller Art ein gängiges Hilfsmittel.

Äußere Anwendung: Wie auf der ganzen Welt wird Aloe auch in der thailändischen Medizin zur Behandlung von oberflächlichen Verbrennungen eingesetzt. Traditionellen Texten entsprechend neutralisiert Aloe auf Hitze beruhende Toxine und Gifte, und sie unterstützt die Wundheilung. Zur Behandlung von Abszessen wird sie mit Alkohol vermischt, und sie schützt die Haut. Aloe entschlackt das Gewebe, sie wirkt trocknend und auch reinigend. Yadam, der Milchsaft der Aloepflanze, wird bei Verstopfung und für eine regelmäßige Verdauung verwendet.

Der thailändische Name von Aloe lässt sich mit „Alligatorschwanz-Pflanze" übersetzen. Einige Bergvölker setzen sie ein, um Epilepsie, Krämpfe und Tollwut zu bekämpfen. In der inneren thailändischen Medizin wird Aloe überwiegend als getrocknetes Pulver verwendet. Im Westen ist das Pulver in einigen asiatischen Geschäften und im spezialisierten Fachhandel erhältlich.

~ ~ ~

Amla (Amalaki)

Phyllanthus emblica

má-kăam-bpôm | makham pom

มะขามป้อม

Geschmacksrichtung: sauer, adstringierend, bitter

Verwendete Teile: Frucht

Innere Anwendung: Das Fleisch der Amlafrucht ist ein Adstringens, das bei Dysenterie und Diarrhoe eine gute Wirkung hat. Sie kann bei Gelbsucht sowie bei Schleim und Fieber, die von Wind begleitet werden, zum Einsatz kommen, und sie unterstützt die Verdauung. Amla beruhigt den Rachen und wirkt gegen Husten. Sie wird auch zur Reinigung des Blutes und zur Behandlung von Hämorrhoiden eingesetzt. Da sie einen der höchsten Vitamin-C-Gehalte überhaupt hat, wirkt Amla gegen Skorbut. Sie wird in der traditionellen Rezeptur Triphala eingesetzt, die in großen Teilen Süd- und Südostasiens in der traditionellen Medizin verwendet wird. Die Frucht gilt als tägliches Stärkungsmittel für Gehirn, Nervensystem, Blut, Knochen, Leber, Milz, Magen, Herz, Augen, Haare, Nägel, Zähne und Zahnfleisch. Aufgrund ihrer entgiftenden und antioxidativen Eigenschaften ist Amla besonders gut geeignet, wenn man unter häufigen Erkältungen und Immunschwäche leidet oder in einer schadstoffbelasteten Umgebung lebt, und auch für Raucher.

Äußere Anwendung: Amla wird hauptsächlich innerlich verwendet.

In Thailand werden die getrockneten, eingelegten Früchte in Beuteln abgepackt angeboten. Amla ist im Westen in einigen asiatischen und indischen Lebensmittelgeschäften erhältlich, aber auch bei ayurvedischen Kräuterlieferanten.

Ananas (Pineapple)

Ananas comosus

sàp-bpà-rót | sapparot

สับปะรด

Geschmacksrichtung: die Frucht ist süß und sauer, das Rhizom ist süß und kühlend

Verwendete Teile: Frucht, Rhizom

Innere Anwendung: Das Rhizom der Ananaspflanze wirkt diuretisch und wird bei Nierenerkrankungen, Nierensteinen, Blaseninfektionen und Infektionen des Harntraktes empfohlen. Der Saft aus der Ananasfrucht wird bei entzündlichen inneren Erkrankungen, Lebererkrankungen und Husten oder Erkältungen mit Verschleimung empfohlen. Er ist für Genesende ein nahrhaftes Stärkungsmittel und soll das ganze System entgiften. Auch bei Gebärmuttererkrankungen, zur Kräftigung nach der Geburt und zur Stärkung der weiblichen Fortpflanzungsorgane wird er empfohlen. Der Saft aus der Frucht wird zur Behandlung von Depression eingesetzt und soll auf das Gehirn und das Nervensystem eine außerordentlich positive Wirkung haben. Einige Bergvölker nutzen Ananassaft, um Magenschmerzen zu behandeln.

Äußere Anwendung: Wird lokal an Warzen, Ausschlägen und Dermatitis eingesetzt.

~ ~ ~

Anis (Anise)

Pimpinella anisum

tian sàt dtà-bùt | thian sattabut

เทียนสัตตบุษย์

Geschmacksrichtung: aromatisch-kräftig, süß, leicht wärmend

Verwendete Teile: Samen

Innere Anwendung: Anis wird hauptsächlich zusammen mit anderen Kräutern verwendet. Anis wirkt bei Wind, der mit dem Fetus im Zusammenhang steht (es gibt Winde, die das Kind drehen, und Winde, die das Kind aus dem Körper der Mutter schieben), und er hilft bei Kurzatmigkeit und Schluckauf. Mit Süßholz vermischt wirkt er gut gegen Husten.

Asant (Stinkasant, Asafoetida, Hing)

Ferula assafoetida

má-hăa-hǐng | mahahing

มหาหิงคุ์

Geschmacksrichtung: chum, wärmend

Verwendete Teile: das aus den Wurzeln frischer, lebender Pflanzen extrahierte Harz

Innere Anwendung: TTM-Texten entsprechend leitet Asant (in Thailand auch als „Teufelsdreck“ bekannt) Wind aus dem Darm aus und wirkt daher bei abdominellen Problemen wie Blähungen mit Spannungsgefühlen, durch Blähungen hervorgerufenen Schmerzen und Magenschmerzen. Er stärkt die Elemente und wirkt bei Nervenerkrankungen. Asant unterstützt auch die Verdauung von Nahrung. Eine tägliche Dosis Asant soll ein Stärkungsmittel für das Gehirn und die Sinne sein. Er wird auch bei Arthritis empfohlen.

Äußere Anwendung: Ein Asant-Umschlag kann zur Linderung von Arthritis oder anderen Gelenkschmerzen eingesetzt werden.

Für diese Pflanze werden allgemein die Bezeichnungen Asant, Asafoetida und Hing verwendet. Sie ist in indischen Lebensmittelgeschäften, in den Gewürzabteilungen vieler Bioläden oder über das Internet erhältlich. „Chum“ ist ein nicht übersetzbares Wort, das einen stark „muffigen“ Geschmack beschreibt und häufig als unangenehm empfunden wird. Er ist oft moschusartig, kräftig und stark riechend. Asant ist ein Gewürz mit einem besonders starken „chum“-Aroma.

~ ~ ~

Asiatischer Wassernabel (Gotu Kola, Asiatic Pennywort)

Centella asiatica

bua-bòk | buabok

บัวบก

Geschmacksrichtung: bitter

Verwendete Teile: Blätter, Stängel

Innere Anwendung: Der Asiatische Wassernabel beruhigt das Herz und den Geist und reduziert Stress. Er trägt zur geistigen Klarheit und Ruhe bei und verleiht emotionale Ausgeglichenheit. Asiatischer Wassernabel reduziert zudem Entzündungen und Quetschungen und wirkt sich positiv auf die inneren Organe aus. Er wird zur Behandlung von psychologischen Störungen, chemischen Ungleichgewichten im Gehirn, Gedächtnisverlust, Alzheimer-Erkrankung und Epilepsie eingesetzt. Er hat einen hohen Vitamin-A-Gehalt und gilt als hervorragendes Stärkungsmittel im Alter.

Äußere Anwendung: Der Asiatische Wassernabel reduziert Entzündungen, lindert Verbrennungen, beseitigt Prellungen und verbessert die Hautqualität. Zudem löst er Adhäsionen, wirkt sich positiv auf Narbengewebe aus und hat bei akuten Gewebetraumata eine gute Wirkung. Asiatischer Wassernabel wirkt bei Hauterkrankungen wie Staphylokokkus-Infektionen und Gürtelrose, er leitet Gifte aus und lindert Stiche. Er wird sehr häufig in kühlenden Balsamen und Einreibungen und bei akuten Verletzungen in Kräuterumschlägen eingesetzt.

Der Asiatische Wassernabel ist für seine besondere Neigung bekannt, die „Herz-Seele" zu heilen, weshalb er für zahlreiche Leiden eingesetzt wird, von Kummer bis zu kardiologischen Problemen. Straßenverkäufer bieten Saft aus dem Asiatischen Wassernabel an, der in Tontöpfen aufbewahrt wird. Im Westen ist frischer Asiatischer Wassernabel in vielen asiatischen Lebensmittelgeschäften erhältlich.

~ ~ ~

Austernschale (Oyster Shell)

hŏi naang rom | hoi nangrom

หอยนางรม

Geschmacksrichtung: salzig

Innere Anwendung: Gemahlene Austernschalen werden traditionell zur Behandlung von Nierensteinen, Blähungen und Magenverstimmung verwendet. Aufgrund des hohen Kalziumgehaltes der Schale wird sie auch als Nahrungsergänzungsmittel bei Knochenerkrankungen oder -frakturen empfohlen.

6

~ ~ ~

Bael-Frucht (Bengalische Quitte, Madjobaum)

Aegle marmelos

má-dtoom | matum

มะตูม

Geschmacksrichtung: adstringierend, süß, wärmend

Verwendete Teile: unreife Frucht

Innere Anwendung: Die Bael-Frucht eignet sich zur Behandlung unausgewogener Elemente, die Ursache einer schlechten Verdauung sind. Sie regt den Appetit an, steigert die Kraft und beseitigt Blähungen. Die Bael-Frucht wird bei allen Darmstörungen verschrieben. Mit der unreifen Frucht lassen sich Durchfall, mit der reifen Frucht Verstopfung, Blähungen und Dysenterie behandeln. Die reife Bael-Frucht wird traditionell als abschwellendes Mittel bei Erkältungen eingesetzt, vor allem bei bronchialer Verschleimung, aber auch bei Tuberkulose und Typhus. Aufgrund ihrer stimulierenden Eigenschaften wird die Bael-Frucht bei Erschöpfung und während der Genesung von chronischen Erkrankungen oder Verletzungen genutzt. Der Saft aus den zerdrückten Blättern des

Bael-Baumes wird bei Atemwegsinfektionen verabreicht, und Dekokte aus dem Stamm sollen ein gutes Malariamittel sein.

Äußere Anwendung: Bael-Blätter können bei Hautinfektionen und Wunden äußerlich als antibakterielles und antimykotisches Mittel eingesetzt werden.

Die Bael-Frucht soll sexuelle Energien bremsen, weshalb Mönche in vielen Klöstern sie trinken.

~ ~ ~

Balsamine (Balsam-Springkraut, Garden Balsam, Impatiens)

Impatiens balsamina

tian bâan | thianban

เทียนบ้าน

Geschmacksrichtung: chum

Verwendete Teile: Blätter

Äußere Anwendung: Die Balsamine eignet sich äußerlich zur Behandlung von Ekzemen, Hautgeschwüren, Insektenstichen und -bissen, allergischen Reaktionen, Nesselsucht, Wunden und bakteriellen Haut- und Nagelinfektionen. Der Saft wird bei brüchigen Nägeln aufgetragen. Mit der Balsamine lassen sich Schwellungen, Gelenkschmerzen und Schlangenbisse behandeln. Einige Bergvölker setzen die Balsamine lokal bei Entzündungen und Immunschwäche und unterstützend bei Geburten ein.

Im Westen kann es schwierig sein, für medizinische Zwecke geeignete Balsamineblätter zu finden, aber möglicherweise ist sie stattdessen als Zierpflanze erhältlich. Chum, das in den wichtigsten Systematiken der Geschmacksrichtungen nicht aufgeführt ist, ist ein nicht übersetzbares Wort, das einen stark „muffigen" Geschmack beschreibt und häufig als unangenehm empfunden wird. Er ist oft moschusartig, kräftig und stark riechend.

~ ~ ~

Banane (Banana)

Musa spp.

glûay | kluay

กล้วย

Geschmacksrichtung: unreife Banane ist adstringierend, reife Banane ist süß, die Blüte ist ölig

Verwendete Teile: Frucht, Blüte, Schale

Innere Anwendung: Tradtionellen Texten zufolge ist die reife Frucht ein Energietonikum. Obwohl sie nicht abführend wirkt, fördert sie die Darmbewegung. Die unreife Frucht wird zur Behandlung von Magengeschwüren und von Diarrhoe mit Unverdautem im Stuhl eingesetzt. Die Bananenblüte senkt den Blutzuckerspiegel ab, schützt den Darm und fördert den Milchfluss stillender Mütter. Die reife Bananenfrucht hat einen hohen Gehalt an Vitamin A, Vitamin C, Kalium und Kohlenhydraten und ist daher bei Abmagerung und zehrenden Krankheiten hilfreich. Die reife Frucht ist reizlindernd, die Wurzeln wirken diuretisch, und der Saft aus dem Stamm ist adstringierend.

Äußere Anwendung: Obwohl dies nicht das wirksamste Mittel ist, kann die Schale unreifer Bananen im Notfall bei Wunden eingesetzt werden, um die Heilung zu fördern.

In Thailand gibt es 28 anerkannte Bananenarten, die deutliche Unterschiede hinsichtlich Größe, Form und Geschmack aufweisen. Jede Art wird im Thailändischen anders bezeichnet, glûay ist jedoch als Oberbegriff hilfreich. Manche Bananen sind im reifen Zustand grün, manche rosa und andere fleckig braun. Der traditionellen thailändischen Küche zufolge schmecken manche in Kokosmilch am besten, manche in rohem Zustand, und manche werden nur gegessen, wenn sie in Honig eingeweicht und getrocknet wurden.

Die Blüten der Bananenpflanze ähneln in ihrer Beschaffenheit Kohl und werden Salaten oder Currys zugegeben. Auch der Rest der Pflanze wird genutzt: Die Wurzeln der Bananenpflanze werden zu Mulch verarbeitet, aus den Fasern werden Schnüre geflochten, und die Blätter werden als Teller und Behälter verwendet. Eine weit verbreitete Kochmethode ist es, Zutaten wie Reis, Bohnen, Fisch oder Gemüse vor dem Grillen oder Dämpfen in ein Bananenblatt zu wickeln.

Aus der Banane werden auch Wein, Essig, Textilfarbe und Mehl gewonnen. Pürierte Banane ist eine gängige Babynahrung, und in Teig gebackene Bananen sind ein beliebter, an Straßenständen erhältlicher Imbiss.

~ ~ ~

Basilikum (Indisches Basilikum, Tulsi, Heiliges Basilikum, Basil, Thai Holy Basil)

Ocimum tenuiflorum

gràprao | kraphrao

กระเพรา

Geschmacksrichtung: würzig/scharf, süß, bitter

Verwendete Teile: Stängel, Blätter

Innere Anwendung: Basilikum hat viele medizinische Verwendungsmöglichkeiten, am häufigsten kommt es jedoch zur Korrektur von Verdauungsproblemen wie Blähungen, Magenverstimmungen, Übelkeit und Erbrechen zum Einsatz. Das Heilige Basilikum ist zudem häufig in Erkältungs- und Grippemitteln enthalten. Als krampflösendes Mittel ist es bei allen Magen- und Darmkrämpfen hilfreich, auch bei solchen, die durch das Reizdarmsyndrom, Magengeschwüre oder Gastritis hervorgerufen werden.

Heiliges Basilikum wird auch in Mitteln gegen Kopfschmerzen, Husten, Sinusitis und Arthritis eingesetzt. Während das Kraut gegen Verstopfung genutzt werden kann, sind die Samen wirksame Abführmittel. Einige Bergvölker verwenden Basilikum im Dampfbad oder in der Sauna bei Augeninfektionen und -schmerzen sowie äußerlich in Umschlägen bei Pilzinfektionen.

Äußere Anwendung: In Rezepturen für die äußere Anwendung gelangt Basilikum bis zur *sên*-Ebene, besonders bis zu den Blutgefäßen, wo es die Durchblutung steigert.

In Thailand werden viele andere Basilikumarten angebaut, darunter horapaa โหระพา *(meistens einfach als „Thai-Basilikum" bezeichnet) und Thai-Zitronenbasilikum. In der Medizin wird am häufigsten das thailändische Heilige Basilikum verwendet, weswegen wir uns hier auf ihn konzentriert haben. Die verschiedenen Arten sind nicht immer austauschbar.*

~ ~ ~

Betelblätter (Betelpfeffer-Blätter, Betel Leaf)

Piper betel

phluu | phlu

พลู

Geschmacksrichtung: würzig/scharf, toxisch

Verwendete Teile: Blätter

Innere Anwendung: In TTM-Texten heißt es, dass Betelblätter bei Zahnschmerzen, Geschwüren im Mund und Mundgeruch wirksam sind. Sie lindern auch Blähungen, Magenschmerzen und Diarrhoe. Zudem wirken sie gegen Entzündungen des Nasenganges und des Rachens.

Äußere Anwendung: Betelblätter werden äußerlich bei Hautparasiten und diversen Pilzen eingesetzt. Sie werden auch zur Schmerzlinderung und für die Behandlung von Prellungen, Juckreiz und Ausschlägen genutzt. Sie haben bei Tuberkulose-bedingten Abszessen eine positive Wirkung. Bei lokaler Anwendung an der Brust wirken sie abschwellend und bronchienerweiternd, so dass sie bei Verschleimung, erschwerter Atmung, Asthma und Diphtherie eingesetzt werden.

Die Betelnuss ist ein suchterzeugendes Stimulans, das in ganz Südasien gekaut wird. Meist wird sie mit einer Reihe anderer Substanzen gemischt, so etwa mit Löschkalk, Tabak und diversen Gewürzen, wobei sie negative Auswirkungen auf die Gesundheit hat, wenn sie längere Zeit auf diese Weise verwendet wird. Die nicht giftigen Blätter der gleichen Pflanze sind im Westen in vielen asiatischen Lebensmittelgeschäften erhältlich.

Bibhitaki (Belerische Myrobalane)

Terminalia belerica

sà-mŏr-pí-pâyk | samo phiphek

สมอพิเภก

Geschmacksrichtung: adstringierend, sauer, süß

Verwendete Teile: Frucht

Innere Anwendung: Bibhitaki ist wirksam bei Verschleimung im Rachen, und es beruhigt den Rachen. Es wirkt gegen Augenkrankheiten und Hämorrhoiden, und es wird als Abführmittel eingesetzt. Bibhitaki beruhigt erregte Elemente, wirkt gegen Fieber (vor allem gegen Fieber, das sich auf die Augen auswirkt) und stärkt die Elemente.

Äußere Anwendung: Bei lokaler Anwendung wirkt Bibhitaki antiseptisch.

Bibhitaki ist in der traditionellen Rezeptur Triphala enthalten, die in großen Teilen von Süd- und Südostasien gebräuchlich ist. Im Westen ist es über Lieferanten ayurvedischer Kräuter erhältlich.

~ ~ ~

Bittermelone (Bitter Gourd, Bitter Melon)

Momordica charantia

má-rá kiî nók | mara khi nok

มะระขี้นก

Geschmacksrichtung: bitter

Verwendete Teile: Frucht, Blätter

Innere Anwendung: Die in der thailändischen Küche verwendete Bittermelone ist normalerweise *má-rá*, eine größere Variante. Für medizinische Zwecke dagegen wird die kleinere *má-rá kiî nók* (wörtlich „Vogeldreck-Bittermelone") genutzt. Diese Melone stärkt die Galle und reinigt das Blut. Sie steigert den Appetit, kräftigt den Körper, unterstützt das Menstruationsblut (wirkt gegen spärliche Blutungen), wirkt sich positiv auf die Leber und die Milz aus und befreit den Körper von Parasiten. Bittermelone ist auch gut gegen Toxine, die sich aus Abszessen entwickeln, und gegen Entzündungen durch diverse Gifte, etwa Gifte von Tieren. Sie wirkt bei Schmerzen und Wind in den Gelenken, und ihr Saft ist bei Störungen der Nerven im Mundbereich hilfreich (etwa bei Bell'scher Parese).

Die Frucht wird in Thailand auf dem Land häufig gegen AIDS, Hepatitis und Krebs und andere systemische Erkrankungen eingesetzt. Bei Erkrankungen der Leber, der Milz und des Pankreas hat sie eine besonders gute Wirkung. Der Saft der Frucht wirkt abführend und fiebersenkend. Gedämpfte Bittermelone, täglich als bitteres Tonikum verzehrt, wird routinemäßig Senioren, Diabetikern und Personen mit Hyperglykämie und chronischen Erkrankungen empfohlen.

Es wurde auch gezeigt, dass Bittermelone die Insulinproduktion steigert und antikanzerogene Eigenschaften hat. Sie wird bei träger Verdauung, Dysenterie, chronischer Verstopfung und Blähungen empfohlen. Zudem soll sie bei schlechtem Sehvermögen eine gute Wirkung haben, und sie enthält hohe Mengen der antioxidativen Vitamine A und C. In den Wat-Pho-Texten wird Bittermelone als appetitanregend, abführend, antiparasitär und gegen Lepra wirksam beschrieben.

Äußere Anwendung: Lokal angewendet wirkt Bittermelone antiseptisch, und sie kann bei infizierten und entzündeten Wunden eingesetzt werden. Der Saft der Bittermelone kann lokal an der Haut und im Mund als Antiseptikum genutzt werden. Die Blätter werden in den Wat-Pho-Texten in lokal anzuwendenden Mitteln für Tendonitis, Schwellungen, Infektionen und Kopfschmerzen genannt.

Die zum Kochen verwendete Form der Bittermelone ist im Westen in asiatischen Lebensmittelgeschäften leicht erhältlich, die medizinisch eingesetzte kleinere Form ist möglicherweise schwerer zu beschaffen.

~ ~ ~

Blaue Klitorie (Butterfly Pea)

Clitoria ternatea

an-chan | anchan

อัญชัน

Geschmacksrichtung: kühlend

Verwendete Teile: Blüte

Innere Anwendung: Die Blaue Klitorie wird innerlich zur Stärkung der Haare eingenommen, aber auch zur Linderung von Magenschmerzen und -krämpfen und als Diuretikum. Die Blaue Klitorie hat auch bei Depressionen eine gute Wirkung, und sie beruhigt die „Herz-Seele". Sie hat zudem eine positive Wirkung auf die weibliche Fruchtbarkeit.

Äußere Anwendung: Die Blaue Klitorie wird äußerlich zur Stärkung der Haare und zur Behandlung von Haarausfall eingesetzt. Mit dem Saft werden Augenerkrankungen behandelt, und er ist in Zahnpulvern zur Behandlung von Zahnschmerzen enthalten.

Die Blaue Klitorie wird in ganz Thailand zur Herstellung eines leuchtend violetten Getränkes verwendet, das häufig von Straßenverkäufern angeboten wird. Der botanische Name der Pflanze spiegelt die Ähnlichkeit der Blüte zur weiblichen Genitale wider, und diese Blüte soll sich (aufgrund der Signaturenlehre) positiv auf die weibliche Fruchtbarkeit auswirken. Blaue-Klitorien-Blüten werden auch als Lebensmittel- und Textilfarbe verwendet. Im Westen sind Blaue-Klitorien-Pflanzen erhältlich, und die Samen können über das Internet bestellt werden, ebenso wie getrocknete Blaue-Klitorien-Blüten.

Borneol

Aus verschiedenen Bäumen gewonnenes Harz oder synthetische Herstellung

pim-săyn | phimsen

พิมเสน

Geschmacksrichtung: bitter, aromatisch-kräftig, kühlend

Innere Anwendung: Borneol kräftigt und stimuliert das Herz.

Äußere Anwendung: Borneol ist in vielen thailändischen Balsamen und Einreibungen enthalten. Es öffnet die Poren und die Schleimhäute, so dass es dabei helfen kann, andere Kräuter durch die Hautschicht des Körpers zu befördern. Seine Dämpfe klären und entspannen den Geist, zudem klären sie die Nasennebenhöhlen. Borneol kann auch zur Behandlung von Juckreiz eingesetzt werden, der durch Insektenstiche und -bisse hervorgerufen wurde, weshalb es in Insektenschutzmitteln enthalten ist.

Borneol ist im Internet und bei einigen asiatischen Kräuterlieferanten erhältlich. Zusätzlich zu den oben genannten botanischen Quellen kann Borneol synthetisch aus einer Kombination von Campher und Terpentin gebildet werden. Echtes Borneol ist an seiner rosaroten Färbung erkennbar.

~ ~ ~

Campher (Kampfer, Camphora, Camphor)

Cinnamomum camphora

gaa-rá-buun | karabun

การบูร

Geschmacksrichtung: wärmend, toxisch, pra (ein unangenehmer Geschmack)

Verwendete Teile: Kristalle aus dem Saft des Baumstammes

Innere Anwendung: Innerlich wird Campher nur in kleinen Dosen verwendet. Er stärkt das Herz, und er führt Wind ab bzw. vertreibt ihn. Anzumerken ist, dass Campher traditionell zwar aus dem Saft eines Baumes gewonnen wurde, der eng mit dem Zimtbaum verwandt ist, heute aber der meiste Campher synthetisch hergestellt wird.

Äußere Anwendung: Campher ist in vielen lokal einzusetzenden Kräuterrezepturen enthalten, beispielsweise in Balsamen und Einreibungen. Campher öffnet die Poren und Schleimhäute und erleichtert so die Absorption und bewegt Wind. Campher ist auch ein natürliches Insektenschutzmittel, und wenn er in Balsamen und Einreibungen enthalten ist, lindern diese häufig auch durch Insektenstiche oder -bisse hervorgerufenen Juckreiz. Die eingeatmeten Campher-Dämpfe öffnen die Nasennebenhöhlen und lindern Nasenverstopfung. Campher wirkt sowohl bei innerlicher Einnahme als auch bei Inhalation den Geist gleichzeitig stimulierend und beruhigend.

6

Weil Campher ohne Ascherückstände verbrennt, wird er allgemein als Metapher für die erleuchtete Seele angesehen, die spurlos in das Nirwana verschwindet. Campher-Kristalle sind in den meisten thailändischen Saunas enthalten, sowohl in traditionellen Krankenhäusern als auch in modernen Fitnessstudios. Campher ist im Westen bei verschiedenen Kräuterlieferanten erhältlich. Echter Campher lässt sich anhand seiner Farbe von synthetischem Campher unterscheiden; echter Campher hat eine leicht gräuliche Färbung, während synthetischer Campher reinweiß ist.

CAVE: *Campher ist ein mildes Nebennierenrindenstimulans und sollte nur in sehr geringen Dosierungen eingenommen werden.*

~ ~ ~

Capsicum frutescens (Mouse Pepper)

Capiscum frutescens

prík-kêe-nŭu | phrik khi nu

พริกขี้หนู

Geschmacksrichtung: würzig/scharf, wärmend

Verwendete Teile: Frucht

Innere Anwendung: Innerlich eingenommen erregen Chilis den Wind und können zur Behandlung von Verstopfung eingesetzt werden, die auf einen Mangel an Wind im Verdauungstrakt zurückzuführen ist. Chilis sind auch bei Erkältungen und Verschleimung nützlich, und sie verbessern den Kreislauf und den Appetit. Sie eignen sich auch zur Behandlung von Blähungen.

Äußere Anwendung: Bei lokalem Einsatz bewegen Chilis das Blut und wirken schmerzstillend. Sie sind häufig in wärmenden Balsamen und Einreibungen enthalten, allerdings muss man vorsichtig sein, damit eine Reizung von empfindlicher Haut vermieden wird.

Der Thai-Name dieser Paprika lässt sich wörtlich mit „Mauskot-Paprika" übersetzen, was sich auf ihre Form und ihre kleine Größe bezieht. Während in der thailändischen Küche sowohl grüne als auch rote Chilis verwendet werden, ist es für medizinische Zwecke besser, die reiferen roten einzusetzen.

Cassia tora (*Senna tora*, Foetid Cassia)

Cassia tora

chum hèt tai | chumhet thai

ชุมเห็ดไทย

Geschmacksrichtung: bitter, toxisch

Verwendete Teile: gesamte Pflanze

Innere Anwendung: Dekokte aus den Samen von *Cassia tora* werden aufgrund ihrer den Darm entleerenden Wirkung bevorzugt bei akuten Verstopfungen und Darmwürmern eingesetzt. Zudem nutzt man sie zur Fiebersenkung, zur Linderung von Augenentzündungen, zur Absenkung von hohem Blutdruck und Cholesterin, als Diuretikum und als Sedativum. Dekokte aus den Stängeln und/oder Wurzeln wirken ebenfalls diuretisch und können lokal gegen Juckreiz eingesetzt werden. Zur Behandlung von Schlafstörungen. Anmerkung: Die Samen müssen solange geröstet werden, bis ein gelber Rauch aufsteigt, bevor sie arzneilich eingesetzt werden können.

Äußere Anwendung: Bei lokaler Anwendung hat *Cassia tora* bei Juckreiz und Tinea eine gute Wirkung, wenn sie mit Öl gemischt wird. Mit ihr lassen sich auch Zeckenbisse behandeln.

Cassia tora wächst auf den meisten Kontinenten wild.

~ ~ ~

6

Cassumunar-Ingwer (Asiatischer Ingwer, Gelber Ingwer, Cassumunar Ginger, Asian Ginger, Yellow Ginger)

Zingiber cassumunar

plai | phlai

ไพล

Geschmacksrichtung: wärmend, adstringierend, toxisch

Verwendete Teile: Rhizom

Innere Anwendung: Cassumunar-Ingwer beseitigt Menstruationsblut, unterstützt die Linderung von Taubheitsgefühlen, lindert Magenschmerzen und eignet sich zur Behandlung von Wind. Er hat bei Verstopfung, Diarrhoe, Magenverstimmung und Blähungen eine gute Wirkung. Aus dem frischen Rhizom gepresster Saft wird mit Salz bei Magenverstimmung, Dysenterie, Diarrhoe, Darmentzündung und Verletzungen der inneren Organe getrunken. Bei der Behandlung von Asthma wirkt er bronchienerweiternd. Einige Bergvölker setzen Cassumunar-Ingwer ein, um die Genesung von Müttern nach der Entbindung zu fördern.

Äußere Anwendung: Plai wird in Thailand bei der äußeren Anwendung von Kräutern sehr häufig genutzt, weil er auf die Haut- und Gewebeschichten des Körpers eine besonders gute Wirkung hat. Plai hilft bei Entzündungen und Traumata. Er hat bei Gerinnseln, Prellungen, Verstauchungen und Zerrungen eine positive Wirkung.

Viele Pflanzen der Ingwer-Familie werden üblicherweise als „Asiatischer Ingwer" bezeichnet, Kurkuma wird manchmal „Gelber Ingwer" genannt. Daher ist es wichtig, das richtige Kraut zu bekommen. Plai ist außerhalb von Südostasien nur sehr schwer erhältlich; manchmal ist er aber im Westen gefroren in asiatischen Lebensmittelgeschäften zu finden; in einem warmen Klima kann er auch angebaut werden.

~ ~ ~

Champaka (Champak, Champaca)

Michelia champaca

jam-bpaa | champa

จำปา

Geschmacksrichtung: bitter, duftend/kühl

Verwendete Teile: gesamte Pflanze

Innere Anwendung: Champaka wird hauptsächlich eingesetzt, um „feine" Winde und den Geist zu behandeln. Tee aus der Champaka-Blüte wird, wie viele andere aromatische Kräuter auch, zur Behandlung von Fieber, chronischer Müdigkeit und Immunschwäche eingesetzt. Traditionell wird sie auch als Stärkungsmittel für das Herz, das Nervensystem und das Blut verschrieben. Sowohl die Blüte als auch die Frucht wirken diuretisch, antiemetisch und fiebersenkend (allerdings nur leicht), und sie gelten als allgemeine Stärkungsmittel für die Elemente. Das Blatt wird bei neurologischen Störungen verwendet, die Rinde des Stammes senkt Fieber, und das Holz unterstützt die Menstruation.

Äußere Anwendung: Dekokte aus der Champaka-Blüte werden an den Schläfen appliziert, um Kopfschmerzen zu lindern. Dekokte mit Milch aus der getrockneten, gemahlenen Wurzel werden auf Abszesse aufgetragen.

~ ~ ~

Chinarindenbaum (Chinchona)

Cinchona calisaya

dtôn kwí-nin | ton khwinin

ต้นควินิน

Geschmacksrichtung: bitter

Verwendete Teile: Rinde

Innere Anwendung: Bis zum Aufkommen wirksamerer synthetischer Medikamente war aus der Chinarindenbaum-Rinde gewonnenes Chinin bei Malaria das Mittel der Wahl. Es wird für diesen Zweck weiterhin in isolierten Gebieten des ländlichen Thailands eingesetzt, ebenso wie weltweit an Orten, an denen moderne Antimalaria-Medikamente nicht erhältlich sind. In niedrigeren Dosierungen ist Chinarindenbaum-Rinde auch bei Influenza und Fieber hilfreich, und täglich als bitteres Stärkungsmittel eingenommen fördert sie Gesundheit und Langlebigkeit. Innerlich wirkt Chinarindenbaum gut gegen Beinkrämpfe und das Restless-Legs-Syndrom in der Nacht, und er ist ein mildes Muskelrelaxans.

Der thailändische Name des Chinarindenbaumes enthält eine phonetische Umschreibung des Wortes „Chinin". Tatsächlich ist diese Pflanze in der Region nicht heimisch. Aufgrund der bedeutenden Rolle der Antimalaria-Arzneien in der Medizingeschichte Südostasiens wird sie hier trotzdem beschrieben.

CAVE: *In hohen Dosierungen kann Chinarindenbaum Kopfschmerzen, Benommenheit und Magenreizungen hervorrufen. Er kann auch Gebärmutterkontraktionen verursachen, so dass er von Schwangeren zu meiden ist. Bei manchen Menschen wirkt er auch toxisch.*

~ ~ ~

Chloranthus erectus (Chicken Bone, Aromatic Chicken)

Chloranthus erectus

grà-dùuk gài (hŏm gài) | kraduk kai (hom kai)

กระดูกไก่ (หอมไก่)

6

Geschmacksrichtung: aromatisch

Verwendete Teile: Stamm, Blätter, Wurzeln

Innere Anwendung: Die Pflanze *Chloranthus erectus* (als „Hühnerknochen" bzw. in Nordthailand als „aromatisches Huhn" bezeichnet) wird zur Behandlung von Fieber, Schwitzen, Kopfschmerzen und Schmerzen des Körpers eingesetzt. Sie wird in Rezepturen häufig mit Zimt gemischt. Zudem kommt sie bei der Behandlung von sexuell übertragbaren Erkrankungen und bei Muskelkrämpfen zum Einsatz.

Äußere Anwendung: Lokal wird *Chloranthus erectus* zur Behandlung von Entzündungen und akuten Verletzungen eingesetzt.

Dieses Kraut ist im Westen zwar nicht erhältlich, es ist aber in Einreibungen für akute Verletzungen ein sehr nützliches Mittel. Wenn Sie nach Thailand reisen, erhalten Sie es dort.

Chrysantheme

Chrysanthemum morifolium

bayn-jà-mâat | benchamat

เบญจมาศ

Geschmacksrichtung: duftend/kühl, kühlend

Verwendete Teile: Blüten

Innere Anwendung: Chrysanthemen löschen Durst und haben auf das Gehirn, die Leber, das Herz und die Augen eine positive Wirkung. Therapeutisch werden Chrysanthemen zur Behandlung aller Störungen der Leber und der Augen, von unregelmäßiger oder blockierter Menstruation, von menstruationsbedingten Krämpfen und des prämenstruellen Syndroms eingesetzt. Sie sollen auch bei Kopf- und Halsschmerzen wirksam sein, Fieber senken und die Seele beruhigen.

Äußere Anwendung: Lokal angewendet lassen sich mit Chrysanthemen Entzündungen und die Augen behandeln.

In Thailand ist bei Straßenverkäufern häufig geeister Chrysanthemen-Tee erhältlich.

~ ~ ~

Clinacanthus nutans (Snake Grass)

Clinacanthus nutans

pá-yaa yor | phaya yo

พญายอ

Geschmacksrichtung: geschmacksneutral, kühlend

Verwendete Teile: Blätter

Innere Anwendung: *Clinacanthus nutans* wird innerlich gegen Gifte verwendet.

Äußere Anwendung: Tinkturen und Salben aus *Clinacanthus nutans* werden lokal zur Linderung von Hautgeschwüren, Herpes, allergischen Ausschlägen, Nesselsucht, Gürtelrose und Verbrennungen eingesetzt. Er ist auch in Massagebalsamen enthalten. Jedoch wird er äußerlich in erster Linie bei Stichen und Bissen giftiger Insekten und Bissen giftiger Schlangen genutzt.

Cryptolepis buchanani (Wax-Leaved Climber)

Cryptolepis buchanani

tăo en on | thao en-on

เถาเอ็นอ่อน

Geschmacksrichtung: süß, bitter

Verwendete Teile: Ranke, Wurzel, Blätter

Innere Anwendung: *Cryptolepis buchanani* wird innerlich bei Erschöpfung und zur geistigen Stärkung eingesetzt. Sie wird häufig genutzt, um Verspannungen und Muskelschmerzen zu behandeln. Sie soll die Durchblutung verbessern.

Äußere Anwendung: *Cryptolepis buchanani* wird in Kompressen, Umschlägen und Einreibungen zur Behandlung von Sehnen und Bändern, bei Zerrungen und Verstauchungen ebenso wie bei Prellungen und anderen akuten Verletzungen eingesetzt.

~ ~ ~

Damaszener-Rose (Damask Rose)

Rosa damascena

gù-làap-mon | kulap mon

กุหลาบมอญ

6

Geschmacksrichtung: duftend/kühl

Verwendete Teile: Blüte

Innere Anwendung: Diese Rose beruhigt die „Herz-Seele“ ebenso wie die „feinen“ Winde. Rosenwasser ist eine häufige Zutat südasiatischer Desserts. Es kann heiß oder kalt als Stimulanz verwendet werden, um Immunschwäche, Energielosigkeit und chronische Schwäche zu bekämpfen. Der Tee ist ein galletreibendes Mittel, d.h. er fördert die Verdauung, indem er den Gallensaft stimuliert. Er unterstützt die Aufnahme von Nährstoffen und fördert eine regelmäßige Menstruation. Rosenblüten werden bei Augenerkrankungen und -infektionen traditionellen Saunas und Dampfbädern zugegeben, aber auch, um bei Nervenleiden, Ängstlichkeit, Schlafstörungen, Spannungskopfschmerzen und Stress entspannend zu wirken. Rosenwasser wird häufig als arzneiliches Bindemittel für Kräuterrezepturen in pulverisierter Form verwendet, wenn diese zu Pillen gerollt werden müssen.

Äußere Anwendung: Rosenwasser und Öle, in denen Rose ziehen gelassen wurde, beruhigen die „Herz-Seele“ und besänftigen die „feinen“ Winde.

Durian

Durio zibethinus

tú rian | thurian

ทุเรียน

Geschmacksrichtung: die Blätter sind chum, die Frucht ist süß und wärmend, die Wurzeln sind bitter, würzig/scharf und adstringierend

Verwendete Teile: Blätter, Frucht, Wurzeln

Innere Anwendung: Die Blätter des Durianbaumes eignen sich zur Behandlung von Gelbsucht, Fieber und Parasiten. Zudem trocknen sie Eiter. Die Frucht erwärmt den Körper, lindert Hauterkrankungen und trocknet Abszesse. Des Weiteren vertreibt sie Parasiten. Die Wurzel wird zur Behandlung von Fieber und Diarrhoe verwendet.

Äußere Anwendung: Bei lokaler Anwendung hat Durian auf Wunden eine gute Wirkung.

Durian ist eine der bekanntesten Früchte Thailands. Sie ist auch als König der Früchte bekannt und wird oft mit Mangostane kombiniert, der Königin der Früchte. Die Durianfrucht wächst zu einer enormen Größe heran und hat einen starken Geruch, der viele Ausländer davon abhält, sie zu probieren. Chum ist ein nicht übersetzbares Wort, das einen stark „muffigen" Geschmack beschreibt und häufig als unangenehm empfunden wird. Er wird oft als moschusartig, kräftig und stark riechend beschrieben. Man sieht in ganz Thailand in Taxis, Bussen und anderen öffentlichen Verkehrsmitteln Schilder, auf denen „Keine Durian" steht, was auf ihren Geruch zurückzuführen ist. Die Durian enthält hohe Mengen an Tryptophan und soll geringfügig suchterzeugend sein, weil sie Gefühle einer leichten Euphorie erzeugt. Sie enthält auch hohe Mengen an natürlichen Phytoöstrogenen, weshalb sie die Fruchtbarkeit steigern soll. Durian ist reich an Vitaminen und Mineralien. Die Durianfrucht ist im Westen in asiatischen Lebensmittelgeschäften frisch oder gefroren erhältlich. Für medizinische Zwecke sollte man sie immer frisch kaufen.

***CAVE:** Durian ist die am stärksten wärmende Frucht, die erhältlich ist, und daher sollte sie nicht zusammen mit Alkohol konsumiert werden. In Thailand sagt man, dass zu viel Durian zusammen mit Alkohol den Körper so stark überhitzen kann, dass dies tödlich sein kann. Studien haben gezeigt, dass der in der Durian enthaltene Schwefel die Fähigkeit des Körpers beeinträchtigt, Alkohol zu verarbeiten, und dass dies zwar nicht unbedingt tödlich ist, die Kombination aber zumindest dazu führt, dass man sich unwohl fühlt. Einige Ärzte raten davon ab, während der Schwangerschaft Durian zu essen, da noch wenig über diese wirkkräftige Frucht bekannt ist.*

Ebenholzbaum (Ebony Tree)

Diospyros mollis

má-gleua | makluea

มะเกลือ

Geschmacksrichtung: wärmend, adstringierend

Verwendete Teile: Früchte, Wurzel, Rinde

Innere Anwendung: Der Saft der Ebenholzbaum-Frucht wird genutzt, um Bandwürmer und andere Parasiten aus dem Darm zu beseitigen. In den Wat-Pho-Texten wird die Wurzel des Ebenholzbaumes als ein Mittel gegen Erbrechen und Übelkeit genannt, die Rinde wird als ein Mittel bei Abmagerung und Gewichtsverlust beschrieben, die mit chronischen Erkrankungen im Zusammenhang stehen.

In diversen Provinzen Thailands haben verschiedene Diospyros-Bäume die Funktion offizieller Provinzbäume. Diospyros decandra ist der Provinzbaum der Provinzen Chanthaburi und Nakhon Pathom, und Diospyros malabarica ist der Provinzbaum der Provinz Ang Thong.

***CAVE:** Es ist eine weitverbreitete Meinung, dass die Kombination des Saftes von Ebenholzbaum-Früchten mit Kokosnussmilch toxische, möglicherweise sogar schwerwiegende Folgen hat.*

~ ~ ~

Echte Guave (Guava)

Psidium guajava

fà-ràng | farang

ฝรั่ง

Geschmacksrichtung: adstringierend

Verwendete Teile: Blatt, Frucht

Innere Anwendung: Mit den Blättern der Echten Guave lässt sich Diarrhoe behandeln, wenn sie durch ein übermäßiges Element Wasser hervorgerufen wurde, ebenso wie Magenschmerzen und Magengeschwüre. Die Blätter haben auch auf das Immunsystem eine positive Wirkung. Tee aus der Echten Guave eignet sich zur Behandlung von blockierter oder unregelmäßiger Menstruation und von chronischem Stress und Ängstlichkeit.

Äußere Anwendung: Die Blätter der Echten Guave beseitigen schlechte Gerüche und einige Hautpilze; trotzdem werden sie äußerlich nicht oft eingesetzt.

Das Wort farang, das sich aus dem thailändischen Wort für „französisch" ableitet, lässt sich wörtlich mit „Ausländer" übersetzen und steht insbesondere für Ausländer aus dem Westen. Dies lässt schon vermuten, dass die Echte Guave in Thailand nicht heimisch ist. Sie wurde vor etwa

400 Jahren von den Portugiesen eingeführt und wächst nun schon lange genug in Thailand, um Teil des medizinischen Repertoires zu sein.

~ ~ ~

Echter Sternanis (Star Anise)

Illicium verum

jan bpàet glèep | chan paet klip

จันทน์แปดกลีบ

Geschmacksrichtung: aromatisch-kräftig

Verwendete Teile: Samen

Innere Anwendung: Der Echte Sternanis, der hauptsächlich verdauungsfördernd wirkt, wird gegen Blähungen, Magenverstimmung, Reizdarm, Gastritis und andere Magen- oder Darmkrämpfe eingesetzt. Er ist mild genug, dass er gefahrlos bei Kindern und Säuglingen eingesetzt werden kann. Echter Sternanis ist ein nützliches Erkältungsmittel bei trockenem Husten, Verschleimung, Grippe und Halsschmerzen. Weil er schleimlösend wirkt, ist er bei Bronchitis, Asthma und anderen Atemwegsinfektionen besonders nützlich. Er ist ein hervorragendes Mittel gegen Insomnie und fördert eine regelmäßige Menstruation.

Äußere Anwendung: Echter Sternanis hat auf die „Herz-Seele" eine positive Wirkung und wird in Ölen eingesetzt, um die „feinen" Winde zu beruhigen.

Echter Sternanis wird häufig zum Aromatisieren von thailändischen Tees (geeist oder heiß) genutzt. Einfach vor dem Aufgießen 2 – 3 Sterne zum Tee geben.

6

~ ~ ~

Engelwurz (Angelica)

Angelica sinensis

gòht chiang | kot chiang

โกฐเชียง

Geschmacksrichtung: chum, aromatisch-kräftig, mild, duftend/kühl

Verwendete Teile: Stängelansatz

Innere Anwendung: Laut TTM-Texten wirkt Engelwurz bei Fieber. Sie hat bei durch Asthma bronchiale bedingtem Husten eine gute Wirkung, sie lindert Schluckauf und wirkt auch bei Entzündung der Luftröhre und „toxischem" Schleim, und sie stärkt das Herz und das Blut. Therapeuten setzen Engelwurz zur Blutbildung und Blutreinigung sowie zur Behandlung von Prellungen ein.

Sie hat bei allen Arten von prämenstruellen Symptomen wie Krämpfen, Kopfschmerzen, Völlegefühl und Muskelspasmen eine gute Wirkung. Daneben unterstützt sie effektiv eine regelmäßige Menstruation, wenn diese blockiert ist. Engelwurz wird als Erkältungsmittel und gegen Grippe und Fieber eingesetzt, aber auch bei allgemeiner Energielosigkeit oder Immunschwäche. In niedrigen Dosierungen regt sie den Appetit an.

Äußere Anwendung: Therapeuten nutzen Engelwurz in Kräutereinreibungen bei Traumata wie Quetschungen, Verstauchungen und Zerrungen.

Engelwurz ist im Westen leicht in asiatischen Kräutergeschäften und bei Kräuterlieferanten im Internet erhältlich. „Chum" ist ein nicht übersetzbares Wort, das einen stark „muffigen" Geschmack beschreibt und häufig als unangenehm empfunden wird. Er ist oft moschusartig, kräftig und stark riechend.

~ ~ ~

Färberdistel (Safflower)

Carthamus tinctorius

dòk kam fŏi | dok khamfoi

ดอกคำฝอย

Geschmacksrichtung: süß, wärmend

Verwendete Teile: Blüte, Samen

Innere Anwendung: Die Färberdistel stärkt das Blut. Getrocknete Färberdistel stärkt zudem das Herz und das Nerven- und Kreislaufsystem. Aufgrund ihrer positiven Wirkung auf den Kreislauf wird sie beim Mann zur Behandlung von sexuellen Funktionsstörungen und bei der Frau zur Regulierung einer blockierten, unregelmäßigen oder schmerzhaften Menstruation eingesetzt. Die Blüte kommt als Beruhigungsmittel bei Stress, Ängstlichkeit und Panikattacken zum Einsatz. Sie ist auch bei Erkältungen, Arthritis und Verstopfung ein wirksames Mittel. Der Samen wirkt stark abführend und schleimlösend und kann zur Förderung der Menstruation und zur Absenkung des Cholesterins eingesetzt werden.

Äußere Anwendung: In äußerlich eingesetzten Balsamen und Einreibungen wirkt sich Färberdistel positiv auf das Blut aus. Sie wirkt zerstreuend und hat bei Prellungen eine besonders gute Wirkung. Die Färberdistel löst Klümpchen auf und befördert Blutergüsse aus den tiefen Gewebsschichten nach oben.

Fenchel (Fennel)

Foeniculum vulgare

tian-kâao-bplèuak | thian khao plueak

เทียนข้าวเปลือก

Geschmacksrichtung: süß, aromatisch-kräftig

Verwendete Teile: Samen

Innere Anwendung: Fenchelsamen werden üblicherweise zusammen mit anderen Kräutern in Rezepturen gegen Blähungen und Wind eingesetzt. Fenchel eignet sich besonders gut zur Behandlung von Wind in der Körpermitte, zwischen dem Nabel und den Genitalien.

~ ~ ~

Fingerwurz (Chinesischer Ingwer, Finger Root, Lesser Galangal)

Boesenbergia rotunda

grà chaai | krachai

กระชาย

Geschmacksrichtung: würzig/scharf, bitter

Verwendete Teile: Rhizom, Blätter

Innere Anwendung: Die Fingerwurz wird traditionell zur Behandlung von Magenbeschwerden und Magengeschwüren eingesetzt. Sie hat bei Blähungen, Verdauungsbeschwerden und träger Verdauung eine gute Wirkung und wird als allgemeines harntreibendes Mittel eingesetzt. Zudem eignet sie sich bei Erkrankungen der Zähne und des Zahnfleisches und bei Dysenterie. Tee aus den Fingerwurzblättern kommt bei Lebensmittelvergiftungen und allergischen Reaktionen auf Lebensmittel zur Anwendung.

Fingerwurz wird in der thailändischen Küche zum Würzen von Suppen und Currys eingesetzt und ist in einigen Fleisch- und Fischgerichten enthalten, in denen sie den Fleisch- bzw. Fischgeruch überdecken soll. Im Westen ist Fingerwurz in asiatischen Lebensmittelgeschäften erhältlich, wenn nicht frisch, dann normalerweise gefroren. Ihren Namen verdankt sie ihrem fingerförmigen Aussehen.

6

Galgant (Thai-Ingwer, Galangal, Galanga)

Alpinia galanga

kàa | kha

ข่า

Geschmacksrichtung: würzig/scharf, bitter

Verwendete Teile: Rhizom

Innere Anwendung: Galgant wird innerlich eingesetzt, um das Feuer der Verdauung zu stimulieren, und er wird bei Verdauungsstörungen, Blähungen und Magenbeschwerden wie Diarrhoe und Übelkeit empfohlen.

Äußere Anwendung: Galgant wird äußerlich eingesetzt, um das Gewebe zu nähren, die Durchblutung zu verbessern und das Blut zu stärken. Er ist häufig in Rezepturen für heiße Kräuterkompressen, Balsamen und Einreibungen enthalten und kann in äußeren Umschlägen eingesetzt werden. In Kombination mit anderen Kräutern kann er in Form von frischen Kräuterkompressen bei Pilzerkrankungen wie Fußpilz verwendet werden. Galgant eignet sich auch zur Behandlung von Hautparasiten und Insektenstichen und -bissen.

Galgant ist das Kraut, das dem Element Wind zugeordnet wird, und er ist in der Elemente ausgleichenden Rezeptur Benjagoon enthalten. Er ist zwar mit Ingwer verwandt, aber er ist aromatischer und blumiger. Er ist wesentlicher Bestandteil zahlreicher bekannter thailändischer Gerichte, darunter Tom Yum, Tom Kha und Currys, und wird in der thailändischen Küche sehr häufig verwendet. Galgant ist im Westen in asiatischen Lebensmittelgeschäften erhältlich. Man sollte Rhizome bevorzugen, die eine hellere Farbe haben und hart und dabei rundlich sind.

6

CAVE: *Wie oben bereits erwähnt, wird Galgant in Umschlägen zur äußeren Behandlung der Haut eingesetzt; dabei muss man jedoch vorsichtig vorgehen, denn frischer Galgant kann bei äußerer Anwendung geringfügige oberflächliche Irritationen wie bei einer Verbrennung hervorrufen.*

~ ~ ~

Garcinia

Garcinia cambogia

sôm kàek | som khaek

ส้มแขก

Geschmacksrichtung: sauer

Verwendete Teile: Frucht

Innere Anwendung: Garcinia wird eingesetzt, um den Körper zu wärmen. Sie löst Sputum und lindert Husten. Garcinia unterstützt die Gewichtsabnahme, indem sie den Fett- und Kohlenhydrat-Stoffwechsel beschleunigt. Sie wurde in zahlreichen Studien in den Vereinigten Staaten und in

Europa als natürliche Alternative für westliche Medikamente zur Gewichtsreduktion untersucht. Diesen zufolge ist eine langfristige Einnahme unbedenklich, allerdings haben einige Studien auch gezeigt, dass Garcinia nur eine limitierte Wirkung hat. Zur Zeit werden ihre Eigenschaften gegen Tumoren und Karzinomen untersucht. Garcinia wird in Thailand als Nahrungsergänzungsmittel zur Zügelung des Appetites eingesetzt. Traditionell kommt sie auch bei Verstopfung, Ödemen, Darmparasiten, träger Verdauung und zur Steigerung der Körpertemperatur zum Einsatz.

Die thailändische Bezeichnung lässt sich mit „indische Orange" übersetzen, was einen Hinweis auf seinen Ursprung gibt.

~ ~ ~

Gewürznelke (Gewürznelken-Baum, Clove)

Syzgium aromaticum

gaan phluu | kanphlu

กานพลู

Geschmacksrichtung: würzig/scharf, aromatisch-kräftig

Verwendete Teile: Blüte

Innere Anwendung: Gewürznelke wirkt gegen abdominelle Probleme wie Blähungen und Schmerzen, und sie klärt die *sên*.

Äußere Anwendung: Gewürznelke wird äußerlich in schmerzstillenden Balsamen und Einreibungen sowie zur Öffnung der *sên* eingesetzt. Zudem kommt sie als orales Schmerzmittel zum Einsatz.

6

~ ~ ~

Granatapfel (Pomegranate)

Punica granatum

táp tim | thapthim

ทับทิม

Geschmacksrichtung: die Frucht ist süß und sauer, die Schale ist adstringierend, die Wurzel und die Wurzelrinde haben eine toxische Geschmacksrichtung

Verwendete Teile: Frucht, Wurzel, Baumrinde, Samen

Innere Anwendung: Frischer Granatapfelsaft kann bei Fieber zur Senkung der Körpertemperatur genutzt werden. Die Granatapfelschale ist stark adstringierend und wird zur Behandlung von Diarrhoe, Dysenterie, Blut oder Schleim im Stuhl und Lebensmittelvergiftung eingesetzt. Die Wurzelrinde beseitigt wirksam Bandwürmer und andere Darmparasiten. In den Wat-Pho-Texten werden

Granatapfelblüten als ein Stärkungsmittel beschrieben, das die Qualität der Muttermilch verbessert. Die Samen werden in Rezepturen gegen Verdauungsstörungen verwendet.

Äußere Anwendung: Frischer Granatapfelsaft kann lokal als Adstringens oder Antimykotikum eingesetzt werden, aber auch zum Gurgeln bei Halsschmerzen und Mundgeschwüren.

~ ~ ~

Grüner Tee (Green Tea)

Camelia sinensis

chaa kĭeow | cha khiao

ชาเขียว

Geschmacksrichtung: adstringierend

Verwendete Teile: Blätter

Innere Anwendung: Die günstigen Wirkungen von grünem Tee beruhen auf Tanninen, natürlichen antibakteriellen Verbindungen, die natürlicherweise im Blatt vorkommen. In neuerer Zeit wurde gezeigt, dass grüner Tee reich an Antioxidanzien ist, was seinen schon lange bestehenden Ruf als allgemeines Stärkungsmittel bestätigt. Wird er regelmäßig eingenommen, fördert grüner Tee ein gesundes Immunsystem und schützt vor Infektionen und Karzinomen des Atmungs- und Verdauungssystems.

Grüner Tee reguliert und alkalisiert das Verdauungssystem und hilft sowohl bei Verstopfung als auch bei Diarrhoe. Generell ist er ein gutes verdauungsförderndes Mittel, obwohl unterschiedliche Aufbereitungs- und Röstmethoden auch unterschiedliche Ergebnisse hervorbringen. Zudem hat grüner Tee eine positive Wirkung auf den Blutkreislauf, er hilft bei der Desinfektion bei bakteriellen Infektionen und schützt vor Zahn- und Zahnfleischerkrankungen.

Äußere Anwendung: Blätter von grünem Tee können zur Wundbehandlung eingesetzt werden, für diesen Zweck gibt jedoch besser geeignete Kräuter.

~ ~ ~

Hanuman Prasan Kai

Schefflera leucantha

hà-nú-maan bprà-săan gaai | hanuman prasan kai

หนุมานประสานกาย

Geschmacksrichtung: würzig/scharf, bitter, adstringierend

Verwendete Teile: gesamte Pflanze

Innere Anwendung: Hanuman Prasan Kai wird sehr viel zur Behandlung von Asthma und anderen Erkrankungen der oberen Atemwege eingesetzt, darunter Husten, Bronchitis, Erkältungen und andere Atemwegsinfektionen. Es fördert auch wirksam den Blutkreislauf.

Äußere Anwendung: Die Blätter dieses Krauts lassen Wunden abheilen, sie wirken bei Prellungen, und sie stillen Blutungen. Sie werden auch in Mückenschutzmitteln aus Kräutern eingesetzt.

Im Westen existiert keine gebräuchliche Bezeichnung für dieses Kraut, weshalb nur der thailändische und der botanische Name angegeben werden. Hanuman prasan kai ist im Westen über das Internet erhältlich, wo es meist als pflanzliches Ergänzungsmittel gegen Asthma angeboten wird.

~ ~ ~

Haritaki (Chebulische Myrobalane)

Terminalia chebula

sà-mŏr-tai | samo thai

สมอไทย

Geschmacksrichtung: adstringierend, sauer, bitter

Verwendete Teile: Frucht

Innere Anwendung: Die unreife Frucht ist ein häufig eingesetztes Mittel gegen Fieber, parasitäre Infektionen, Milzerkrankungen, Gelbsucht, Hautkrankheiten und allergische Hautreaktionen. Haritaki korrigiert Verdauungsstörungen und kann bei Verstopfung, Diarrhoe, Dysenterie und Darmparasiten eingesetzt werden.

Daneben hat es auch auf das Nervensystem, Nervenleiden und kanzerogene Tumoren eine positive Wirkung. Es ist ein Schleimlöser, der bei Erkältungen, Verschleimung, Husten, Asthma, Bronchitis und Laryngitis eingesetzt wird, und ein Adstringens, das zum Beseitigen von Schleim oder Blut im Stuhl, Sputum oder vaginalem Ausfluss verwendet wird. Die reife Frucht ist adstringierend und wirkt gegen Diarrhoe. Haritaki bringt die Elemente ins Gleichgewicht und hat eine verjüngende Wirkung auf Körper und Geist. Zudem beseitigt es Toxine und fördert die Darmbewegung.

Äußere Anwendung: Mit frischem Haritaki kann ein Aufguss hergestellt werden, der bei Augenverletzungen als Augenspülung eingesetzt wird.

Haritaki hat im Buddhismus in ganz Asien einen besondere Stellung. Der Medizin-Buddha, eine der im ostasiatischen und tibetischen Buddhismus bedeutendsten buddhistischen Gottheiten, wird gewöhnlich mit einer Haritaki-Frucht in der Hand dargestellt. Haritaki ist auch in der alten ayurvedischen Rezeptur Triphala enthalten, die in ganz Asien benutzt wird.

Henna

Lawsonia inermis

tian ging | tian king

เทียนกิ่ง

Geschmacksrichtung: adstringierend, pra (ein unangenehmer Geschmack)

Verwendete Teile: Blatt

Äußere Anwendung: Das frische Hennablatt kann als lokales Antiseptikum auf Pilz- oder Bakterieninfektionen der Haut und der Nägel aufgetragen werden. Es kann bei Erkrankungen oder Infektionen des Mundes und des Zahnfleisches zum Gurgeln genutzt werden.

~ ~ ~

Honig

Produkt der Honigbiene (Apis spp.)

nám pêung | nam phueng

น้ำผึ้ง

Geschmacksrichtung: süß, adstringierend, leicht wärmend

6

Innere Anwendung: Man sagt, dass Honig „kratzend" ist, das heißt er hat die Fähigkeit, Schleim zu lösen und ihn aufzulösen. Aus diesem Grund hat er bei Halsschmerzen mit Verschleimung eine besonders gute Wirkung, ebenso bei anderen Erkrankungen der oberen Atemwege, die mit Schleim einhergehen, wie etwa Asthma und Husten. Honig wirkt verjüngend und erhöht die Vitalität. Er tut schwachen und erschöpften Menschen gut, wirkt bei Männern, die vor kurzem ejakuliert haben (was in der thailändischen Medizin als ein Verlust von „Essenz" gilt), regenerativ, und er nährt menstruierende Frauen. Honig ist als Hilfsmittel in vielen innerlich einzusetzenden Rezepturen enthalten, da er hilft, die Kräuter in das Gewebe zu bringen.

Äußere Anwendung: Honig beruhigt Wunden und lässt sie abheilen, und er ist ein natürliches antibakterielles Mittel.

Obwohl alle Zucker kühlend sind, ist Honig das wärmste existierende Süßungsmittel, weshalb er für Menschen mit Wasser als wichtigstes konstitutionelles Element oder mit einem agitierten Element Wasser das beste Süßungsmittel ist. Honig ist eines der fünf Nahrungsmittel, die Buddha im Mönchskodex des Theravada-Buddhismus ausdrücklich als Medizin empfohlen haben soll.

Das thailändische Wort für Honig lässt sich mit „Bienen-Wasser" übersetzen. In Thailand erhält man sehr häufig Honig aus Wildsammlungen von wilden Bienen, oft zusammen mit den Honigwaben und Bienenlarven, die einen zusätzlichen Nährwert haben sollen. Honig wird aufgrund seiner Verbindungen zu Buddhas Lehren, seiner Fähigkeit, Kräuter zum Gewebe zu bringen, und weil er nicht durch andere Kräuter ersetzt werden kann, als eine ziemlich magische Substanz angesehen. In Arzneimitteln, in denen Honig vorgesehen ist, kann er nicht durch etwas anderes ersetzt werden.

~ ~ ~

Ingwer (Ginger)

Zingiber officinale

kĭng | khing

ขิง

Geschmacksrichtung: süß, würzig/scharf

Verwendete Teile: Rhizom

Innere Anwendung: Ingwer ist das zentrale Allheilmittel der thailändischen Kräuter-Pharmakopöe. Ingwer wirkt stark stimulierend, vor allem auf den Verdauungstrakt. Er ist das Kraut der Wahl, um die Verdauung anzuregen, und wird häufig gegen Blähungen, bei Magenverstimmung, Gastritis, Magengeschwüren, Diarrhoe, träger Verdauung, Übelkeit und Erbrechen eingesetzt. Ingwertee kommt außerdem bei Erkältungen, bronchialer Verschleimung, Halsschmerzen, Fieber, Übelkeit, Reisekrankheit, Mundgeschwüren, Schlafstörungen, Herzerkrankungen, Arthritis, unregelmäßiger oder blockierter Menstruation, chronischen Rückenschmerzen, Hämorrhoiden und Beriberi (Vitamin-B1-Mangel) zum Einsatz, was ihm den Ruf als Allheilmittel eingebracht hat. Heilkundige der Bergvölker verabreichen Müttern nach der Geburt Ingwertee, um die Gesundheit und eine schnelle Genesung zu fördern. Ingwer wirkt auch als Galaktagogum, d.h. er fördert die Bildung von Muttermilch. Ingwer wird in vielen Kräuterzubereitungen als Hilfsmittel eingesetzt, um die Nebenwirkungen anderer Kräuter zu reduzieren und ihre Wirkkraft zu erhöhen, und er ist das Kraut, das in diesem Buch am häufigsten zum Einsatz kommt.

Äußere Anwendung: Bei Verwendung in Balsamen, Einreibungen, heißen Kompressen, Umschlägen und Pflastern erhöht Ingwer die Durchblutung, ermöglicht Bewegung und bringt zusätzliche Wärme.

Ingwer wird dem Element Raum zugeordnet und ist in der Elemente ausgleichenden Rezeptur Benjagoon enthalten. Getrockneter Ingwer ist die schärfste Ingwerform, es folgt der reife, frische Ingwer, und junger Ingwer ist am wenigsten heiß (daher ist die letzte Form für Kinder am besten geeignet).

Jackfrucht (Jackfruit)

Artocarpus heterophyllus

kà-nŭn | khanun

ขนุน

Geschmacksrichtung: die Frucht ist süß, das Blatt ist bitter, der Samen ist ölig

Verwendete Teile: Frucht, Blatt, Samen

Innere Anwendung: Das Blatt der Jackfrucht hat auf das Blut eine positive Wirkung, es hilft bei Geschlechtskrankheiten und beruhigt die Nerven. Der Samen unterstützt die Milchbildung und fördert den Milchfluss. Zudem verleiht es Energie. Die fleischigen, tulpenförmigen Segmente der Frucht werden, wenn sie reif sind, in ganz Thailand roh gegessen und in unreifem Zustand in Currys mitgekocht. Die Samen werden gekocht oder geröstet und in Currys gegessen. Da sie ein nahrhaftes Stärkungsmittel mit hohem Energiegehalt sind, sind Jackfrucht-Samen in der Rekonvaleszenz, bei Immunschwäche, Energielosigkeit, chronischer Müdigkeit, chronischen Erkrankungen und im höheren Alter besonders nützlich. Dekokte aus der Wurzel werden zur Behandlung von Diarrhoe eingesetzt.

Die Jackfrucht ist eine sehr große Frucht, die 90 cm lang werden kann. Das Kernholz des Jackfrucht-Baumes wird in den Klöstern der Thailändischen Waldtradition im ländlichen Nordosten des Landes zum Färben ihrer Gewänder genutzt. Dafür werden Holzspäne in Wasser gekocht, wodurch ein starkes Färbemittel namens gaen-kanun entsteht, das beachtliche arzneiliche Eigenschaften haben soll. Tatsächlich waschen die Mönche dieser Tradtion niemals ihre Gewänder. Die Gewänder werden einmal die Woche erneut im Jackfrucht-Färbemittel aufgekocht und zum Trocknen in die Sonne gehängt. Auf diese Weise behandelte Gewänder sollen angeblich nie schlecht riechen, und die Mönche schwören auf den Schutz, den die gefärbten Gewänder der Haut verleihen – so etwa Immunität gegen Pilzinfektionen, Hauterkrankungen und unangenehmen Körpergeruch.

~ ~ ~

Jasmin

Jasminum spp.

má-lí | mali

มะลิ

Geschmacksrichtung: duftend/kühl, bitter

Verwendete Teile: Blüte

Innere Anwendung: TTM-Texten zufolge soll Jasmin die „Herz-Seele" beruhigen und Ängstlichkeit lindern. Er reduziert Toxine, die Folge übermäßiger Hitze sind, senkt Fieber und lindert durch Fieber hervorgerufenen übermäßigen Durst. Jasmin stärkt zudem das Herz und wirkt sich positiv auf den Fetus aus. Außerdem lindert er Schmerzen in den Augen.

Äußere Anwendung: Therapeuten der traditionellen Medizin setzen Jasmin in Dampfbädern und Kräuterkompressen ein. Er wird auch in Ölen ziehen gelassen und Räucherkerzen und -stäbchen zugegeben, um die „Herz-Seele" zu entspannen und Ängstlichkeit zu beseitigen. Zudem kann er Kräuterölen zugegeben werden, die bei Massagen angewendet und dafür auf den Körper aufgetragen werden.

Es können viele Jasmin-Arten medizinisch verwendet werden, und alle werden als má-lí bezeichnet. Wir beschreiben hier den Gewöhnlichen Jasmin (Jasminum officinale). Im Westen ist getrockneter Jasmin verschiedener Arten in asiatischen Lebensmittelgeschäften, bei Kräuterlieferanten im Internet und im Fachhandel erhältlich. Jasmin-Girlanden werden in ganz Thailand häufig als Opfergaben an buddhistischen Altären und in buddhistischen Tempeln genutzt. An bestimmten Feiertagen werden sie auch Freunden und Familienangehörigen zur Segnung überreicht.

~ ~ ~

Kaffir-Limette (Kaffernlimette, Kaffir Lime)

Citrus hystix

má grùut | makrut

มะกรูด

Geschmacksrichtung: die Frucht ist sauer, die Blätter sind duftend/kühl

Verwendete Teile: Früchte, Blätter

Innere Anwendung: Innerlich eingenommen ist die Kaffir-Limette ein verdauungsanregendes Mittel, das Blähungen und Magenverstimmung lindert und zudem eingesetzt wird, um eine blockierte oder nur selten einsetzende Menstruation zu regulieren. Sie gilt als Blutreiniger und Antioxidans mit krebsvorbeugenden Eigenschaften, sie wird aber auch zur Behandlung von hohem Blutdruck eingesetzt.

Äußere Anwendung: Äußerlich eingesetzt hat Kaffir-Limette aufgrund ihrer antiseptischen und aromatischen Eigenschaften eine positive Wirkung, ebenso durch ihre Fähigkeit, Toxine aus dem Blut zu eliminieren. Sie stärkt die „Herz-Seele" und ist oft in heißen Kräuterkompressen und thailändischen Kräuterbalsamen und -einreibungen enthalten. Wenn sie in Kompressen und Kräuterdämpfungen eingesetzt wird, wirken ihre Dämpfe beruhigend. Sie ist auch in Rezepturen für Kopfhaut, Haare und Haut enthalten.

Kaffir-Limetten-Früchte und noch mehr die -Blätter sind im Westen in vielen asiatischen Lebensmittel- und einigen Delikatessengeschäften erhältlich. Kaffir-Limetten-Pflanzen werden auch von Gärtnereien angeboten, wobei sie häufig auf andere Citrus-Pflanzen gepropft werden, um einem kühleren Klima standhalten zu können.

Kalmegh (Andrographis, Chiretta)

Andrographis paniculata

fáa-tá-laai-john | fa thalai chon

ฟ้าทะลายโจร

Geschmacksrichtung: bitter

Verwendete Teile: Blätter

Innere Anwendung: Kalmegh wirkt bei Erkrankungen, die durch verstärktes Feuer bedingt sind, wie beispielsweise bei fiebrigen Zuständen. Er wird zur Vorbeugung gegen Erkältungen eingesetzt, und er kommt Patienten mit Halsentzündungen zugute. Kalmegh hilft bei Husten, Halsschmerzen und diversen Erkrankungen der oberen Atemwege. Er stärkt das Immunsystem und wirkt Allergien entgegen. Als bitteres Stärkungsmittel hat er auf die Leber eine besonders stimulierende Wirkung, und er steigert die Gallensaftproduktion. Er hat bei allen Leber- und Gallenblasenerkrankungen eine positive Wirkung, ebenso bei Diabetes. Kalmegh ist ein entgiftendes Kraut, das in Fällen mit Darminfektionen wie Dysenterie und anderen Durchfällen und auch zur Blutreinigung nützlich ist. Kalmegh wird außerdem eingesetzt, um Verstopfungen zu lösen, Fieber zu lindern und den Blutdruck zu senken.

Äußere Anwendung: Kalmegh wird in erster Linie als innerliche Arznei eingesetzt; er kann jedoch bei besonders ausgeprägten Hautproblemen einschließlich Infektionen auch äußerlich aufgetragen werden.

Der Thai-Name, fáa-tá-laai-john, lässt sich mit „der Himmel schlägt die Diebe" übersetzen; manchmal wird er auch als Kraut bezeichnet, das 500 Erkrankungen auslöscht. In Thailand wird er sehr viel verwendet. Als die Vogelgrippe sich erstmals in Südostasien ausbreitete, war Kalmegh in Thailand fast ausverkauft.

CAVE: *Dieses Kraut ist zwar bei vielen Erkrankungen wirksam, es ist aber eine stark kühlende Arznei und sollte in kalter Umgebung gemieden werden.*

6

~ ~ ~

Kalmus (Indischer Kalmus, Calamus, Sweet Sedge, Sweet Flag)

Acorus calamus

wâan nám | wan nam

ว่านน้ำ

Geschmacksrichtung: wärmend, bitter

Verwendete Teile: Rhizom

Innere Anwendung: Kalmus wird hauptsächlich zur Behandlung von Depressionen eingesetzt. Er beruhigt den Geist und wirkt nervenstärkend. Zugleich ist Kalmus ein Magenmittel, das zur Behandlung von Magenverstimmung, Sodbrennen, Gastritis und Magenübersäuerung eingesetzt wird, ebenso zur Appetitsteigerung. Wie die meisten heißen Kräuter ist Kalmus ein wirksames Erkältungsmittel und wirkt abschwellend. Er wird gegen Husten, bronchiale Verschleimung, Asthma, Sinusitis und Fieber eingesetzt. Kalmus gilt als ein gutes Stärkungsmittel und Stimulans für das Nervensystem, vor allem für die Sinne und das Gehirn.

Äußere Anwendung: Kalmus ist in Einreibungen für die Behandlung von Nervenschmerzen enthalten, und mit ihm lassen sich die *sên* behandeln.

Kalmus soll bei täglicher Einnahme das Gedächtnis und die sexuelle Energie verbessern. Im Rahmen der westlichen Kräuterheilkunde sollen Raucher das frische Rhizom kauen, um so eine leichte Übelkeit hervorzurufen, was das Aufgeben des Rauchens erleichtern soll. Kalmus ist leicht in auf Phytotherapie spezialisierten Apotheken erhältlich.

~ ~ ~

Kardamom (Cardamom)

Amomum testaceum

grà-waan | krawan

กระวาน

Geschmacksrichtung: aromatisch-kräftig

Verwendete Teile: Samen

Innere Anwendung: Kardamom ist für seine stimulierenden Eigenschaften und seine den Magen-Darm-Trakt beruhigenden Wirkungen bekannt. Kardamom-Tee wird weltweit bei Blähungen, aufgetriebenem Bauch, träger Verdauung, Reizdarmsyndrom und Gastritis getrunken. In Thailand werden verschiedene Kardamom-Arten eingesetzt, um mit Gastritis und Magenverstimmungen im Zusammenhang stehende Magenschmerzen und -krämpfe zu lindern. Kardamom wird auch häufig als Hustenstiller, aber auch zur Behandlung von Erkältungen, Bronchitis, Asthma und Laryngitis eingesetzt. Da Kardamom aromatisch-kräftig ist, beruhigt er das Element Wind.

Äußere Anwendung: Kardamom ist in Kompressen und Kräuterinhalationen enthalten.

Katzenbart (Cat's Whisker)

Orthosiphon aristatus

yaâ nùat-maew | ya nuat maeo

หญ้าหนวดแมว

Geschmacksrichtung: geschmacksneutral

Verwendete Teile: gesamte Pflanze

Innere Anwendung: Traditionellen Texten entsprechend wird Katzenbart eingesetzt, um Urin zu eliminieren, und er fördert die Ausscheidung von Harnsäure. Er reduziert auch Nierenprobleme und Nieren- und Gallensteine. Katzenbart senkt den Blutzucker und den Blutdruck und wirkt bei Harnröhreninfektionen.

Im Westen kann es zwar schwierig sein, als Arzneikraut angebotenen Katzenbart zu finden, stattdessen kriegt man ihn aber oft in Gärtnereien als Zierpflanze.

CAVE: *Katzenbart ist bei Patienten mit Herzerkrankungen kontraindiziert.*

~ ~ ~

Kerzenstrauch (Candelabra Bush, Ringworm Bush)

Cassia alata

chum-hèt-tâyt | chumhet thet

ชุมเห็ดเทศ

Geschmacksrichtung: bitter, toxisch

Verwendete Teile: Blätter, Blüten

Innere Anwendung: Der Kerzenstrauch ist, wie andere *Cassieae* auch, ein Laxativum. Er wirkt hauptsächlich abführend und gegen Parasiten. In den Wat-Pho-Texten wird er als Mittel beschrieben, das gegen Verstopfung, Blähungen und Diarrhoe, die durch Darmparasiten hervorgerufen wurden, und gegen Blut und Schleim im Stuhl wirkt.

Äußere Anwendung: Die Blätter des Kerzenstrauchs werden lokal als Antiseptikum und Antiparasitikum zur Behandlung von pilzbedingten und bakteriellen Hautinfektionen sowie bei Wunden eingesetzt.

Bei Kindern sowie Patienten mit entzündlichen Darmerkrankungen sollte der Kerzenstrauch nicht innerlich eingesetzt werden. Es heißt, dass es möglich ist, Kerzenstrauch „zusammen mit Zitwerwurzel zu pulverisieren und auf den Körper eines Kindes zu streuen, das nur schwer großzuziehen ist, um so Krankheiten zu verhindern". Im Westen kann er schwer erhältlich sein, aber man sollte im Fachhandel nachfragen.

Keulenlilie (Ti Plant)

Cordyline fruticosa

màak pûu màak mia | makphumakmia

หมากผู้หมากเมีย

Geschmacksrichtung: geschmacksneutral, ölig, kühlend

Verwendete Teile: Blätter

Innere Anwendung: Mit der Keulenlilie werden hauptsächlich Fieber und Toxine behandelt, sie ist aber auch ein Adstringens mit einem breiten Einsatzspektrum. Sie wirkt hämostatisch, sie wird also traditionell zur Blutstillung bei blutigem Erbrechen, Stuhl und Urin eingesetzt. Sie kommt auch zur Anwendung, um das Aushusten von Blut bei Tuberkulose zu stillen, übermäßige Menstruation einzudämmen und innere Blutungen von Organen, Quetschungen, Prellungen und Hämatome zu reduzieren. Die Keulenlilie wird auch zur Behandlung von Diarrhoe, Dysenterie, Arthritis, Fieber und Masern genutzt.

Äußere Anwendung: Lokal werden mit der Keulenlilie durch Hitze und Toxizität bedingte Hautreizungen behandelt, zudem stillt sie Blutungen. Als Gurgelwasser ist sie gegen Zahn- und Zahnfleischerkrankungen, bei blutendem Zahnfleisch und Mundgeruch wirksam.

~ ~ ~

Knoblauch (Garlic)

Allium sativum

grà tiam | krathiam

กระเทียม

Geschmacksrichtung: würzig/scharf

Verwendete Teile: Zehen

Innere Anwendung: Knoblauch verstärkt das Feuer der Verdauung und wirkt unterstützend bei Verdauungsproblemen wie Blähungen und Magenverstimmung. Er löst Schleim und hat bei bestimmten Arten von Husten und Asthma eine gute Wirkung. Knoblauch erhöht die Immunität, wirkt Infektionen entgegen und wird bei inneren Parasiten als Abführmittel eingesetzt. Er ist ein starkes entgiftendes Mittel und hat daher bei Lebererkrankungen, toxischem Megakolon und zur allgemeinen Entgiftung des Blutes und der Organe eine positive Wirkung. In hohen Dosierungen beseitigt Knoblauch Darmwürmer und andere Parasiten, und er wird eingesetzt, um Malaria und Dengue-Fieber zu verhindern. Weitere Erkrankungen, bei denen Knoblauch eine gute Wirkung hat, sind Arthritis, Herzerkrankungen, Erkrankungen der Gallenblase, Fieber und Blasenentzündungen. Knoblauch soll das Blutcholesterin und Bluthochdruck senken und zu niedrigen Blutdruck anheben, und er gilt in vielen Kulturen weltweit als stimulierendes Aphrodisiakum.

Äußere Anwendung: Bei einem Einsatz in Balsamen, Einreibungen und Umschlägen dringt Knoblauch bis zur Hautschicht vor, bewegt Wind und reinigt das Blut. Zudem hat er bei der Behandlung von Hautpilzen und Ohrinfektionen eine gute Wirkung.

~ ~ ~

Königinblume (Crepe Myrtle, Queen's Flower, Pride of India)

Lagerstroemia speciosa

in-tá-nin nám | inthaninnam

อินทนิลน้ำ

Geschmacksrichtung: bitter

Verwendete Teile: Blatt

Innere Anwendung: Königinblume-Blätter wirken diuretisch und haben bei Diabetes und Diarrhoe einen positiven Effekt. Sie senken den Blutzuckerspiegel ab und haben bei schmerzhaftem Wasserlassen, Nieren- und Blasensteinen und bei der Behandlung von Geschlechtskrankheiten eine gute Wirkung.

Die Königinblume wächst unter diversen westlichen Klimaverhältnissen.

~ ~ ~

Kokosnuss (Kokos, Coconut)

Cocos nucifera

ma phráao | maphrao

มะพร้าว

Geschmacksrichtung: Kokosnusswasser ist süß und salzig; das Öl ist ölig und süß

Verwendete Teile: Nuss

Innere Anwendung: Kokosnusswasser reinigt den Körper, wirkt bei Entwässerung außerordentlich gut und ist stark kühlend. Das Fleisch und die Milch der Kokosnuss sind nährend, und Kokosnussöl wird innerlich eingesetzt, um Toxine in den Verdauungstrakt zu leiten, so dass sie aus dem Körper beseitigt werden können.

Äußere Anwendung: Kokosnussöl wird sehr oft zur äußeren Behandlung eingesetzt. Es ist häufig die Grundlage von Balsamen und Einreibungen, die kühlende Eigenschaften haben und äußere, Hitze-bedingte Symptome wie etwa trockene Ausschläge lindern sollen. Kokosnussfleisch wird geraspelt und getrocknet in Kompressen für das Gesicht und bei Hitze-Symptomen eingesetzt.

Die Kokosnusspalme ist eine der nützlichsten Pflanzen Thailands. Die faserigen Hüllen der Kokosnuss werden zur Herstellung von Seilen, Matten und Bürsten verwendet. Junge, grüne Kokosnüsse werden für ihr süßes Wasser geschätzt, und die reife Kokosnuss wird geraspelt, mit heißem Wasser vermischt und abgeseiht, so dass Kokosnusscreme entsteht.

CAVE: *Menstruierende Frauen sollten kein Kokosnusswasser trinken, denn es ist für diese Zeit zu stark kühlend und könnte sogar die Menstruation beenden.*

~ ~ ~

Koriander (Echter Koriander, Coriander, Cilantro)

Coriandrum sativum

phàk-chee | phak chi

ผักชี

Geschmacksrichtung: alle verwendeten Teile sind bitter, süß und adstringierend, der Samen ist außerdem aromatisch-kräftig, die Wurzel ist zudem duftend/kühl

Verwendete Teile: Samen, Wurzel

Innere Anwendung: Koriandersamen sind in Rezepturen enthalten, die innerlich Verdauungsprobleme wie Blähungen behandeln sollen.

Äußere Anwendung: Mit Dekokten aus der Korianderwurzel lassen sich akute Augenverletzungen behandeln.

6

~ ~ ~

Kostuswurzel (Indische Kostuswurzel, Costus Root)

Saussurea lappa

gòht grà-dùuk | kot kraduk

โกฐกระดูก

Geschmacksrichtung: ölig, mild, aromatisch-kräftig

Verwendete Teile: Wurzel

Innere Anwendung: Kostuswurzel wirkt diuretisch und schleimlösend. Sie befreit den Körper von Schleim und Wasser, und sie hat eine Affinität zu den Knochen.

Äußere Anwendung: Kostuswurzel wird äußerlich eingesetzt, um den Körper von Schleim und Wasser zu befreien. Sie bewegt außerdem das Blut und ist in ausleitenden Rezepturen enthalten (äußerlich aufzutragende Rezepturen, die den Zweck haben, Toxine an die Körperoberfläche zu ziehen, um sie so zu beseitigen). Bei äußerlicher Anwendung dringt sie in die Knochenschicht des Körpers vor.

Die Signaturenlehre kommt bei der Kostuswurzel zur Anwendung. Weil sie wie ein Knochen aussieht, heißt es, dass sie bis zu den Knochen vordringt und eine positive Wirkung auf diese hat. Die thailändische Bezeichnung grà-dùuk bedeutet „Knochen".

~ ~ ~

Kürbis (Pumpkin, Kabocha)

Cucurbita maxima oder *Cucurbita moschata*

fák tong | fakthong

ฟักทอง

Geschmacksrichtung: ölig und süß

Verwendete Teile: Samen, Fleisch

Innere Anwendung: Kürbissamen vertreiben Würmer und steigern die Urinmenge. Vor kurzem in Thailand durchgeführte Studien haben gezeigt, dass die Samen die Bildung von Nierensteinen verhindern. Das orangefarbene Fleisch nährt das Gewebe, hat einen hohen Beta-Carotin-Gehalt und hilft, Karzinome zu verhindern. Zudem stärkt es das Sehvermögen. Mit der Wurzel lassen sich Husten und Toxine behandeln.

Äußere Anwendung: Kürbis lindert Entzündungen und Prellungen.

~ ~ ~

Kurkuma (Turmeric)

Curcuma longa

kà-mîn | khamin

ขมิ้น

Geschmacksrichtung: adstringierend, bitter

Verwendete Teile: Rhizom

Innere Anwendung: Mit Kurkuma kann Diarrhoe behandelt werden, die auf ein übermäßiges Element Wasser zurückzuführen ist, und sie bewegt Wind und trocknet Schleim. Kurkuma wird als Appetitanreger eingesetzt, und sie wirkt unterstützend bei der Behandlung von Blähungen, Magengeschwüren, Magenverstimmung, Reizdarm und Gastritis. Aus diesen Gründen wird sie häufig als Hilfsmittel in Zubereitungen gegen gastrointestinale Beschwerden eingesetzt. Sie soll den Blutzucker senken und wird daher bei Diabetes und Hyperglykämie genutzt. Kurkuma ist zudem ein bei Husten, Arthritis, chronischen Rückenschmerzen und schmerzhafter oder blockierter Menstruation eingesetztes Mittel. Kurkumablätter können bei Lebensmittelvergiftungen und bei der Behandlung von Hepatitis als Antidot genutzt werden, weil sie auf das Blut, den Verdauungstrakt und die Leber entgiftend wirken und die Hormonsekretion des Körpers regulieren. Zur Zeit werden die krebshemmenden Eigenschaften von Kurkuma erforscht.

Äußere Anwendung: Bei lokaler Anwendung hat Kurkuma eine gute Wirkung auf die Haut, und sie schwächt Entzündungen ab, vor allem in den Gelenken. Sie ist in vielen heißen Kräuterkompressen und auch in Kräuterbalsamen und -einreibungen enthalten, weil sie auf die Haut wirkt und Wind bewegt. Mit Kurkuma kann Fußpilz behandelt werden. Auf Wunden aufgetragen beschleunigt Kurkuma die Heilung und verhindert Infektionen. Das Kurkumarhizom lindert Juckreiz und Schwellungen, und es hat eine leichte antiseptische Wirkung. Daher kann es lokal an Insektenstichen und -bissen, Ausschlägen, allergischen Reaktionen, Nesselsucht und oberflächlichen Wunden eingesetzt werden. Zudem wird es bei Prellungen und Verstauchungen als entzündungshemmendes Mittel angewendet.

~ ~ ~

Lackbaum (Lacquer Tree)

Melanorrhoea usitata

rák yài | rak yai

รักใหญ่

Geschmacksrichtung: adstringierend

Verwendete Teile: Blätter

Innere Anwendung: Tee aus den Blättern des Lackbaumes wird traditionell zur Behandlung von Diarrhoe, Darmparasiten und Dysenterie eingesetzt.

Äußere Anwendung: Umschläge können lokal bei Gelenkschmerzen und Arthritis eingesetzt werden.

Der thailändische Name für den Lackbaum, rak yai, lässt sich mit „große Liebe" übersetzen. Zwar wird der giftige Saft nicht mehr für Lack verwendet, der Baum wird jedoch weiterhin wegen seines Holzes genutzt, und er ist die Quelle eines dunklen Färbemittels, das traditionell zum Färben von Gewändern und für Tinte verwendet wird.

6

Langer Koriander (Culantro)

Eryngium foetidum

chee fà-ràng | chi farang

ชีฝรั่ง

Geschmacksrichtung: bitter, süß, adstringierend

Verwendete Teile: Wurzel, Samen

Innere Anwendung: Der Lange Koriander wird als Laxativum und als entgiftendes Abführmittel bei Malaria, allergischen Reaktionen und Stichen und Bissen giftiger Insekten eingesetzt. Für diese Zwecke wird noch eine weitere Art genutzt, der Amethyst-Mannstreu (*Eryngium amethystinum*), wobei er auch bei gesteigerter Immunität, chronischen Erkältungen und allgemein zur Langlebigkeit verwendet wird.

Äußere Anwendung: Langer Koriander wird äußerlich bei allergischen Reaktionen und Insektenstichen und -bissen eingesetzt.

Langer Koriander ist im Westen in asiatischen Lebensmittelgeschäften erhältlich. Der thailändische Name, phàk chee fàràng, lässt sich mit „Koriander der Ausländer" übersetzen. Daraus geht hervor, dass der Lange Koriander in Thailand nicht heimisch ist.

~ ~ ~

Langer Pfeffer (Long Pepper)

Piper longum

dee bplee | di pli

ดีปลี

Geschmacksrichtung: würzig/scharf, bitter

Verwendete Teile: Frucht

Innere Anwendung: Langer Pfeffer reguliert und fördert die Menstruation, bildet Blut, beseitigt Gerinnsel und lässt das Blut zirkulieren. Er ist zudem ein Schleimlöser, der Verschleimungen bewegt und gegen Erkältungen wirkt. Langer Pfeffer ist in vielen thailändischen Kräuterrezepturen enthalten.

Äußere Anwendung: Langer Pfeffer wird in Rezepturen zur äußerlichen Anwendung eingesetzt, um das Blut zu bewegen und Schmerzen zu lindern.

Der Lange Pfeffer ist das wichtigste Kraut, das dem Element Erde zugeordnet wird, und ist deshalb auch in der Rezeptur Benjagoon enthalten. Wenn man im Westen Langen Pfeffer kauft, sollte man darauf achten, dass er etwa 2,5 cm lang und mindestens 0,6 cm dick ist. Wir haben festgestellt, dass der im Westen angebotene Lange Pfeffer häufig viel zu klein ist. Weder unreifer Langer Pfeffer noch eine ganz andere Pflanze sind als Ersatz geeignet.

CAVE: *Die Verwendung von Langem Pfeffer ist in der Schwangerschaft kontraindiziert, weil seine Fähigkeit, Blut zu bewegen, Fehlgeburten auslösen kann.*

~ ~ ~

Limette (Echte Limette, Lime)

Citrus aurantifolia

má naao | manao

มะนาว

Geschmacksrichtung: sauer

Verwendete Teile: Frucht

Innere Anwendung: Die Frucht der Limette löst Schleim und beruhigt die Schleimhäute. Der Saft der Frucht wird als Trägerstoff verwendet, um die Eigenschaften anderer Arzneimittel zu aktivieren. Aus diesem Grund müssen zahlreiche Arzneirezepturen mit Limettensaft eingenommen werden.

Äußere Anwendung: Lokal eingesetzt wirkt die Limette gegen Bisse giftiger Tiere, sie beruhigt den Geist, öffnet die Nasenwege und wirkt auf die Gewebeschicht im Körper.

In der thailändischen Sprache wird für Zitronen und Limetten das selbe Wort verwendet. Allerdings sind Zitronen in Thailand sehr selten. So steht zwar in den deutsch- und englischsprachigen Speisekarten häufig „Limonade" bzw. „lemonade", tatsächlich wird man aber mit hoher Wahrscheinlichkeit ein mit Limette hergestelltes Getränk erhalten.

6

~ ~ ~

Longan

Dimocarpus longan

lam yai | lamyai

ลำไย

Geschmacksrichtung: süß

Verwendete Teile: Frucht

Innere Anwendung: Die Longanfrucht wird in Thailand sehr viel gegessen, vor allem im Norden, wo sie sehr häufig angebaut wird. Sowohl die Frucht als auch Tee aus der Rinde sollen Verdauungsprobleme lindern, und die getrocknete Frucht soll Fieber senken. Die Longanfrucht gilt als nahrhaftes Stärkungsmittel und wird geschwächten und erschöpften Menschen empfohlen.

Longan wird in ganz Südostasien und China arzneilich genutzt. In Thailand wird hauptsächlich die Frucht eingesetzt, in anderen Ländern dagegen geht man davon aus, dass auch die Samen und die Wurzeln einen arzneilichen Nutzen haben. Die getrocknete Frucht wird in ganz Thailand als Snack verkauft.

Im Westen werden in asiatischen Lebensmittelgeschäften sowohl frische als auch getrocknete Longanfrüchte angeboten.

~ ~ ~

Lotos (Indische Lotosblume, Lotus)

Nelumbo nucifera

bua-lŭang | bua luang

บัวหลวง

Geschmacksrichtung: die Blüten und Staubgefäße sind adstringierend und duftend/kühl, die Samen sind ölig

Verwendete Teile: Blüte, Staubgefäß, Samen

Innere Anwendung: Der Lotossamen wird in der thailändischen Medizin als allgemein nährendes Stärkungsmittel eingesetzt, vor allem in der Schwangerschaft. Als Teil der täglichen Ernährung haben die Samen auf Haut, Knochen, Muskeln und Gelenke eine positive Wirkung. Lotossamen stärken das Herz und werden zur Kräftigung der Herzmuskeln empfohlen. Wenn die Dämpfe der Blüten eingeatmet werden, beruhigen sie die „Herz-Seele" und fördern einen klaren und friedlichen geistigen Zustand. Die Staubgefäße des Lotos können innerlich gegen Benommenheit und Nervosität eingenommen werden.

Äußere Anwendung: Lotosblüten werden gelegentlich in heißen Kräuterkompressen in der Zeit vor der Geburt verwendet, weil sie beruhigend wirken und den Fetus besänftigen.

Der Lotos wird in ganz Asien dort verehrt, wo Hinduismus und Buddhismus vorherrschen, er ist die heiligste Pflanze Thailands. Lotosblüten wachsen auf dem Gelände der meisten Tempel, Universitäten und Regierungsgebäude. Die Mönche erhalten sie häufig von den Gläubigen als Symbol der Verehrung, und sie werden im ganzen Land prominent auf buddhistischen Altären platziert. Der Lotos steht symbolisch für die Seelenwanderung des Menschen. Da sie in Sumpfgebieten wächst, beginnt die Pflanze ihren Lebenszyklus in schlammigem Wasser, sie stößt langsam durch die Oberfläche und blüht dort. Genauso wird, dem buddhistischen und hinduistischen Glaubenssystem entsprechend, das Individuum immer wieder im „Schlamm" der Welt wiedergeboren, so lange, bis es durch die Oberfläche stößt und in Erleuchtung erblüht.

Lotossamen sind im Westen in asiatischen Lebensmittelgeschäften erhältlich.

Mango

Mangifera india

má-mûang | mamuang

มะม่วง

Geschmacksrichtung: unreife Mango ist adstringierend und sauer, reife Mango ist süß und wärmend

Verwendete Teile: Frucht

Innere Anwendung: Die saure, junge Frucht löst Schleim. Mango reinigt das Blut und hat bei Menschen eine gute Wirkung, die in einer stark verschmutzten Umgebung leben. Sie wird älteren Menschen und Menschen mit chronischen Krankheiten empfohlen.

In Thailand findet man viele unterschiedliche Mangoarten, die sowohl reif als auch unreif gegessen werden. Die unreife Mango ist herb und knackig, und sie wird oft eingelegt und/oder mit einem Dip aus Zucker, Salz und Chili serviert. Mango hat einen hohen Vitamin-C-Gehalt.

~ ~ ~

Mangostane (Mangostan, Mangostin, Mangosteen)

Garcinia mangostana

mang kút | mangkhut

มังคุด

Geschmacksrichtung: die Rinde ist adstringierend, die Frucht ist kühlend und süß

Verwendete Teile: Rinde, Frucht

Innere Anwendung: Die Rinde der Mangostane hat bei Diarrhoe, die auf ein übermäßiges Wasser-Element zurückzuführen ist, Dysenterie und Hämorrhoiden eine gute Wirkung. Mangostane ist dafür bekannt, dass sie das Immunsystem stärkt, eine krebsvorbeugende Wirkung hat und die Gesundheit fördert. Pulver aus der Rinde wird traditionell auch gegen Lebensmittelvergiftungen, Nahrungsmittelallergien und Arthritis eingesetzt.

Äußere Anwendung: Die Rinde wird lokal als adstringierender Umschlag eingesetzt, um bei Schnitten, Wunden und Hautinfektionen reinigend zu wirken.

Mangostane ist im Westen in den vergangenen Jahren als Superfood bekannt geworden, die sehr große Vorteile für die Gesundheit hat. In Thailand gilt sie als Königin der Früchte, weil das Fleisch im Inneren eines der süßesten ist und zudem stark kühlt. Die Mangostane-Saison fällt passenderweise mit der Durian-Saison zusammen, und die beiden Früchte werden häufig als König und Königin der Früchte miteinander kombiniert. (Durian ist sehr würzig/scharf und eine der am stärksten wärmenden Früchte überhaupt.)

Mangostane wird roh gegessen, dabei wird aber nur der innere weiße Teil verzehrt. Für den maximalen Nährwert kann man die gesamte Frucht inklusive Schale entsaften. Wenn man Mangostane kauft, sollte man Früchte ohne Risse und gelben Harz auswählen. Je mehr Blätter auf der Kappe zu sehen sind, umso mehr Segmente hat sie im Inneren, und mehr Segmente bedeuten weniger große, bittere Samen.

~ ~ ~

Marihuana (Marijuana)

Cannabis sativa

gan chaa | kancha

กัญชา

Geschmacksrichtung: toxisch

Verwendete Teile: gesamte Pflanze

Innere Anwendung: Marihuana wird traditionell zur Behandlung von Insomnie und zehrenden Krankheiten eingesetzt, weil es den Appetit stimuliert. Es wird auch zur Schmerzbekämpfung eingesetzt.

Äußere Anwendung: Marihuanasamen sind in traditionellen schmerzlindernden Einreibungen enthalten.

Der thailändische Name stammt eindeutig vom Sanskrit-Word ganja ab, von dem weltweit Abwandlungen zu finden sind. Übrigens kann das thailändische Wort für Katzenminze, gan chaa maew กัญชาแมว*, mit „ganja für Katzen“ übersetzt werden.*

***CAVE:** Marihuana ist bei stillenden Müttern nach der Geburt kontraindiziert, weil sich gezeigt hat, dass es die Milchproduktion absenkt. Da es fettlöslich ist, geht die Droge in niedrigen Dosen auch in die Milch über und wird an den Säugling weitergegeben. Medizinisch gesehen wird Marihuana am besten über Tees, Pulver und andere oral einzunehmende Rezepturen aufgenommen, denn der Rauch, der häufig in der Freizeit eingesetzt wird, ist karzinogen.*

Es sind die Bestimmungen des jeweils geltenden Betäubungsmittelgesetzes zu beachten!

~ ~ ~

Meersalz

gleua sà-mùt | kluea samut

เกลือสมุทร

Geschmacksrichtung: salzig

Innere Anwendung: Salz unterstützt den Körper dabei, Wasser aufzunehmen und zurückzuhalten. Es hat eine positive Wirkung auf die Knochen und dient als Trägerstoff, um andere Arzneikräuter an die richtige Stelle im Körper zu transportieren. Salz wird auch verwendet, um Wunden im Mund, in den Nasengängen und in den Augen zu behandeln. Durch seine abführende Wirkung unterstützt Salz abführende Maßnahmen.

Äußere Anwendung: In lokal eingesetzten Rezepturen wie Kompressen wirkt Salz auf die Schicht der Knochen. Dabei ist es jedoch auf andere Kräuter angewiesen, um durch die ersten Körperschichten dringen zu können. Salz hält Hitze zurück und hilft in heißen Kräuterkompressen, die Kompresse warm zu halten. Salz entzieht überschüssige Feuchtigkeit und eignet sich gut, um postpartalen Wasserüberschuss, Ödeme und andere Komplikationen aufgrund Wasserretention zu reduzieren. Frauen werden nach der Geburt Salzkompressen oder heißes Salz enthaltende Tontöpfe auf das Abdomen gelegt. Salz wird auch zum Zähneputzen verwendet.

Salz wird mit Feuer und Wasser in Verbindung gebracht, so dass es sowohl wärmend als auch kühlend wirkt. Es wärmt, aber nicht zu sehr, und es kühlt, aber nicht zu sehr. In Thailand wird Salz hauptsächlich aus dem Meer gewonnen, obwohl es auch einige Salzminen gibt. In Nordthailand gibt es ein kleines Dorf, in dem das Quellwasser salzig genug ist, damit Salz gewonnen werden kann.

CAVE: *Der Einsatz von heißen Salzkompressen und Tontöpfen mit Salz ist in der Schwangerschaft kontraindiziert, da sie überschüssige Flüssigkeiten entziehen. Was nach der Geburt erwünscht ist, kann während der Schwangerschaft schädlich sein.*

~ ~ ~

Menthol

Mentha spp.

grèt sà-rá-nàe | kret saranae

เกร็ดสะระแหน่

Geschmacksrichtung: duftend/kühl

Verwendete Teile: aus der Pflanze gewonnene Kristalle

Innere Anwendung: Menthol wird zur Behandlung von Übelkeit, Magenverstimmung, Halsschmerzen, Kopfschmerzen, Asthma und Bronchitis eingesetzt.

Äußere Anwendung: Menthol wird häufig in thailändischen Kräuterbalsamen und -einreibungen eingesetzt, die Entzündungen kühlen und bei akuten Verletzungen helfen sollen. Zusätzlich zur kühlenden Wirkung hat Menthol auch einen leichte Taubheitsgefühle auslösenden Effekt. Mit Menthol versetzte Balsame und Einreibungen werden bei Kopfschmerzen lokal auf die Schläfen und generell zur Linderung von Juckreiz aufgetragen.

Milch

nom | nom

นม

Geschmacksrichtung: süß, ölig

Verwendete Teile: Kuh- oder Ziegenmilch

Innere Anwendung: Milch ist ein nahrhaftes Stärkungsmittel und kann in Zubereitungen gegen Energielosigkeit, Immunschwäche und Gewichtsverlust eingesetzt werden, ebenso zur Stärkung von Kindern, älteren Menschen und Personen in der Rekonvaleszenz von Erkrankungen oder Verletzungen.

Äußere Anwendung: Milch lindert Ausschläge, Verätzungen und viele allergische Hautreaktionen. Milchpulver hat bei lokaler Anwendung bei trockener oder schuppiger Haut eine gute Wirkung.

Zwar sind weltweit, vor allem in Asien, viele Menschen laktoseintolerant, trotzdem ist der medizinische Einsatz von Milch Teil der traditionellen Heilkünste. Wenn man aus religiösen, ethischen, körperlichen oder spirituellen Gründen auf Milch verzichtet, kann man ersatzweise Mandelmilch verwenden, die Milch auf Pflanzenbasis, deren Eigenschaften denen der Milch von Säugetieren am ehesten ähneln. Allerdings muss sie selbstgemacht sein, wenn man sie arzneilich verwenden will, denn die momentan im Supermarkt erhältlichen Massenprodukte bestehen zumeist aus Wasser und Verdickungsmitteln. Zu Milch siehe auch die Anmerkungen auf S. 27.

CAVE: *Milch sollte bei Erkrankungen mit starker Verschleimung nicht eingesetzt werden, weil sie Schleim eindickt.*

~ ~ ~

Minze (Mint)

Mentha spp.

sà-rá-nàe | saranae

สะระแหน่

Geschmacksrichtung: aromatisch-kräftig

Verwendete Teile: Blätter

Innere Anwendung: Pfefferminztee wirkt insgesamt die Verdauung anregend und ist die bevorzugte Arznei bei Magenkrämpfen und -schmerzen, Übelkeit, abdominellen Krämpfen, Magenverstimmung, Reizdarmsyndrom und Gastritis. Minztee oder Inhalationen von Minzdämpfen werden zur Behandlung von Husten verschrieben. Pfefferminze hat auf die „Herz-Seele" eine beruhigende Wirkung, und die Dämpfe werden erfolgreich zur Behandlung von Nervosität, Insomnie, stressbedingten Kopfschmerzen und Migräne eingesetzt.

Äußere Anwendung: In Rezepturen für die lokale Anwendung lindert Minze Entzündungen und kühlt die Haut.

Minze hat die Fähigkeit, entweder wärmend oder kühlend zu wirken. Wird sie innerlich eingenommen, wirkt sie mehr wärmend, bei lokaler Anwendung kühlt sie mehr. Es gibt zahlreiche Minzarten, darunter Pfefferminze, Grüne Minze und Bergminze – sie alle können verwendet werden, wenn in einer Rezeptur Minze genannt wird. Von den drei genannten ist Pfefferminze die mildeste und Bergminze die stärkste Minzart.

~ ~ ~

Moringa (Meerrettichbaum, Horseradish Tree)

Moringa oleifera

má rum | marum

มะรุม

Geschmacksrichtung: die Frucht ist wärmend, die Baumrinde ist chum, die Samen sind geschmacksneutral und ölig

Verwendete Teile: gesamte Pflanze

Innere Anwendung: Die Moringafrucht wirkt herzstärkend und verhindert Ohnmacht. Dekokte aus der Baumrinde sind verdauungsanregend und werden traditonell gegen Blähungen, Magenverstimmungen und bei aufgetriebenem Bauch eingesetzt.

Äußere Anwendung: Dekokte aus der Wurzel wirken desinfizierend und können als Adstringens zur Blutstillung und zur Förderung der Wundheilung eingesetzt werden. Geröstete und gemahlene Samen werden zu Umschlägen gegen Arthritis verarbeitet.

In Thailand wird Moringa aufgrund ihrer lebens- und gesundheitsfördernden Fähigkeiten als Wunderbaum bezeichnet. Gesundheitsorganisationen weltweit nutzen sie, um bei mangelernährten Bevölkerungsgruppen die Ernährung sicherzustellen. „Chum“ ist ein nicht übersetzbares Wort, das einen stark „muffigen“ Geschmack beschreibt und häufig als unangenehm empfunden wird. Er ist oft moschusartig, kräftig und stark riechend.

Muskatblüte (Macis, Mace)

Myristica fragrans

dòk-jan | dokchan

ดอกจันทน์

Geschmacksrichtung: würzig/scharf

Verwendete Teile: der Arillus (Samenmantel) des Muskatnuss-Samens

Innere Anwendung: Die Muskatblüte beruhigt die „Herz-Seele" und die „feinen" Winde. Sie stärkt auch das Blut.

Äußere Anwendung: Muskatblüte wird, für die gleichen Zwecke wie innerlich, auch in lokalen Einreibungen und anderen Rezepturen verwendet.

Die Muskatblüte stammt von der gleichen Pflanze wie die Muskatnuss, und deshalb haben beide den gleichen botanischen Namen. Wir stellen sie in diesem Kompendium in zwei eigenen Einträgen vor, weil sie in der thailändischen Kräutermedizin als unterschiedliche Kräuter betrachtet werden.

~ ~ ~

Muskatnuss (Muskatnussbaum, Nutmeg)

Myristica fragrans

lùuk jan | luk chan

ลูกจันทน์

Geschmacksrichtung: aromatisch-kräftig, leicht adstringierend

Verwendete Teile: Holz, Samen

Innere Anwendung: Die Muskatnuss hat eine positive Wirkung auf das Herz und hilft dabei, das Blut durch den ganzen Körper strömen zu lassen. Muskatnuss beruhigt die Nerven, den Geist und die „feinen" Winde. Der Samenkern wird richtigerweise als Muskatnuss bezeichnet, und die Membran, die den Kern bedeckt, nennt man Muskatblüte (Macis). Muskatnuss wird in der thailändischen Küche in kleinen Mengen zur Appetitanregung, Verdauungsförderung und gegen Blähungen verwendet. Sie wird als Gewürz Speisen zugegeben, um die Nahrungsaufnahme zu verbessern, Blähungen zu regulieren und eine träge Verdauung zu korrigieren. Muskatnuss gilt auch als das Blut stärkendes und als beruhigendes Mittel mit muskelentspannenden Eigenschaften.

Äußere Anwendung: Muskatnuss hat eine gute Wirkung, wenn sie in Öle eingearbeitet wird, die lokal zur Besänftigung der „Herz-Seele" und zur Beruhigung der „feinen" Winde eingesetzt werden. Sie beruhigt zudem die Nerven.

Die Muskatnuss stammt von der gleichen Pflanze wie die Muskatblüte, deshalb haben beide den gleichen botanischen Namen. Wir stellen sie in diesem Kompendium in zwei eigenen Einträgen vor, weil sie in der thailändischen Kräutermedizin als unterschiedliche Kräuter betrachtet werden.

CAVE: *In hohen Dosen ist die Muskatnuss toxisch.*

~ ~ ~

Myrrhe (Myrrh)

Commiphora myrrha

gam-yaan | kamyan

กำยาน

Geschmacksrichtung: adstringierend, duftend/kühl

Verwendete Teile: Baumharz

Innere Anwendung: Mit Myrrhe können Gebärmutterblutungen, Arthritis, Kreislaufprobleme und Schmerzen behandelt werden.

Äußere Anwendung: Myrrhe wirkt ausleitend und antimykotisch. Sie verteilt Blut, schwächt Entzündungen ab und reduziert Schmerzen. Sie ist in Einreibungen für akute Verletzungen enthalten.

~ ~ ~

Niem (Niembaum, Neem)

Azadirachta indica

sà-dao | sadao

สะเดา

Geschmacksrichtung: bitter

Verwendete Teile: gesamte Pflanze

Innere Anwendung: Niemblätter und -holz verhindern Fieber und wirken auf die Elemente ausgleichend. Sie stimulieren auch den Appetit. Die Rinde des Stammes wird als Adstringens bei Dysenterie und Diarrhoe eingesetzt. Die Wurzel wird als Schleimlöser, bitteres Stärkungsmittel und Antimalariamittel eingesetzt. Das Kernholz ist wirksam bei Übelkeit, Erbrechen und Parasiten und wird zur Behandlung von anhaltender Ängstlichkeit und Stress eingesetzt, aber auch bei deliranten Zuständen, die durch hohes Fieber hervorgerufen wurden.

Die Frucht wirkt anthelmintisch, d.h. sie enthält eine Substanz, die Darmparasiten eliminiert. Bei Hämorrhoiden wirkt sie adstringierend, und mit ihr lässt sich Malaria behandeln. Die jungen Triebe, Blätter und Blüten werden als bitteres Stärkungsmittel zur Entgiftung des Blutes genutzt, aber auch zur Behandlung von Erbrechen, Magenschmerzen, Magenverstimmung, Fieber und Malaria. Dekokte aus diesen Teilen wirken innerlich allgemein antibakteriell, antiviral und diuretisch und werden häufig zur Behandlung von Dysenterie, Diarrhoe und Parasiten genutzt. Das Kauen von Stängeln soll den Appetit anregen. In den Wat-Pho-Texten werden die Samen als mild stimulierend und als Mittel gegen Vergiftungen beschrieben.

Äußere Anwendung: Die jungen Stängel des Niembaumes werden in ganz Südasien als Zahnbürste verwendet. Die Enden der Stängel werden so lange gekaut, bis sie fein und zäh sind, und dann werden sie an die Zähne und an das Zahnfleisch gerieben, um diese zu reinigen und zu stimulieren. Niemöl wird in ganz Südasien für natürliche Zahnpastazubereitungen verwendet, und es kann auch als tägliches Mund- oder Gurgelwasser eingesetzt werden. Bei Mundgeschwüren, Zahnfleischerkrankungen, oralen Infektionen und Abszessen wirkt es antiseptisch. Aufgrund seiner antibakteriellen Eigenschaften ist das Öl des Niembaumes ein häufiger Zusatzstoff von Seifen und Shampoos, und es kann auch in den Gehörgang getropft werden, um Infektionen zu behandeln.

Das Blatt, der Samen und/oder das Öl können zur Behandlung von Pilzinfektionen, Ekzemen, Akne, Skabies, Läusen und anderen Hautparasiten auf die Haut aufgetragen und bedenkenlos bei Infektionen als Vaginaldusche verwendet werden. Einige Bergvölker nutzen Niem bei Dermatitis, Ausschlag und Warzen. Niemöl wird häufig in kosmetischen Hautpräparaten eingesetzt, um den Tonus, die Elastizität und die Jugendlichkeit der Haut zu verbessern. Es ist zudem ein wirksames Insektizid.

~ ~ ~

6

Noni (Indian Mulberry)

Morinda citrifolia

yor | yo

ยอ

Geschmacksrichtung: wärmend

Verwendete Teile: Frucht

Innere Anwendung: In der TTM wird Noni zur Linderung von Muskelschmerzen und Erbrechen und zur Blutdrucksenkung eingesetzt. Sie kommt auch als verdauungsförderndes Mittel und zur Behandlung von Übelkeit und Erbrechen zur Anwendung. Noni hat bei Erkältungen, Tuberkulose, Grippe, Parasiten und Gastritis eine positive Wirkung. Im modernen Thailand wird sie bei der Behandlung von Karzinomen, AIDS, Hepatitis und anderen schweren Erkrankungen als tägliches Stärkungsmittel genutzt.

Nussgras (Knolliges Zypergras, Nutgrass)

Cyperus rotundus

hâew mŏo | haeo mu

แห้วหมู

Geschmacksrichtung: aromatisch-kräftig

Verwendete Teile: Rhizom

Innere Anwendung: Wird es täglich eingenommen, stärkt Nussgras Leber und Herz, stimuliert die Verdauung und schützt vor Hypertonie. Es ist bei blockierter oder sporadischer Menstruation, menstruationsbedingten Krämpfen und prämenstruellem Syndrom sehr nützlich. In der thailändischen Tradition wird es zur Behandlung von Fieber eingesetzt, besonders von Fieber während der Menstruation. Außerdem kommt es häufig zur Behandlung von Diarrhoe, Dysenterie, Magen- oder Darmkrämpfen, Reizdarmsyndrom, Gastritis/Magenverstimmung, Blähungen, Erkältungen, Grippe und Verschleimung zum Einsatz.

~ ~ ~

Palmzucker (Palm Sugar)

Borassus flabellifer

nám-dtaan bpèuk | namtan puek

น้ำตาลปึก

Geschmacksrichtung: süß

Verwendete Teile: Saft

Innere Anwendung: Palmzucker ist höchst nahrhaft und hat bei Erschöpfung und Schwäche eine gute Wirkung. Er ist gut für Kinder, er stützt das Element Wasser, und er wirkt sowohl hydrierend als auch stärkend. Palmzucker wird in Thailand sehr viel als natürliches Süßungsmittel verwendet, das den Blutzuckerspiegel nicht so stark ansteigen lässt wie weißer Zucker. Da er nur geringfügig verarbeitet ist, bleibt sein Nährwert erhalten, und er ist eine ausgezeichnete Alternative zu anderen Süßungsmitteln.

Palmzucker darf nicht mit Kokosnusszucker verwechselt werden. Palmzucker stammt aus dem Saft von verschiedenen Zuckerpalmen und ist in asiatischen Lebensmittelgeschäften im Vergleich zu anderen natürlichen Süßungsmitteln außergewöhnlich günstig.

Palmzucker wird üblicherweise in Form von harten Scheiben oder Zylindern verkauft. Man sollte den weniger verarbeiteten braunen Palmzucker dem weißen vorziehen. Zur Herstellung eines Sirups legt man die Scheibe in einen Topf und füllt diesen mit Wasser bis etwa zur doppelten Höhe der Scheibe auf. Langsam über sehr niedriger Hitze auflösen, danach in einem Konservenglas aufbewahren. Um einen dickflüssigeren Sirup zu erhalten, verwendet man weniger Wasser.

Ein ähnlicher Zucker, der auch aus Zuckerpalmen hergestellt wird, ist Jaggery. Dieses wird in Indien sehr viel verwendet und ist ebenfalls Palmzucker, es wird jedoch auf eine andere Weise verarbeitet, was zu einer dunkleren Farbe und einem kräftigeren Geschmack führt.

~ ~ ~

Pandanus (Pandanusblätter, Pandan Leaves)

Pandanus amaryllifolius

bai dtoie | bai toei

ใบเตย

Geschmacksrichtung: süß, duftend/kühl

Verwendete Teile: Blätter

Innere Anwendung: Pandanus hat auf das Herz eine positive Wirkung, er senkt den Cholesterinspiegel ab und gilt als schmerzlinderndes Mittel. Die Blätter werden bei Schmerzen im Mund gekaut und zur Linderung von Magenkrämpfen eingesetzt. Pandanus senkt zudem Fieber, reduziert Schleimblockaden und lindert Magenverstimmung und Blähungen.

Äußere Anwendung: Pandanusblätter haben auf Wunden eine positive Wirkung, und durch das Baden in Wasser mit Saft aus Pandanusblättern wird Sonnenbrand gelindert.

Pandanus wird in der thailändischen Küche sehr viel sowohl zum Würzen als auch als Farbstoff verwendet. Der Saft aus den Blättern ist sowohl in süßen als auch in herzhaften Gerichten enthalten und wird in ähnlicher Weise verwendet wie Vanille im Westen. Pandanusblätter werden außerdem häufig zur Herstellung von Tee mit anderen Kräutern gemischt.

6

~ ~ ~

Papaya

Carica papaya

má lá gor | malako

มะละกอ

Geschmacksrichtung: die unreife Frucht ist sauer, die reife Frucht ist süß, der Samen ist bitter und adstringierend

Verwendete Teile: Frucht, Samen

Innere Anwendung: Die unreife Papayafrucht wirkt verdauungsfördernd; die reife Frucht und die Samen wirken schwach abführend und werden als Arzneien bei Verstopfung, Magenverstimmung, Blähungen und Darmkrämpfen eingenommen. Papayasamen werden auch zur Beseitigung von

Dysenterie und Parasiten des Gastrointestinaltraktes ebenso wie zur Behandlung von Tinea eingesetzt. Die Wurzel wirkt diuretisch und kommt bei der Behandlung von Geschlechtskrankheiten wie Gonorrhoe zur Anwendung, mit dem Stamm lässt sich Leukorrhoe behandeln. Papaya wird bei Arthritis, Allergien, Asthma, Hypertonie, Influenza, Zahnschmerzen und kanzerösen Tumoren als Teil der täglichen Ernährung empfohlen. Die Samen oder die Frucht können bei Immunschwäche, Energielosigkeit, chronischer Müdigkeit und zehrenden Krankheiten als allgemeines Stärkungsmittel eingenommen werden.

Äußere Anwendung: Das Blatt der Papaya wird lokal an Wunden, Hautgeschwüren und anderen wunden Stellen eingesetzt, weil es reinigt und die Heilung beschleunigt.

Papaya stimuliert und fördert die Verdauung, weil die Frucht große Mengen des Enzyms Papain enthält. Der Saft oder die Frucht kann aus dem gleichen Grund auch als Marinade genutzt werden, um zähes Fleisch zart zu machen. Papaya enthält zudem große Mengen an den bekannten Antioxidanzien Vitamin A und C. Die Papayafrucht wird sowohl reif als auch unreif verzehrt (s. Kapitel 3 mit einem Rezept für unreife Papaya).

~ ~ ~

Parakresse (Jambú, Paracress)

Acmella oleracea

pàk krâat hŭa waen | phak khrat hua waen

ผักคราดหัวแหวน

Geschmacksrichtung: leicht toxisch

Verwendete Teile: gesamte Pflanze

Innere Anwendung: Parakressetee regt die Verdauung an. Er lindert Blähungen, Übelkeit und Erbrechen und wird auch gegen Fieber, Arthritis und Gicht verschrieben. Vermischt man ihn mit Essig, erhält man ein mildes antiseptisches Mittel gegen Mundgeschwüre und Halsschmerzen. Die Stängel werden bei Zahnschmerzen gekaut und manchmal Kindern mit Sprachstörungen einschließlich Stottern gegeben. Parakresse soll diese Probleme beheben.

Phyllanthus niruri (Stonebreaker)

Phyllanthus niruri

lûuk-dtâi-bai | luk tai bai

ลูกใต้ใบ

Geschmacksrichtung: bitter

Verwendete Teile: gesamte Pflanze

Innere Anwendung: *Phyllanthus niruri* ist eine der nützlichsten bitteren Pflanzen der thailändischen Pharmakopöe. Er hat auf die Nieren und die Leber eine positive Wirkung und gilt als hervorragendes tägliches Stärkungsmittel bei Diabetes und Hyperglykämie. Er hat auf das Kreislaufsystem eine beruhigende Wirkung, senkt den Blutdruck ab und reduziert Stress, Nervosität, Insomnie und Ängstlichkeit. Als bitteres Stärkungsmittel wird *Phyllanthus niruri* bei Lebererkrankungen aller Art verschrieben, beispielsweise bei Hepatitis, Leberzirrhose und leberbedingter Gelbsucht. Als wirksames harntreibendes Mittel kommt er bei der Behandlung von Nierenentzündungen, Gallensteinen, Prostataerkrankungen, Gicht, Bauchspeicheldrüsenerkrankungen, Geschlechtskrankheiten wie Gonorrhoe und übermäßiger oder häufiger Menstruation zum Einsatz, aber auch bei sporadischer oder schmerzhafter Blasenentleerung.

Phyllanthus niruri stärkt zudem den Magen, lindert Magenschmerzen und steigert den Appetit. Er wird häufig bei Fieber und Rückenschmerzen verschrieben, und es wurde gezeigt, dass er als tägliches Stärkungsmittel bei AIDS und Bluterkrankungen nützlich ist, um das Blut zu entgiften. In den Wat-Pho-Texten wird *Phyllanthus niruri* zudem als Mittel gegen Erbrechen bei Säuglingen, Malaria und Blähungen genannt.

6

Äußere Anwendung: *Phyllanthus niruri* kann außerdem lokal bei Wunden, Entzündungen und Hautinfektionen als antibakterielle Arznei und als Wundheilmittel verwendet werden.

Plumbago

Plumbago spp.

jàyt moon plerng | chetta mun phloeng

เจตมูลเพลิง

Geschmacksrichtung: wärmend

Verwendete Teile: gesamte Pflanze

Innere Anwendung: Plumbago stimuliert das Element Feuer und wärmt den Körper. Die Wurzel wirkt appetitanregend und schweißtreibend, sie löst also Schwitzen aus. Die Wurzel und/oder die Rinde der Plumbago kann zur Behandlung von blockierter oder sporadischer Menstruation eingesetzt werden. Plumbago steigert die weibliche Fertilität – obwohl sie auch Fehlgeburten auslösen kann und niemals während der Schwangerschaft eingenommen werden sollte. Plumbago wird zudem zur Entgiftung des Blutes eingesetzt und von einigen Bergvölkern als allgemeines Stärkungsmittel für Langlebigkeit geschätzt. Die Wurzel wird zur Behandlung von Hämorrhoiden genutzt. Die oberirdischen Pflanzenteile kommen bei der Behandlung von Nierenerkrankungen, Nierenkoliken und begleitenden Rückenschmerzen zum Einsatz.

~ ~ ~

Pomelo

Citrus maxima

sôm oh | som o

ส้มโอ

Geschmacksrichtung: duftend/kühl

Verwendete Teile: Schale

Innere Anwendung: Die Schale des Pomelo wird in Arzneirezepturen für innere Erkrankungen eingesetzt, vor allem für das Herz.

Äußere Anwendung: Die Schale des Pomelo ist in Kräuterkompressen und Kräuterinhalatoren enthalten, damit sie den Geist beruhigt und sich positiv auf das Herz auswirkt.

Die Pomelofrucht ist ein wundervoller Leckerbissen, der in jedem asiatischen Lebensmittelgeschäft erhältlich ist. Sie sieht wie eine übergroße Grapefruit aus und hat viel Fruchtfleisch.

~ ~ ~

Rangunschlinger (Rangoon Creeper)

Quisqualis indica

lép meu naang | lepmuenang

เล็บมือนาง

Geschmacksrichtung: die Blüten sind duftend/kühl, die Blätter sind wärmend, die Samen sind ölig und toxisch

Verwendete Teile: Blüten, Blätter, Samen

Innere Anwendung: Der Rangunschlinger ist ein stark abführendes Mittel, das traditionell zur Beseitigung von Bandwürmern und anderen Darmparasiten eingesetzt wird. Da er nicht zu stark wirkt, kann er auch bei Kindern eingesezt werden.

Äußere Anwendung: Die Blätter werden lokal bei Schwellungen und Entzündungen eingesetzt.

CAVE: *Ausschließlich mit kaltem Wasser einnehmen, weil durch warmes Wasser Übelkeit hervorgerufen werden kann.*

~ ~ ~

Reis

Oryza sativa

kâao | khao

ข้าว

Geschmacksrichtung: süß, ölig

Verwendete Teile: Samen

Innere Anwendung: Ungebleichter weißer Reis ist ein mildes, nahrhaftes Nahrungsmittel und in Thailand der wichtigste Bestandteil von Speisen, ebenso wie auch in ganz Süd- und Ostasien. Reis hat bei schwachen und erschöpften Patienten eine nährende Wirkung. Er ist leicht verdaulich und schont dadurch das System, wenn das Feuer der Verdauung geschwächt ist. Reiswasser hilft bei Diarrhoe.

Äußere Anwendung: Weißer Klebreis, der trocknend und ausleitend wirkt, wird lokal zum Kühlen von Entzündungen und gegen Gifte eingesetzt.

Das Thai-Wort für Reis ist das gleiche wie für Nahrungsmittel allgemein, und eine Mahlzeit zählt nicht als Mahlzeit, wenn sie kein Reis enthält. Die gängigste thailändische Reisart ist Jasminreis, der im Land heimisch ist. Roter Reis und Klebreis sind ebenfalls weit verbreitet. Brauner Reis gilt in der TTM als kein gesundes Nahrungsmittel, weil er schwer verdaulich ist. Wenn man den Nährwert von braunem Reis mit der Milde von weißem Reis kombinieren möchte, kann man thailändischen roten Reis verwenden. Für medizinische Zwecke jedoch sollte man beim ungebleichten weißen Reis bleiben.

~ ~ ~

Ricinus (Wunderbaum, Castor Oil Plant)

Ricinus communis

lá-hùng | lahung

ละหุ่ง

Geschmacksrichtung: toxisch, wärmend

Verwendete Teile: aus den Samen und Blättern gepresstes Öl

Innere Anwendung: Innerlich eingenommenes Ricinusöl wirkt stark abführend. Es fördert Erbrechen und kann als Abführmittel eingesetzt werden. Die Blätter werden genutzt, um die Milchproduktion zu fördern. Vertreibt Wind.

Äußere Anwendung: Ricinusöl wird in verschiedenen Einreibungen eingesetzt und hat eine von der Gewebeschicht des Körpers zur äußeren Haut ausleitende Funktion. Abführend.

CAVE: *Der Samen des Wunderbaumes ist, wenn er gegessen wird, tödlich. Nur das Öl kann innerlich verwendet werden, und dabei muss man sicher sein, dass es kaltgepresst ist (heiß gepresstes Ricinusöl ist toxisch).*

~ ~ ~

Röhren-Kassie (Purgier-Kassie, Indischer Goldregen, Golden Shower, Purging Cassia)

Cassia fistula

khuun | khun

คูน

Geschmacksrichtung: das Fleisch ist süß, die Blüte ist bitter und sauer

Verwendete Teile: Fruchtstand, Blüten

Innere Anwendung: Das sehr süße, schwarze und klebrige Fruchtfleisch, das die Samen der Röhren-Kassie umgibt, wird traditionell als Abführmittel und Schleimlöser eingesetzt. In höheren Dosierungen wirkt sie stark abführend. Tee aus den Blüten wirkt ebenfalls abführend und Fieber senkend. Einige Bergvölker verwenden die Blüten im Dampfbad oder in der Sauna zur Behandlung von Schwindel, Energielosigkeit und Ohnmacht sowie als allgemeines Stärkungsmittel für Gesundheit und Langlebigkeit.

Die Röhren-Kassie ist der Nationalbaum und die Nationalblüte Thailands.

~ ~ ~

Roselle

Hibiscus sabdariffa

grà jíap | krachiap

กระเจี๊ยบ

Geschmacksrichtung: sauer

Verwendete Teile: Blüte

Innere Anwendung: Rosellen-Tee oder -Saft wird vor allem bei Gallensteinen, Nierensteinen und Harnwegsinfektionen als harntreibendes Mittel verschrieben. Außerdem wird Roselle zur Behandlung von Magenverstimmung, Blähungen, Magengeschwüren, Fieber, Husten, Hypertonie, Nierenkoliken und Rückenschmerzen eingesetzt. Sie hat einen hohen Kalziumgehalt und wird deshalb täglich der Nahrung zugegeben, um einen Schaden von Zähnen und Knochen zu verhindern. Rosellen-Blüten sollen die Blutcholesterine absenken. Der Samen wirkt zudem harntreibend und die vier Elemente stärkend. Roselle soll auch bei Herzerkrankungen eine positive Wirkung haben und Cholesterine absenken.

~ ~ ~

Ruhmeskrone (Gloriosa Lily)

Gloriosa superba

dong deung | dongdueng

ดองดึง

Geschmacksrichtung: wärmend, toxisch

Verwendete Teile: Rhizom

Innere Anwendung: Mit der Ruhmeskrone lassen sich Arthritis, Gelenke und Gicht behandeln. Sie wird auch zur Behandlung sexuell übertragbarer Erkrankungen und einiger Krebsarten eingesetzt.

Äußere Anwendung: Sie wird in Einreibungen, Kompressen und Cremes zur Behandlung von Gelenkschmerzen einschließlich Arthritis eingesetzt. Eine besonders gute Wirkung hat sie auf die Gelenke.

Die Ruhmeskrone wird im Westen zwar nicht als Arzneipflanze angeboten, sie ist jedoch als Zierpflanze erhältlich, von der das Rhizom verwendet werden kann. Hier kommt die Signaturenlehre zur Anwendung: Das Rhizom weist eine Krümmung auf, die wie ein Gelenk aussieht, und deshalb geht man davon aus, dass es den Gelenken gut tut.

CAVE: *Die Pflanze ist giftig, deshalb darf sie nur mit Vorsicht eingesetzt werden.*

~ ~ ~

Safran (Saffron)

Crocus sativus

yâa fà-ràn | yafaran

หญ้าฝรั่น

Geschmacksrichtung: duftend/kühl

Verwendete Teile: Staubgefäß

Innere Anwendung: Safran fördert die Bildung von Essenz bzw. die Vitalität und stärkt das Element Wasser. Er stärkt zudem das Herz und die Leber.

Äußere Anwendung: Safran kann lokal zur Behandlung von Hautproblemen eingesetzt werden. Er ist jedoch ein sehr teures Kraut, weshalb für diesen Zweck zumeist andere Mittel vorgezogen werden.

CAVE: *Reisende staunen in Thailand oft über den unglaublich günstigen „Safran", der auf Touristenmärkten an der Straße angeboten wird. Zuhause angekommen merken sie, dass ihr „Safran" in der Küche nicht wirkt. Was ist der Grund dafür? Tatsächlich handelt es sich um Färberdistel, die zwar ein wundervolles Arzneikraut, aber beim Kochen ein schlechter Ersatz für Safran ist.*

~ ~ ~

Sakaan

Piper interruptum

sàkáan | sakhan

สะค้าน

Geschmacksrichtung: wärmend, würzig/scharf

Verwendete Teile: Ranke

Innere Anwendung: Sakaan wird zur Behandlung von Blähungen, Asthma, Fieber und vielen Problemen des Elementes Wind eingesetzt. Es ist in der ayurvedischen Rezeptur Trisan enthalten, die ausgleichend auf das Element Wasser wirkt, und auch in der die Elemente ausgleichenden Rezeptur Benjagoon.

Wir haben keinen deutschen bzw. englischen Trivialnamen für diese Pflanze gefunden. Wahrscheinlich ist es im Westen nicht erhältlich, so dass wir in diesem Buch in Rezepturen, in denen Sakaan verwendet wird, Alternativen vorgeschlagen haben. Allerdings ist es eines der wichtigsten Kräuter in der TTM, und wenn man nach Thailand reist, sollte man etwas davon in einem Kräutergeschäft kaufen.

~ ~ ~

Sandelholzbaum (Sandalwood Tree)

Santalum album

jan tâyt | chan thet

จันทน์เทศ

Geschmacksrichtung: bitter, duftend/kühl

Verwendete Teile: Holz

Innere Anwendung: Sandelholz wirkt beruhigend auf die Nerven und wird in Rezepturen zur Behandlung von Depressionen, der „feinen" Winde und von Ängstlichkeit genutzt. Sandelholz wird innerlich zur Behandlung von Fieber und zur Entgiftung des Blutes eingenommen. Einige Bergvölker nutzen es, um bewusstlose Patienten zu wecken, und als Stärkungsmittel.

Äußere Anwendung: Auch lokal hat Sandelholz eine positive Wirkung auf die „Herz-Seele", es beruhigt die „feinen" Winde. Es wird in Ölen für die lokale Anwendung ziehen gelassen oder zusammen mit anderen Kräutern zerstoßen und in heißen Kräuterkompressen eingesetzt. Sandelholzöl ist ein häufiger Bestandteil von Seifen, Shampoos und Parfüms, die alle eine kühlende Wirkung auf den Körper haben. Sandelholz kann auch bei Dermatitis, Herpes sowie Infektionen und Entzündungen der Haut aufgetragen werden.

***CAVE:** Sandelholzbäume sind sowohl in Thailand als auch in Indien bedroht, wo sie oft illegal in Staatsforsten gefällt werden. Aus diesem Grund sollte man nur australisches Sandelholz kaufen, und auch das nur dann, wenn es wirklich notwendig ist.*

~ ~ ~

Schalotte

Allium cepa var. aggregatum

hŏm daeng | hom daeng

หอมแดง

6

Geschmacksrichtung: wärmend

Verwendete Teile: Zwiebel

Innere Anwendung: Schalotten wirken gegen Erkältungen, Auswurf und Fieber bei Erkältungen und beugen Grippe vor.

Äußere Anwendung: Schalotten werden in thailändischen heißen Kräuterkompressen und ausleitenden Umschlägen eingesetzt. An der Haut wirken sie leicht adstringierend.

Häufig werden gehackte Schalotten oder weiße Zwiebeln in Musselin oder Käseleinen gewickelt und unter das Kissen eines Kindes gelegt, so dass es die Dämpfe einatmet.

***CAVE:** Wenn Schalotten arzneilich genutzt werden, können sie in den meisten Fällen nicht durch Zwiebeln ersetzt werden. Außerdem ist es wichtig, frisch geschnittene Schalotten einzusetzen – keine, die bereits früher in Stücke geschnitten und stehen gelassen oder im Kühlschrank aufbewahrt wurden.*

Schlafmohn (Opium Poppy)

Papaver somniferum

dtôn fin | ton fin

ต้นฝิ่น

Geschmacksrichtung: toxisch

Verwendete Teile: Blüten, Samen, Saft

Innere Anwendung: Obwohl Opiumabhängigkeit und Rauschgifthandel zu den drängendsten sozialen Problemen Thailands gehören, wird Schlafmohn von traditionellen Phytotherapeuten schon seit langem für seine starke Wirkung geschätzt. Opium ist bei innerlicher Einnahme eines der wirksamsten natürlichen Anästhetika, und dafür wird es im ländlichen Thailand, wo moderne Anästhetika nicht erhältlich sind, traditionell auch genutzt. In niedrigen Dosierungen wirkt Opium schwach stimulierend. In höheren Dosierungen wird es in schweren Fällen von Ängstlichkeit, Stress oder Panikattacken als kurzzeitiges Beruhigungsmittel genutzt. Die Mohnsamen, die überall im Handel erhältlich sind, wirken adstringierend und werden zur Behandlung von Diarrhoe und Dysenterie eingenommen. Opium wird zudem in den Wat-Pho-Texten als wirksames Mittel gegen Husten, anale Blutungen und Hämorrhoiden genannt.

Äußere Anwendung: Umschläge aus Opiumharz werden als lokales Schmerzmittel zur Schmerztherapie und zur Linderung von Muskelkrämpfen eingesetzt. Es kann auf die Schläfen aufgetragen werden, um Kopfschmerzen zu lindern.

CAVE: *In den meisten Ländern ist Opium selbst verboten, Schlafmohn dagegen ist als Zierblume häufig erlaubt. Angesichts des weit verbreiteten Missbrauchs und der sozialen Probleme, die mit Opium verbunden sind, billigen wir seine Anwendung nicht. Wir informieren nur aus kulturellem Interesse heraus über die traditionelle Verwendung dieser Pflanze. Es sind die Bestimmungen des jeweils geltenden Betäubungsmittelgesetzes zu beachten!*

Schlangen-Jasmin (Snake Jasmine, Golden Grass)

Rhinacanthus nasutus

tong-pan-châng | thong phan chang

ทองพันชั่ง

Geschmacksrichtung: toxisch

Verwendete Teile: gesamte Pflanze

Innere Anwendung: Schlangen-Jasmin wird zur Behandlung von Fieber, Halsschmerzen, Erkältungen und Lungenerkrankungen wie Bronchitis und Tuberkulose eingesetzt. Er senkt den Blutdruck und stellt daher eine effektive Behandlung bei Hypertonie dar. Tee aus diesem Kraut hat einen abführenden Effekt, ist bei Rückenschmerzen wirksam und fördert die Ausscheidung von Gallensteinen. In den Wat-Pho-Texten werden die Blätter als harntreibendes, abführendes und anthelmintisches (d.h. gegen Würmer wirkendes) Mittel empfohlen, aber auch als eine entgiftende Arznei bei Fieber, Blutvergiftung, Hauterkrankungen und Krebs. Es heißt, dass Schlangen-Jasmin zwischen Sonnenuntergang und Sonnenaufgang gesammelt werden muss, weil Sonnenlicht die Wirksamkeit der Pflanze zerstört.

Äußere Anwendung: Eine aus Schlangen-Jasmin hergestellte Tinktur oder ein Mazerat daraus werden lokal bei bakteriellen oder pilzbedingten Infektionen der Haut, Ausschlägen und anderen Hautparasiten eingesetzt.

Schwarzer Pfeffer (Black Pepper)

Piper nigrum

prík tai dam | phrik thai dam

พริกไทย

Geschmacksrichtung: wärmend, würzig/scharf

Verwendete Teile: Frucht (Samen)

Innere Anwendung: In traditionellen Texten heißt es, dass Schwarzer Pfeffer wirksam ist bei Wind der „zentralen Leitbahn“ und bei Wind im Abdomen, der „sich anfühlt, als ob er gleich explodieren würde“ – also bei Blähungen im Abdomen. Die Texte besagen auch, dass er die Elemente stärkt und gegen klebrigen Schleim und Leukämie wirkt. Derzeit wird Schwarzer Pfeffer bei vielen Erkältungsarten und bei Störungen, bei denen Wind bewegt werden muss, eingesetzt. Er steigert die Durchblutung, wärmt den Körper und stimuliert das Element Feuer.

Äußere Anwendung: Heutzutage wird Schwarzer Pfeffer von thailändischen Phytotherapeuten sehr oft zur Herstellung von Balsamen und Einreibungen verwendet. Er ist in wärmenden Balsamen und Einreibungen enthalten, ebenso in Zugsalben und Einreibungen für Gelenkschmerzen und Traumata.

Das Hinunterschlucken von 7 ganzen Pfefferkörnern jeden Morgen soll Menschen aller Elemente-Zusammensetzungen gesund erhalten. Buddha soll dieses Stärkungsmittel den Mönchen im Wald verschrieben haben, die kaum Zugang zu medizinischer Versorgung hatten. Obwohl Schwarzer Pfeffer auf der Zunge nicht allzu scharf ist, ist er einer der schärfsten innerlich verzehrten Kräuter überhaupt. Der Verzehr einer Schüssel Schwarzer-Pfeffer-Suppe führt dazu, dass man etwa 20 Minuten lang heftig schwitzt.

Schwefel (Sulfur)

gam má tăn | kammathan

กำมะถัน

Geschmacksrichtung: toxisch

Innere Anwendung: Reiner, pulverisierter Schwefel wird in erster Linie äußerlich angewendet; in einigen Fällen jedoch wird er innerlich gegen Toxine eingesetzt.

Äußere Anwendung: Schwefel wird lokal angewendet, um Pilzinfektionen, Akne, Krätze und andere Hautparasiten zu behandeln. Er wird in Thailand auch häufig zur Behandlung von Räude bei Hunden eingesetzt.

~ ~ ~

Seifenbaum (Waschnuss, Soap Nut, Soap Berry)

Sapindus rarak

má-kam-dee-kwaai | makhamdikhwai

มะคำดีควาย

Geschmacksrichtung: bitter

Verwendete Teile: Samen, Frucht

Innere Anwendung: Der Samen des Seifenbaumes wird traditionell zur Behandlung von Fieber und Lebensmittelvergiftungen eingesetzt und gilt als bitteres Stärkungsmittel. In den Wat-Pho-Texten wird das Fleisch der Seifenbaumfrucht als Bestandteil von Tropfen gegen Ohrinfektionen genannt.

Äußere Anwendung: Die Frucht des Seifenbaumes wurde in Südasien einst als natürliche Seife genutzt und ist auch heutzutage noch in zahlreichen natürlichen pflanzlichen Seifen und Shampoos enthalten. In Thailand werden Seifenbaumnüsse arzneilich gegen Juckreiz der Haut eingesetzt, beispielsweise bei allergischen Reaktionen, Nesselsucht, Ausschlag und Schuppen. Sie werden auch zur Stärkung der Haut und als Mittel gegen Tinea genutzt.

Im Westen sind Seifenbaumnüsse über das Internet erhältlich, wo sie als Waschmittelzusatz vermarktet werden.

Senna (Alexandrinische Senna)

Cassia acutifolia

má-kăam kàek | makham khaek

มะขามแขก

Geschmacksrichtung: sauer, leicht süß

Verwendete Teile: Blätter, Hülsen

Innere Anwendung: Tee aus den Sennahülsen ist ein starkes und wirksames Abführmittel für die Behandlung von Verstopfung. Die Blätter sind etwas milder, daher wird Tee aus den Blättern traditionell als mildes Abführmittel für ältere Menschen eingesetzt. In niedrigeren Dosierungen regt Senna die Leber an und fördert die Galleproduktion, wodurch sie die Verdauung unterstützt.

Äußere Anwendung: Dekokte aus den Sennahülsen haben eine antiseptische Wirkung. Sie werden lokal traditionell zur Behandlung von Bakterien- und Pilzinfektionen der Haut eingesetzt. Als Gurgelwasser verwendet man sie zur Behandlung von Infektionen des Mundes wie von Zahn- und Zahnfleischerkrankungen und von Mundgeschwüren.

CAVE: *Wird Senna gegen Verstopfung eingesetzt, ist es wichtig, die Ursache der Verstopfung zu kennen. Ist sie auf einen Mangel an Wind (Bewegung) oder auf die Beschaffenheit des Stuhls (zu hart oder zu klebrig) zurückzuführen? Senna sollte nur im ersten Fall eingesetzt werden. Durch die Einnahme von Senna mit aromatisch-kräftigen Kräutern wie etwa Kardamom, Zimt oder Gewürznelken wird die Wahrscheinlichkeit von Krämpfen reduziert.*

6

~ ~ ~

Sesamsamen (Sesame Seeds)

Sesamum indicum

ngaa | nga

งา

Geschmacksrichtung: ölig, süß, bitter

Verwendete Teile: Samen, Öl

Innere Anwendung: In der thailändischen Medizin werden Sesamsamen bei Gelenkproblemen, Zahnschäden und Knochenschwäche als Nahrungsergänzungsmittel empfohlen. Sesam erhöht die Kraft und steigert die Körperwärme, so dass er als Teil der täglichen Ernährung ein nahrhaftes Stärkungsmittel ist. Sesamsamen werden auch bei Husten, Verstopfung, Hämorrhoiden und schmerzhafter oder blockierter Menstruation eingenommen.

Äußere Anwendung: Sesamöl wird sehr oft zur lokalen Behandlung von Wind-Ungleichgewichten eingesetzt. Es wird auch in vielen Balsamen und Einreibungen als wohltuende Grundlage genutzt.

CAVE: *Für medizinische Zwecke sollte man unbedingt natives Sesamöl verwenden. Viele in den Geschäften erhältlichen Sesamöle werden für einen besseren Geschmack aus gerösteten Sesamsamen hergestellt, dadurch gehen aber seine arzneilichen Eigenschaften verloren.*

~ ~ ~

Silberhaargras (Woolly Grass, Blady Grass, Cogon Grass)

Imperata cylindrica

yâa-kaa | ya kha

หญ้าคา

Geschmacksrichtung: süß

Verwendete Teile: Wurzeln

Innere Anwendung: Silberhaargras wird hauptsächlich als blutungstillendes Mittel bei blutigem Erbrechen oder Auswurf verwendet. Aufgrund seiner harntreibenden Eigenschaften ist es auch bei der Behandlung von Fieber, Harnwegsinfektionen, Nierenerkrankungen und -steinen, Blasenproblemen wie z.B. Blasenentzündungen, Blut im Urin, Vaginalausfluss, sexuell übertragbaren Erkrankungen und anderen urogenitalen Problemen nützlich.

Äußere Anwendung: Silberhaargras wird lokal zur Behandlung von dermatologischen Erkrankungen eingesetzt, darunter auch Akne und Hautinfektionen. Daneben wirkt es auch reinigend und beim „Knocheneinrenken" unterstützend.

~ ~ ~

Stachelbeerbaum (Otaheite Gooseberry)

Phyllanthus acidus

má yom | mayom

มะยม

Geschmacksrichtung: sauer

Verwendete Teile: Frucht

Innere Anwendung: Stachelbeerbaum-Früchte stärken das Blut. Sie sind auch abführend und werden eingesetzt, um Schleim zu bewegen und Husten zu lindern. Stachelbeerbaum-Früchte werden traditionell zur Linderung von Fieber, anhaltendem Durst und Masern verzehrt, und sie erhöhen allgemein die Immunität.

Süßholz (Echtes Süßholz, Licorice)

Glycyrrhiza glabra

Chá aym tâyt | Cha-em thet

ชะเอมเทศ

Geschmacksrichtung: süß

Verwendete Teile: Wurzel

Innere Anwendung: Süßholz wird in der thailändischen Tradition zumeist als Erkältungsmittel genutzt, aber auch bei Influenza, Husten, Verschleimung und Fieber. Es beruhigt die Schleimhäute und kann bei Magenschmerzen, Magengeschwüren, Halsschmerzen, Laryngitis, Lungenerkrankungen und Infektionen der Bronchien eingesetzt werden. Süßholz ist ein Schleimlöser und bewegt dadurch Schleim. Süßholz ist häufig in Kräutertee-Pillen gegen Husten enthalten. Es eliminiert Toxine aus dem Blut und hat eine positive Wirkung auf den Geist.

Äußere Anwendung: Süßholz ist in zahlreichen Rezepturen für die lokale Anwendung enthalten, so in Kompressen, Balsamen und Einreibungen.

~ ~ ~

Szechuan-Liebstöckel (Sichuan Lovage, Szechuan Lovage)

Ligusticum wallichii

got hŭa bua | kot hua bua

โกฐหัวบัว

Geschmacksrichtung: ölig, mild, duftend/kühl

Verwendete Teile: Rhizom

Innere Anwendung: Szechuan-Liebstöckel hat auf den Wind, der im ganzen Körper zirkuliert, eine positive Wirkung, aber auch bei der Behandlung von krankhaften Wucherungen. Zudem reguliert er die Menstruation.

Äußere Anwendung: Szechuan-Liebstöckel ist in Einreibungen zur Behandlung von Traumata enthalten, da er die Durchblutung fördert.

Tamarinde

Tamarindus indica

má kǎam | makham

มะขาม

Geschmacksrichtung: die Blätter sind sauer und adstringierend, die Frucht ist sauer, adstringierend und leicht toxisch

Verwendete Teile: gesamte Pflanze

Innere Anwendung: Die Samen der Tamarinde werden als stark abführendes Mittel eingesetzt, um Bandwürmer und andere Darmparasiten zu beseitigen, und sie werden als Stärkungsmittel für Gesundheit, Kraft und Vitalität empfohlen. Frischer Tamarindensaft ist die thailändische Entsprechung des Pflaumensaftes im Westen und ein sehr beliebtes Mittel gegen Verstopfung. Er eignet sich auch zur Behandlung von Fieber.

Tamarinde gilt als blutreinigendes Mittel und wird in der Schwangerschaft und nach der Geburt empfohlen. Tee aus den jungen Blättern und Hülsen der Tamarinde wirkt abführend und wird auch zur Behandlung von Erkältungen und Fieber genutzt. Die Blüten sollen den Blutdruck senken, und die Baumrinde wirkt bei Diarrhoe adstringierend und gegen Fieber.

Äußere Anwendung: In heißen Kräuterkompressen vertreiben Tamarindenblätter überschüssige Flüssigkeit und ziehen das Gewebe zusammen. Umschläge aus der Frucht werden äußerlich zur Fiebersenkung eingesetzt. Die Blätter der Tamarinde werden häufig lokal bei Hautgeschwüren und Wunden genutzt. Der Saft und Dekokte aus der Baumrinde sind jeweils nützliche adstringierende Mittel, die man zur allgemeinen antiseptischen Hautbehandlung einsetzen kann, und sie werden oft vor einer Sauna oder einem Dampfbad direkt auf fettige oder infizierte Haut aufgetragen. Die Baumrinde eignet sich zur Behandlung von entzündetem Zahnfleisch, Karies und einigen Hautparasiten.

Tamarinde wird in der thailändischen Küche sehr oft verwendet. Das Fruchtfleisch (in asiatischen Lebensmittelgeschäften erhältlich) wird gekocht und anschließend zum Würzen Suppen und Currys zugegeben. Die Blüten, Früchte und jungen Blätter werden in Suppen und Curry gegessen. Die unreife Frucht wird zudem mit Zucker, Salz und roten Chili-Raspeln kandiert und ist bei Straßenverkäufern erhältlich.

Thunbergia laurifolia (Purple Allamanda, Blue Trumpet Vine)

Thunbergia laurifolia

raang jèut | rangchuet

รางจืด

Geschmacksrichtung: geschmacksneutral

Verwendete Teile: gesamte Pflanze

Innere Anwendung: In der thailändischen Tradition wird *Thunbergia laurifolia* sehr häufig als entgiftender Wirkstoff genutzt. Die Blätter und Stiele reinigen das Blut und werden deshalb bei allen Arten von giftigen Nahrungsmitteln und Chemikalien als Gegengift verwendet. Einige Bergvölker verschreiben sie bei Bissen giftiger Schlangen und Insekten. Aufgrund ihrer entgiftenden Eigenschaft stellt sie das bevorzugte Mittel gegen Kopfschmerzen nach übermäßigem Alkoholgenuss dar, und gegen alkoholismusbedingte Leberveränderungen wird sie täglich eingenommen. *Thunbergia laurifolia* eignet sich zur Behandlung von Magenverstimmung, Blähungen, Diarrhoe, Schleim oder Blut im Stuhl und Darmparasiten. Sie wird auch bei Fieber, Allergien und Asthma verschrieben und bei Diabetes und Hyperglykämie empfohlen, weil sie den Blutzuckerspiegel regulieren soll.

Die Wat-Pho-Texte beschreiben diese Pflanze als ein Mittel gegen Erbrechen bei Kleinkindern, blockierter oder unregelmäßiger Menstruation, Gonorrhoe sowie Mundgeschwüren, als harntreibendes Mittel und als Umschlag bei Verbrennungen. Es hat sich gezeigt, dass *Thunbergia laurifolia* effektiv leichten allergischen Reaktionen und Intoleranzen (wie auf Glutamat, Alkohol etc.) entgegenwirkt. Neuere an der Chiang-Mai-Universität durchgeführte Forschungen haben ergeben, dass es erfolgversprechend ist, sie unterstützend bei Bauern anzuwenden, die großen Mengen Herbiziden und Pestiziden ausgesetzt sind.

Äußere Anwendung: Die gesamte Pflanze wird gemahlen und bei Schlangenbissen als Umschlag eingesetzt.

Zwar ist Thunbergia laurifolia im Westen nicht überall als Arzneikraut erhältlich, sie wird aber als Zierpflanze angeboten, so dass man sie auf diese Weise relativ leicht bekommen kann.

***CAVE:** Als Antidot gegen Gifte reinigt Thunbergia laurifolia das Blut außerordentlich effektiv. Aus diesem Grund ist sie bei Einnahme von lebenserhaltenden Medikamenten kontraindiziert, da sie auch diese aus dem Blut eliminiert.*

Tindola (Scharlachranke, Ivy Gourd)

Coccinia grandis

dtam-leung | tamlueng

ตำลึง

Geschmacksrichtung: kühlend

Verwendete Teile: Blätter, Stiele

Innere Anwendung: Tindola ist eine Kletterpflanze, die stark abführend wirkt und bei Lebensmittelvergiftungen eingesetzt wird. Mit ihr lässt sich Fieber behandeln, und einige Bergvölker setzen sie als Stärkungsmittel ein.

Äußere Anwendung: Mit dem Saft aus den Blättern können Insektenstiche und -bisse, brennende Schmerzen und Augenprobleme wie Rötung und Schmerzen behandelt werden.

Tindola kann allen thailändischen Curry-Rezepten zugegeben werden.

~ ~ ~

Tinospora crispa (Guduchi)

Tinospora crispa

bor rá pét | boraphet

บอระเพ็ด

Geschmacksrichtung: bitter, kühlend

Verwendete Teile: Stamm

Innere Anwendung: *Tinospora crispa* hat auf die Leber und das Blut eine gute Wirkung. Sie senkt Fieber, regt den Appetit an und vertreibt Darmparasiten. *Tinospora crispa* wird bei Magenproblemen bei Säuglingen, Malaria, Augen- und Ohrerkrankungen und Schleimblockaden eingesetzt. Sie hat auch bei Diabetes eine gute Wirkung.

Wassermimose (Water Mimosa)

Neptunia oleracea

pàk grà chàyt | phak krachet

ผักกระเฉด

Geschmacksrichtung: geschmacksneutral, kühlend

Verwendete Teile: Stängel, Blätter

Innere Anwendung: Die Wassermimose senkt Fieber, wirkt gegen Geschlechtskrankheiten und eliminiert Gifte. Sie bewegt Auswurf, sie ist ein den Körper nährendes Stärkungsmittel, und sie lindert durch Toxine hervorgerufene Kopfschmerzen. Mit Wassermimose lassen sich auch Lebensmittelvergiftungen und Allergien behandeln.

Wasserspinat (Morning Glory, Water Spinach, Water Morning Glory)

Ipomoea aquatica

pàk-bûng | phak bung

ผักบุ้ง

Geschmacksrichtung: geschmacksneutral

Verwendete Teile: Stängel, Blätter

Innere Anwendung: Wasserspinat vertreibt Gifte und wird zur Herstellung eines entgiftenden Getränkes verwendet. Er eignet sich zur Behandlung von Verstopfung, Gonorrhoe, Labilität, Insomnie und Blut im Stuhl. Wasserspinat fördert zudem ein gutes Sehvermögen.

Äußere Anwendung: Äußerlich wird Wasserspinat zur Behandlung der Augen und von Abszessen eingesetzt.

Anmerkung: Im Westen wird der Ausdruck „Morning Glory" für viele Pflanzen verwendet, vor allem aber für Windengewächse (Convolvulaceae). Hier beschreiben wir eine gänzlich andere Pflanze, die in thailändischen Restaurants und asiatischen Lebensmittelgeschäften unter dem Namen „Morning Glory" angeboten wird.

Wegerich (Plantain)

Plantago spp.

yaa en yêut | ya en yuet

ยาเอ็นยืด

Geschmacksrichtung: süß, kühlend

Verwendete Teile: gesamte Pflanze

Innere Anwendung: Die hier beschriebenen Wegeriche (engl. „plantains") dürfen nicht mit den mehligen Bananen verwechselt werden, die ebenfalls als „plantain" bezeichnet werden, aber eine vollkommen andere Pflanze sind. Der frische Saft aus der gesamten Wegerichpflanze wird als harntreibendes Mittel zur Behandlung von Blasen- oder Harnwegsinfektionen, Magenentzündungen und Nierensteinen getrunken. Er wirkt schleimlösend und hilft, Husten, Laryngitis, Halsschmerzen und andere Atemwegsprobleme zu beseitigen. Er lindert Verdauungsbeschwerden, Magengeschwüre und Gastritis. Er ist adstringierend und kann gegen Schleim oder Blut im Stuhl und im Auswurf oder bei vaginalem Ausfluss eingesetzt werden.

Äußere Anwendung: Bei lokaler Anwendung in Umschlägen, Balsamen, Einreibungen und Cremes wirkt Wegerich allgemein ausleitend und kann besonders Gifte beseitigen. Mit ihm lassen sich Hautinfektionen mit Staphylokokken sowie Gürtelrose behandeln. Wegerich lindert Juckreiz und Entzündungen und hat bei Ausschlägen, Insektenstichen/-bissen und anderen schmerzhaften Hautbeschwerden eine hervorragende Wirkung. Wegerich macht zudem das Gewebe weich und eignet sich zur Behandlung von Hämorrhoiden.

Da etwa 200 Wegericharten existieren, haben wir uns entschlossen, lediglich die Gattung zu beschreiben. Phytotherapeuten können die Art nutzen, die in ihrer Region wächst, denn Wegerich wächst fast auf der ganzen Welt. Yaa en yêut lässt sich mit „Arznei zur Dehnung der sên" übersetzen. Dies zeigt, von welchem besonderen Interesse dieses Kraut für thailändische Körpertherapeuten ist, die die sên behandeln, vor allem die Sehnen, Bänder, Blutgefäße und Nerven. Die Signaturenlehre kommt hier zur Anwendung, denn die Sichtbarkeit der Blattadern ist bei allen Wegericharten bemerkenswert.

~ ~ ~

Weiße Maulbeere (Mulberry)

Morus alba

dtôn mòn | ton mon

ต้นหม่อน

Geschmacksrichtung: die Frucht ist sauer, süß und kühlend, die Blätter sind kühlend, die Rinde ist geschmacksneutral

Verwendete Teile: Blätter, Frucht, Wurzel

Innere Anwendung: Die Blätter und die Frucht senken Fieber und stillen Durst ebenso wie Husten. Mit den Blättern lassen sich Augenerkrankungen einschließlich Konjunktivitis behandeln. Maulbeerblätter wirken diuretisch und senken den Blutdruck. Die Frucht hat eine positive Wirkung auf die Nieren, sie entspannt den Darm und eignet sich zur Behandlung von Rheumatismus. Wie gezeigt wurde, lässt die Maulbeerwurzel Tumoren schrumpfen. In höheren Dosierungen wird die Maulbeere als stark abführendes Mittel eingesetzt, um Bandwürmer und andere Darmparasiten zu beseitigen. Ihre Blätter eignen sich zur Behandlung von Magenverstimmung, Blähungen und Diarrhoe.

Äußere Anwendung: Die Blätter haben eine positive Wirkung auf die Haut.

~ ~ ~

Weißer Ton (White Clay)

din-sŏr phong | dinsophong

ดินสอพอง

Geschmacksrichtung: kühlend

Innere Anwendung: Weißer Ton wird innerlich eingesetzt, um Toxine auszuleiten, abzuführen und Suchtkrankheiten zu behandeln.

Äußere Anwendung: Lokal werden viele unterschiedliche Arten von Ton an der Haut eingesetzt, um Ausschläge, Nesselsucht, Insektenstiche und -bisse und Reizungen der Haut zu behandeln.

~ ~ ~

Wilder Ingwer (Zerumbet Ginger)

Zingiber zerumbet

gà-teu | kathue

กะทือ

Geschmacksrichtung: bitter

Verwendete Teile: Rhizom

Innere Anwendung: Wilder Ingwer hat im Wesentlichen die gleichen Eigenschaften wie gewöhnlicher Ingwer, allerdings schwächer ausgeprägt. Traditionell wird er zur Behandlung von Magenschmerzen und -krämpfen eingesetzt, aber auch von Lebensmittelvergiftungen, Allergien, Übelkeit und Erbrechen. Er wird erfolgreich zur Behandlung des Reizdarmsyndrom, bei Gastritis und Magenverstimmung genutzt.

Äußere Anwendung: Eine Tinktur aus Wildem Ingwer wird lokal aufgetragen, um Arthritisschmerzen zu lindern. Das Ergebnis soll besonders gut sein, wenn die Tinktur in die Haut einmassiert wird.

~ ~ ~

Wilder-Pfeffer-Blatt (Wild Pepper Leaf, Wild Betel, Piper Chaba)

Piper sarmentosum

chà pluu | cha phlu

ช้าพลู

Geschmacksrichtung: würzig/scharf

Verwendete Teile: Blätter

Innere Anwendung: Das Wilder-Pfeffer-Blatt wird traditionell genutzt, um den Appetit anzuregen, Blähungen, Magenverstimmung, Diarrhoe und Dysenterie zu behandeln und bei einem aufgetriebenen Bauch, bei Unwohlsein im Abdomen und bei Symptomen eines Reizdarms oder einer Gastritis eine Linderung zu verschaffen. Es wird auch als Erkältungsmittel eingesetzt, vor allem bei starker Verschleimung der Lunge. Das Wilde-Pfeffer-Blatt wirkt bei Asthma und hat einen schleimlösenden Effekt. Zudem lindert es Grippe, senkt Fieber, unterstützt die Verdauung und wirkt gegen Zahnschmerzen.

Äußere Anwendung: Mit dem Wilder-Pfeffer-Blatt wird lokal Dermatitis behandelt. Es ist als Muskelrelaxans bekannt und wird häufig bei Schmerzen und Muskelkater eingesetzt.

~ ~ ~

Yanang (Yanaang)

Tilacora triandra

yâa naang | yanang

ย่านาง

Geschmacksrichtung: geschmacksneutral, bitter

Verwendete Teile: Wurzeln, Blätter

Innere Anwendung: In der Thai-Tradition wird dieses Kraut zur Behandlung von Fieber eingesetzt. Einige Bergvölker nutzen es, um Verstauchungen, Prellungen und Muskelverspannungen zu behandeln, nach der Geburt Schmerzen zu lindern und die Heilung zu beschleunigen. Yanang wirkt außerordentlich effektiv bei Giften.

Äußere Anwendung: Yanang reduziert Hitze und Entzündungen und entzieht Gifte. Es ist in Balsamen und Einreibungen enthalten, die kühlend wirken und Insektenbisse und -stiche sowie Hitzeausschlag lindern. Es hat bei Hautinfektionen wie zum Beispiel durch Staphylokokken eine positive Wirkung.

Im Westen sind Yanang-Blätter leicht in der Tiefkühlabteilung asiatischer Lebensmittelgeschäfte erhältlich.

~ ~ ~

Ylang-Ylang

Canaga odorata

grà-dang-ngaa | kradangnga

กระดังงา

Geschmacksrichtung: duftend/kühl

Verwendete Teile: Blüte

Innere Anwendung: Die Ylang-Ylang-Blüte stärkt das Herz und wird traditionell zur Behandlung von Benommenheit und Ohnmachtsanfällen eingesetzt. Außerdem stärkt sie das Blut und wirkt ausgleichend auf die Elemente. Das Blatt und das Holz haben eine harntreibende Wirkung.

Äußere Anwendung: Als Bestandteil von lokal angewendeten Ölen und Inhalationen beruhigt Ylang-Ylang die „feinen“ Winde ebenso wie die „Herz-Seele“.

~ ~ ~

Ziegenfuß-Prunkwinde (Strandwinde, Railroad Vine, Goat's Foot Creeper, Beach Morning Glory)

Ipomoea pes-caprae

pàk-bûng-tá-lay | phak bungthale

ผักบุ้งทะเล

Geschmacksrichtung: kühlend

Verwendete Teile: Blätter

Äußere Anwendung: Ziegenfuß-Prunkwinde wird lokal aufgetragen, um Insektenstiche und -bisse, Entzündungen, allergische Reaktionen, Nesselsucht und Ausschlag zu lindern. Ein Umschlag mit Ziegenfuß-Prunkwinde lindert den schmerzhaften Stich von Quallen, wobei sie zur Wirkverstärkung mit Essig vermischt werden kann.

Glücklicherweise wächst dieses Kraut an den Stränden Südthailands, so dass es bei Quallenstichen leicht eingesetzt werden kann. Außerdem wächst es an vielen Stellen weltweit und kann wild gesammelt werden.

~ ~ ~

Zimt (Cinnamon)

Cinnamomum spp.

op-choie | opchoei

อบเชย

Geschmacksrichtung: aromatisch-kräftig, mild

Verwendete Teile: Rinde, Blatt

Innere Anwendung: Zimt bewegt und verdünnt das Blut. Er reguliert den Blutzuckerspiegel und wärmt den Körper. Daneben senkt Zimt Fieber, und er soll gegen Lähmungen wirken. Er stimuliert die Nieren, das Herz und den Kreislauf und hat in Fällen von chronischer Kreislaufschwäche, Hypotonie und chronischer Kälteempfindung eine besonders gute Wirkung. Tee aus Zimt wirkt Übelkeit und Erbrechen entgegen, lindert Magengeschwüre und Gastritis und fördert eine regelmäßige Menstruation.

Äußere Anwendung: In Balsamen und Einreibungen unterstützt die Fähigkeit von Zimt, das Blut zu bewegen und zu verdünnen, den Körper dabei, sich von angesammelten Toxinen zu befreien. Er wird in ausleitenden Rezepturen und anderen Rezepturen, die eine erhöhte Dynamisierung des Blutes erfordern, eingesetzt. Das Öl hat auf die Hautschicht des Körpers einen wärmenden Effekt, und er wird oft Balsamen und Einreibungen zugegeben, um die Haut zu erwärmen, so dass auf tiefere Körperschichten wirkende Kräuter dorthin vordringen können.

~ ~ ~

Zimtapfel (Rahmapfel, Sugar Apple, Custard Apple, Soursop)

Annona squamosa

nói nàa | noina

น้อยหน่า

Geschmacksrichtung: die Blätter sind toxisch, die Samen sind toxisch und ölig

Verwendete Teile: Blätter, Samen

Innere Anwendung: Mit den Samen des Zimtapfels können Parasiten behandelt werden.

Äußere Anwendung: Die Blätter und Samen des Zimtapfel-Baumes werden pulverisiert und zur Behandlung von Kopfläusen eingesetzt.

Die Frucht des Zimtapfels, die während der Saison auf den Märkten im Überfluss angeboten wird, ist eine der süßesten Früchte, die wir jemals gegessen haben.

~ ~ ~

Zitronengras (Lemongrass)

Cymbopogon citratus

dtà-krái | takhrai

ตะไคร้

Geschmacksrichtung: aromatisch-kräftig

Verwendete Teile: untere Hälfte des Halmes

Innere Anwendung: Zitronengras wird therapeutisch bei Erkältungen (vor allem bei Erkältungen mit Fieber), Verschleimung, Husten, Halsschmerzen und Laryngitis eingesetzt. Als verdauungsanregendes Mittel ist Zitronengras bei Blähungen, Magenverstimmung und Verstopfung hilfreich. Sie wird auch gegen Magenschmerzen, Übelkeit, Erbrechen und Rückenschmerzen eingesetzt und wirkt zudem diuretisch. Einige Bergvölker verwenden Zitronengras als allgemeines Stärkungsmittel und gegen Knochen- und Gelenkschmerzen. Zitronengras-Tee lindert menstruationsbedingte Schmerzen.

Äußere Anwendung: Zitronengrasdämpfe aus Kräuterkompressen, Kräuterdämpfungen und bei der Inhalation von Kräuterbalsamen und -einreibungen beruhigen die „Herz-Seele" und reduzieren Stress. In äußerlich einzusetzenden Kräuterpräparaten unterstützt Zitronengras das Beseitigen von Stagnationen und bewegt das Blut. Es kann in Balsamen eingesetzt werden, um menstruationsbedingte Schmerzen zu lindern, es hat jedoch eine stärkere Wirkung, wenn es innerlich eingenommen wird. Lokal eingesetzt tötet Zitronengras Bakterien und Pilze ab.

In Thailand ist es üblich, Kindern während des Zahnens einen Zitronengrashalm zum Kauen zu geben. Citronella-Gras, in Thailand als ta krai hom ตะไคร้หอม *bekannt, ist eng mit Zitronengras verwandt. Citronella wird jedoch hauptsächlich als Insektenschutzmittel eingesetzt, nicht innerlich.*

Zitwerwurzel (Zedoary)

Curcumin zedoaria

kà-mîn ôi | khamin-oi

ขมิ้นอ้อย

Geschmacksrichtung: würzig/scharf, adstringierend

Verwendete Teile: Rhizom

Innere Anwendung: Die Zitwerwurzel hat auf die Sehnen, das Gewebe und die Muskeln eine positive Wirkung. Sie ist mit Kurkuma verwandt und wird auch für ähnliche Zwecke genutzt. Sie ist gegen Übelkeit, Erbrechen, Darmkrämpfe, Reizdarm, Gastritis und Diarrhoe wirksam und wird häufig als Hilfsmittel abführenden Kräutern zugegeben, weil sie den Magen beruhigt. Daneben wirkt sie gegen Fieber und wird von einigen Bergvölkern zur Behandlung von Dysenterie eingesetzt.

Äußere Anwendung: Lokal wird die Zitwerwurzel Einreibungen zugegeben, die bei akuten Verletzungen, vor allem der Sehnen, des Gewebes und der Muskeln, eingesetzt werden. Außerdem ist sie ein lokales Antiseptikum, weshalb sie in der Thai-Tradition und von einigen Bergvölkern zur Behandlung von Wunden, Schnittwunden und Insektenstichen und -bissen eingesetzt wird.

~ ~ ~

Zuckerrohr (Sugar Cane)

Saccharum officinarum

ôi | oi

อ้อย

Geschmacksrichtung: süß, bitter

Verwendete Teile: Halm

Innere Anwendung: Zuckerrohr ist bei Dehydration so effektiv, dass es zwar am besten ist, reinen, frischen Zuckerrohrsaft zu trinken, aber bereits das Kauen des faserigen Halmes eine gute Wirkung hat. Arzneilich gesehen ist Zuckerrohr lediglich ein Hilfsmittel. Frischer Zuckerrohrsaft wird Rezepturen zugegeben, die bei Fieber, Halsschmerzen, Husten, Verschleimung, Blaseninfektionen, Harnwegsinfektionen, Antriebsarmut, Immunschwäche, chronischen Erkrankungen, chronischer Müdigkeit und Gewichtsverlust angewendet werden. Roher, unraffinierter Zucker wird Kräutertees gegen Fieber und Lymphproblemen zugegeben. Kandiszucker wird Mitteln gegen Fieber, Erkältungen und Halsschmerzen zugegeben. Bei Zucker, der als Arznei verwendet wird, handelt es sich nur selten um stark verarbeiteten weißen Zucker. Der Saft einer verwandten Pflanze, *Saccharum sinense*, wirkt harntreibend und wird bei Rezepturen gegen Nierenerkrankungen und Geschlechtskrankheiten eingesetzt.

Zuckerrohr ist in ganz Südasien bei sehr vielen Straßenverkäufern erhältlich. In Thailand wird gefrorenes Zuckerrohr in mundgerechten Stücken oder frisch gepresster Zuckerrohrsaft in Flaschen angeboten. Das Zuckerrohr wird gekaut, und das holzige Mark wird ausgespuckt, wenn der Saft extrahiert ist. Auf welche Weise auch das Zuckerrohr verzehrt wird, es gibt an einem heißen, schwülen Tag nur wenig Angenehmeres als frischen Zuckerrohrsaft.

~ ~ ~

Zwiebel

Allium cepa

hŏm | hom

หอม

Geschmacksrichtung: würzig/scharf

Verwendete Teile: Zwiebel

Innere Anwendung: Zwiebeln haben bei der Behandlung von Erkältungen, Husten und Erkrankungen der oberen Atemwege eine gute Wirkung.

Äußere Anwendung: Zwiebeln wirken ausleitend und sind deshalb in Umschlägen und heißen Kräuterkompressen enthalten, die Toxine beseitigen sollen. Sie können zur Behandlung von Warzen eingesetzt werden. Zwiebeldämpfe werden genutzt, um Erkältungen bei Kindern zu behandeln.

CAVE: *Es ist wichtig, eine frisch aufgeschnittene Zwiebel zu verwenden – nicht eine, die bereits früher in Stücke geschnitten und stehen gelassen oder im Kühlschrank aufbewahrt wurde.*

Anhang

Anhang 1

Wetchasueksa Phaetsatsangkhep

Aus dem Thailändischen übersetzt von Tracy Wells*

Einleitung von Tracy Wells

Das folgende Kapitel enthält eine Teilübersetzung des ersten Bandes des thailändischen medizinischen Textes *Das Studium der Medizin, Zusammenfassung der medizinischen Wissenschaft* (*Wetchasueksa phaetsatsangkhep* เวชศึกษาแพทย์ศาสตร์สังเขป), eines dreibändigen Werkes, das von der Schule für Traditionelle Medizin im Wat Phra Chetuphon (allgemein als „Wat Pho“ oder „Wat Po“ bekannt) veröffentlicht wurde. Diese Zusammenfassung der wichtigsten Texte, die die theoretischen Grundlagen der Traditionellen Thailändischen Medizin (TTM) darstellen, wurde Mitte des 19. Jahrhunderts kompiliert und erstmals 1909 veröffentlicht. Ursprünglich wurde dieser Text als Unterrichtshilfe in Schulen genutzt, in denen neben westlicher Medizin auch TTM gelehrt wurde. Auch heutzutage wird er in Thailand in traditionellen Medizinschulen verwendet. Dadurch, dass die TTM außerhalb von Thailand immer bekannter wird, steigt auch das Interesse an der Geschichte, den Theorien und der Ausübung dieser Heilkunst. Es ist wichtig, die bedeutendsten mit der Ausübung der TTM in Verbindung stehenden Texte zu übersetzen und sie als Grundlage für das Verständnis der TTM-Theorien zu nutzen, denn sie sind ein wesentlicher Teil der Tradition.

Mit dem Hinweis, dass versierte medizinische Therapeuten über Wissen aus vier wichtigen Bereichen verfügen müssen, ist dieser besondere Text in vier Hauptteile aufgeteilt: Krankheitsentstehung, Bestimmung von Erkrankungen, Pharmakologie sowie Verabreichung der Behandlung. Jeder dieser Teile bietet Gelegenheit, sich mit dem Vokabular und den Grundkonzepten der TTM vertraut zu machen. Obwohl einige Teile auch genaue Beschreibungen enthalten, liest sich der Text eher wie ein Überblick. Begründet ist dies darin, dass dieses Material traditionell mündlich weitergegeben wird. Daher sollte ein Text wie dieser wohl ursprünglich als Erinnerungsmedium dienen, das den Studenten helfen sollte, sich an wichtige Konzepte zu erinnern, die ihnen während des praktischen Studiums mit einem Therapeuten begegnet sind. Diese Art der unmittelbaren Erfahrung ist der einzige Weg, ein tiefes Verständnis für die Konzepte zu entwickeln, die im Text vorgestellt werden, und zu beginnen, deren praktische Anwendung zu schätzen.

---

* Das *Wetchasueksa phaetsatsangkhep* wurde von Tracy Wells ursprünglich ins Englische übersetzt. Dieser englische Text wurde für die vorliegende Ausgabe ins Deutsche übersetzt.

Bei der Übersetzung war es mein wichtigstes Ziel, so nah wie möglich am Ausgangstext zu bleiben. Die Vollständigkeit der Gliederungsstruktur des Ausgangstextes bleibt zum größten Teil erhalten. Der gesamte Hauptteil ist wie im Ausgangstext nummeriert. Allerdings habe ich hier einige Zwischenüberschriften und Listen, die im Originaltext nicht nummeriert sind, für eine bessere Klarheit mit Nummern versehen. Zudem habe ich einige längere Listen aus dem gleichen Grund in Tabellen gesetzt. Des Weiteren habe ich erklärende Endnoten eingefügt, die im Originaltext nicht enthalten sind. Gelegentlich habe ich Informationen ergänzt, die in den Abbildungen oder Tabellen in Band 1 des Ausgangstextes fehlen, wenn diese in den anderen Bändern zu finden sind; dies ist jeweils angemerkt. Wenn ich Material verwendet habe, das im Ausgangstext nicht enthalten ist, ist das durch eckige Klammern gekennzeichnet.

Eine Übersetzung dieser Art enthält mehrere Herausforderungen. Die größte ist es, das richtige Gleichgewicht zwischen einer Wort-für-Wort-Übersetzung (bei der die eigentliche Bedeutung oft verloren geht) und einer Übersetzung der Bedeutung (bei der möglicherweise die ursprüngliche Formulierung geopfert wird) zu finden. Zum Großteil habe ich die letzte Vorgehensweise gewählt, wobei ich versucht habe, so viel der ursprünglichen Formulierung beizubehalten wie möglich – vor allem beim TTM-spezifischen Vokabular. Wenn bestimmte Fachbegriffe zum ersten Mal auftauchen, habe ich eine Übersetzung in allen relevanten Sprachen eingefügt – Englisch/Deutsch, romanisiertes Thai, Thai und gelegentlich Pāli. In diesen Fällen habe ich die Thai-Schrift nach dem königlich-thailändischen allgemeinen Transkriptionssystem romanisiert, und die Pāli-Begriffe habe ich nach dem Buchstabiersystem im Wörterbuch der Pāli Text Society buchstabiert. Danach werden diese Begriffe nur auf Englisch/Deutsch genannt und in Großbuchstaben dargestellt, damit erkennbar wird, dass es sich um traditionelle medizinische Terminologie handelt.

Bei dieser Übersetzung bin ich auf zahlreiche weitere Schwierigkeiten gestoßen, die meistens mit den Namen diverser Erkrankungen und Pflanzen zusammenhängen. Ich habe soweit wie möglich versucht, moderne medizinische Interpretationen der im Text erwähnten Erkrankungen zu vermeiden und stattdessen medizinische Begriffe so erklärt, wie sie von traditionellen Therapeuten zur Entstehungszeit dieses Textes höchstwahrscheinlich verwendet wurden. Bei den diversen arzneilichen Bestandteilen, die im Text genannt werden, gebe ich die wissenschaftlichen und englischen/deutschen Trivialnamen an, sofern solche existieren. Diese Namen können jedoch irreführend sein, denn eine Pflanze kann mehrere Namen haben, und mehrere unterschiedliche Pflanzen können den gleichen Namen tragen. Wahrscheinlich ist dies darin begründet, dass die im Text genannten Pflanzennamen irgendwann auf andere Pflanzen mit ähnlichen Eigenschaften übertragen wurden, als die ursprünglichen Pflanzen schwer zu beschaffen waren oder ausstarben. Ich habe umfangreiche Literatur verwendet, darunter Thai-Wörterbücher, Regierungsveröffentlichungen und Universitätsdatenbanken, um die zutreffendsten Namen für die in diesem Text genannten Pflanzen zu ermitteln. Zusätzlich habe ich mich mit Wit Sukhsamran beraten, einem TTM-Therapeuten, und mich weitgehend auf seine Erfahrung mit den Pflanzen und mit ihrer medizinischen Anwendung verlassen.

Erwähnt werden sollte auch, was bei dieser Übersetzung herausgelassen wurde. Ich habe viele Bemerkungen weggelassen, die sich mit dem Gebrauch der thailändischen Sprache beschäftigen, da sich diese Übersetzung hauptsächlich an Nicht-Thai-Sprechende richtet. Da ein Großteil des Originalvorworts sich mit diversen Aspekten der Semantik beschäftigt, habe ich das meiste davon nicht übersetzt; trotzdem habe ich die Überschriften der vier Hauptkategorien übersetzt, denn sie geben einen kurzen Überblick über den Inhalt des restlichen Textes. Ebenfalls weggelassen habe ich eine Liste von 82 Arzneirezepturen und eine Reihe ethischer Richtlinien für medizinische Therapeuten. Abgesehen von diesen Auslassungen, die mit [...] markiert sind, enthält die folgende Übersetzung den gesamten Inhalt der wichtigsten Abschnitte des Haupttextteils.

In der Spätphase der Erstellung dieser Übersetzung stieß ich auf einen von Jean Mulholland verfassten Artikel zu TTM, der Material enthält, das dem im *Wetchasueksa*-Text verwendeten ähnelt. Diesen Artikel habe ich bei der Übersetzung dieses Textes aus zwei Gründen nicht berücksichtigt. Zum einen bezieht sich der Artikel auf einige verschiedene TTM-Handbücher, darunter auf eine Reihe von Richtlinien für die Untersuchung basierend auf den Theorien und der Arzneimittellehre der TTM, aber auch auf mehrere klassische Lehrbücher zur traditionellen Medizin und Arzneimittellehre. Dieses Material weist zwar eine Ähnlichkeit zum Material im *Wetchasueksa*-Text auf, aber seine Darstellung im Artikel hält sich nicht streng an die Gliederungsstruktur dieses Textes. Zum anderen werden im Artikel zwar die meisten Hauptteile des *Wetchasueksa*-Textes erwähnt, mehrere Unterabschnitte werden jedoch weggelassen. Meine Übersetzung dagegen soll den Aufbau und den Inhalt des ursprünglichen *Wetchasueksa*-Textes widerspiegeln, indem sie die Struktur des Ausgangstextes so vollständig wie möglich beibehält.

Ich hoffe zuletzt, dass diese Übersetzung für diejenigen, die ein Interesse an TTM haben, eine nützliche Literaturquelle sein wird. Ich bin allerdings kein Arzt, weder im traditionellen noch im modernen Sinn, und das hier vorgelegte Material soll kein Ersatz für die Konsultation eines geschulten Arztes sein, denn alle gesundheitlichen Fragen bedürfen einer medizinischen Überwachung. Auch sind alle eventuellen Fehler und Fehlinterpretationen vollständig mir zuzuschreiben, sie sollten keinesfalls auf meine Lehrer, den Unterricht oder die Tradition, der sie entstammen, zurückfallen.

Ich möchte allen meinen Lehrern der thailändischen Sprache danken, vor allem den Lehrern an der University of Wisconsin-Madison Southeast Asian Studies Summer Institute (SEASSI), ebenso wie Narisa Naropakorn. Ich danke auch meinen Thai-Massage-Lehrern – sowohl in der Nähe als auch in der Ferne – dafür, dass sie mein anfängliches Interesse an den traditionellen Heilkünsten Thailands genährt haben. Ein besonderer Dank geht an Wit Sukhsamran, der unzählige Stunden damit verbracht hat, geduldig kleine Details dieses Textes mit mir durchzugehen. Trotz seines vollen Terminkalenders war er immer bereit, Fragen zu beantworten oder besonders herausfordernde Passagen zu erklären. Seine zahlreichen Beiträge werden nicht einzeln in der Übersetzung aufgeführt. Stattdessen hoffe ich einfach, dass es ausreicht zu sagen, dass diese Übersetzung ohne seine Hilfe nicht hätte entstehen können.

Vor allem geht aber die Anerkennung für diese Übersetzung an Thailand, an die thailändische Tradition und an das thailändische Volk, das die Bedeutung von Texten wie diesem anerkannt hat, wodurch sichergestellt wurde, dass die Weisheit dieses traditionellen Wissens an jede neue Generation von TTM-Therapeuten weitergegeben wird.

WETCHASUEKSA PHAETSATSANGKHEP

DAS STUDIUM DER MEDIZIN, ZUSAMMENFASSUNG DER MEDIZINISCHEN WISSENSCHAFT

VORWORT

[...]

Medizinische Therapeuten, die geschickt in der Behandlung von Erkrankungen sind, müssen über vier wichtige Dinge Bescheid wissen:

1 KRANKHEITSENTSTEHUNG [wörtlich „Ursprung der Erkrankung"]

2 BESTIMMUNG VON ERKRANKUNGEN

3 PHARMAKOLOGIE [wörtlich „arzneiliche Substanzen für die Behandlung von Erkrankungen"]

4 VERABREICHUNG DER BEHANDLUNG [wörtlich „geeignete Arzneien für die korrekte Behandlung einer bestimmten Erkrankung"]

I KRANKHEITSENTSTEHUNG

Die KRANKHEITSENTSTEHUNG lässt sich in vier Aspekte unterteilen:

1 VERURSACHENDER FAKTOR ELEMENT (*that samutthan* ธาตุสมุฏฐาน)

2 VERURSACHENDER FAKTOR JAHRESZEIT (*utu samutthan* อุตุสมุฏฐาน)

3 VERURSACHENDER FAKTOR ALTER (*ayu samutthan* อายุสมุฏฐาน)

4 VERURSACHENDER FAKTOR ZEIT (*kanla samutthan* กาลสมุฏฐาน)

1.1 VERURSACHENDER FAKTOR ELEMENT

Der VERURSACHENDE FAKTOR ELEMENT verweist auf die Körperstelle, an der sich die ELEMENTE festsetzen; die ELEMENTE werden in vier Gruppen unterteilt:

1 VERURSACHENDER FAKTOR [ELEMENT] ERDE (*pathawi samutthan* ปถวีสมุฏฐาน)

2 VERURSACHENDER FAKTOR [ELEMENT] WASSER (*apo samutthan* อาโปสมุฏฐาน)

3 VERURSACHENDER FAKTOR [ELEMENT] WIND (*wayo samutthan* วาโยสมุฏฐาน)

4 VERURSACHENDER FAKTOR [ELEMENT] FEUER (*techo samutthan* เตโชสมุฏฐาน)

Es gibt insgesamt 42 VERURSACHENDE FAKTOREN, die den ELEMENTEN zugeordnet werden; die vier ELEMENTE – ERDE, WASSER, WIND und FEUER – werden im Folgenden genauer erklärt.

ERDE-ELEMENT (*pathawi that* ปถวีธาตุ), zwanzig Formen	
1	HAARE DES KOPFES
2	HAARE DES KÖRPERS – d.h. Augenbrauen, Schnurrbart, Bart
3	NÄGEL – Finger- und Zehennägel
4	ZÄHNE – Schneidezähne, Eckzähne, Backenzähne – 20 Milchzähne, 32 bleibende Zähne
5	HAUT – Den Texten entsprechend so zu verstehen, dass dies für die äußere Hülle des Körpers steht, die drei Schichten hat: dicke Haut, mittlere Haut und äußere Haut. Tatsächlich aber stellt Haut wie die im Mund eine weitere Form von Haut dar, die als feuchte Haut bezeichnet wird.
6	MUSKELN – Schichten von bauchigem und flachem Muskelgewebe im gesamten Körper
7	SEHNEN, BÄNDER, BLUTGEFÄSSE UND NERVEN[1]
8	KNOCHEN – Knorpel und Knochen
9	KNOCHENMARK
10	NIERE
11	HERZ
12	LEBER – [steht für] Leber und Bauchspeicheldrüse
13	MEMBRAN [d.h. Faszie][2] – Bindegewebe im gesamten Körper, das die Fähigkeit hat, elastisch und flexibel zu sein
14	MILZ
15	LUNGEN[3]
16	DICKDARM
17	DÜNNDARM
18	UNVERDAUTE NAHRUNG[4] – unverdaute Nahrung im Magen
19	RÜCKSTÄNDE – aus dem Dünndarm stammende Rückstände in den nachgelagerten Därmen, die über den Anus ausgeschieden werden
20	GEHIRN- UND SPINALNERV-GEWEBE

[...]

WASSER-ELEMENT (*apothat* อาโปธาตุ), zwölf Formen	
1	GALLE (*pittang* ปิตตํ), in zwei Arten unterteilt: – GEBUNDENE GALLE (*phattha pitta* พัทธปิตฺต) – Galle in der Gallenblase – UNGEBUNDENE GALLE (*aphattha pitta* อพัทธปิตฺต) – Galle außerhalb der Gallenblase, die in den Dünndarm fließt
2	SCHLEIM (*semhang* เสมฺหํ), in drei Arten unterteilt: – SCHLEIM IN NACKEN UND KOPF (*so semha* ศอเสมหะ) – SCHLEIM IN DER BRUST (*ura semha* อุรเสมหะ) – SCHLEIM ZWISCHEN NABEL UND ANUS (*khut semha* คูธเสมหะ)[5]
3	EITER
4	BLUT (*lohitang* โลหิตํ)[6] – arterielles Blut und venöses Blut
5	SCHWEISS
6	FETT
7	TRÄNEN
8	ÖL – Öl, Talg oder Lymphe
9	SPEICHEL
10	NASENSCHLEIM – klare Flüssigkeit in der Nase und im Rachen
11	GELENKSFLÜSSIGKEIT
12	URIN

A1

WIND-ELEMENT (*wayothat* วาโยธาตุ), sechs Formen	
1	WIND, DER SICH VON DEN FÜSSEN ZUM KOPF BEWEGT oder vom Magen zum Rachen, wie beim Aufstoßen etc.
2	WIND, DER SICH VOM KOPF ZU DEN FÜSSEN BEWEGT oder vom Dünndarm zum Anus, wie bei Blähungen etc.
3	WIND, DER SICH IM ABDOMEN BEWEGT, außerhalb des Verdauungstraktes
4	WIND, DER SICH IM DARM UND IM MAGEN BEWEGT
5	WIND, DER SICH IM GESAMTEN KÖRPER BEWEGT (*lom* ลม)[7]
6	WIND, DER EIN- UND AUSGEATMET WIRD – Atem

Feuer-Element (*techothat* เตโชธาตุ), vier Formen	
1	Feuer, das den Körper wärmt und eine gleichmäßig Körpertemperatur aufrechterhält
2	Feuer, das ein Gefühl von Hitze verursacht und zu einer Wahrnehmung von Unruhe führt, so dass es erforderlich wird zu baden und angefächelt zu werden[8]
3	Feuer, das Alterung und Verfall hervorruft
4	Feuer, das Nahrung verdaut

Die Namen der zwanzig Erde-Elemente, zwölf Wasser-Elemente, sechs Wind-Elemente und vier Feuer-Elemente, die [oben] dargestellt wurden, sind die Stellen, an denen sich die Erkrankung festsetzt. Dies passiert, wenn die vier Elemente (*that tang si* ธาตุทั้ง ๔) verändert oder von einem natürlichen Zustand abweichen (*wikan* วิกาล). Dies wird in den klassischen Texten *Khamphi that wiphang* (คัมภีร์ธาตุวิภังค์) und *Khamphi roknithan* (คัมภีร์โรคนิทาน) erklärt.

Medizinische Therapeuten erkennen die Stellen, an denen sich Erkrankungen festsetzen, anhand der Verfassung oder der Symptome (*akan* อาการ) der vier Elemente, ebenso wie die arzneilichen Komponenten (*tua ya* ตัวยา), die Erkrankungen kurieren, wie sie im Text *Khamphi roknithan* kategorisiert werden. Hier werden nur die Namen der vier Elemente angegeben, denn dies stellt nur eine Zusammenfassung dar.

Wenn die 42 Elemente verändert oder von einem natürlichen Zustand abgelenkt werden, werden sie in drei Gruppen von verursachenden Faktoren Element unterteilt:

1. Krankheitsauslösender Faktor **Galle** (Th. *pitta* ปิตตะ; Pāli *pitta*)[9]: durch Galle bedingte Krankheit
2. Krankheitsauslösender Faktor **Schleim** (Th. *semha* เสมหะ; Pāli *semha*): durch Schleim bedingte Krankheit
3. Krankheitsauslösender Faktor **Wind** (Th. *wata* วาต; Pāli *vāta*): durch Wind bedingte Krankheit

A1

Wenn alle drei Gruppen von verursachenden Faktoren zusammentreffen, spricht man von kombinierten Erkrankungen (*sannibatika aphatha* สันนิบาติกาอาพาธา) – das heißt, Krankheit aufgrund der Angriffe (*thot* โทษ), die zusammentreffen (*sannibat* สันนิบาต).

Diese drei Gruppen von verursachenden Faktoren werden häufig verändert oder von einem natürlichen Zustand abgelenkt. Wenn abnormale jahreszeitliche Schwankungen auftreten, werden in dieser Zeit die drei Gruppen von verursachenden Faktoren verändert. Dies wird im folgenden Text erklärt.

1.2 Verursachender Faktor Jahreszeit

Krankheit kann entstehen, wenn die Jahreszeiten wechseln; deshalb sind die Jahreszeiten eine Ursache für Erkrankungen. In den klassischen medizinischen Texten werden die Jahreszeiten auf drei Arten unterteilt: „drei Jahreszeiten“, „vier Jahreszeiten“ oder „sechs Jahreszeiten“.

Drei Jahreszeiten

Heisse Jahreszeit (*khim ha ruedu* คิมหะฤดู oder *khim hanta ruedu* คิมหันตฤดู)	1. Tag des abnehmenden Mondes des 4. Monats bis 1. Tag des abnehmenden Mondes des 8. Monats[10]	– Ruft Hitze hervor – Mischung aus regnerischem und kaltem Wetter – Das Element Feuer ist der verursachende Faktor, [insbesondere][11] Feuer, das den Körper wärmt
Regenzeit (*wasanta ruedu* วสันตฤดู)[12]	1. Tag des abnehmenden Mondes des 8. Monats bis 1. Tag des abnehmenden Mondes des 12. Monats	– Ruft Kühle hervor – Mischung aus kaltem und heißem Wetter – Das Element Wind ist der verursachende Faktor, [insbesondere] Wind, der sich im Abdomen bewegt, außerhalb des Verdauungstraktes
Kalte Jahreszeit (*hemanta ruedu* เหมันตฤดู)	1. Tag des abnehmenden Mondes des 12. Monats bis 1. Tag des abnehmenden Mondes des 4. Monats	– Ruft Kälte hervor – Mischung aus heißem und regnerischem Wetter – Das Element Wasser ist der verursachende Faktor, insbesondere Schleim, Blut

Mit dem Wechsel der Jahreszeiten kommt es zu Variationen von heißem und kaltem Wetter, denn diese vermischen sich miteinander. Diese [Schwankungen] lassen den Menschen krank werden – weil die Beziehung zwischen den äußeren Elementen und den körperlichen Elementen unausgewogen ist. Wenn eine Jahreszeit auf die andere folgt, bewirkt die jahreszeitliche Schwankung, dass die inneren körperlichen Elemente unregelmäßig werden. Wenn die Zirkulation der [körperlichen] Elemente mit der Jahreszeit nicht Schritt hält, wird eine Krankheit auftreten.

Vier Jahreszeiten

Ein Jahr wird in vier Jahreszeiten unterteilt. Jede Jahreszeit hat drei Monate.

Erste Jahreszeit	1. Tag des abnehmenden Mondes des 4. Monats bis Vollmond des 7. Monats	Das Element Feuer ist der verursachende Faktor
Zweite Jahreszeit	1. Tag des abnehmenden Mondes des 7. Monats bis Vollmond des 10. Monats	Das Element Wind ist der verursachende Faktor

A1

DRITTE JAHRESZEIT	1. Tag des abnehmenden Mondes des 10. Monats bis Vollmond des 1. Monats	Das ELEMENT WASSER ist der VERURSACHENDE FAKTOR
VIERTE JAHRESZEIT	1. Tag des abnehmenden Mondes des 1. Monats bis Vollmond des 4. Monats	Das ELEMENT ERDE ist der VERURSACHENDE FAKTOR

Sechs Jahreszeiten

Ein Jahr wird in sechs Jahreszeiten unterteilt. Jede Jahreszeit hat zwei Monate.

ERSTE JAHRESZEIT	1. Tag des abnehmenden Mondes des 4. Monats bis Vollmond des 6. Monats	Durch das ELEMENT FEUER verursachte Krankheit, [insbesondere] GALLE, KÖRPERHITZE (*kamdao* กำเดา)
ZWEITE JAHRESZEIT	1. Tag des abnehmenden Mondes des 6. Monats bis Vollmond des 8. Monats	Durch die KOMBINATION VON ELEMENT FEUER, ELEMENT WIND und KÖRPERHITZE verursachte Krankheit
DRITTE JAHRESZEIT	1. Tag des abnehmenden Mondes des 8. Monats bis Vollmond des 10. Monats	Durch das ELEMENT WIND und SCHLEIM verursachte Krankheit
VIERTE JAHRESZEIT	1. Tag des abnehmenden Mondes des 10. Monats bis Vollmond des 12. Monats	Durch WIND, SCHLEIM, URIN verursachte Krankheit
FÜNFTE JAHRESZEIT	1. Tag des abnehmenden Mondes des 12. Monats bis Vollmond des 2. Monats	Durch SCHLEIM, KÖRPERHITZE, BLUT verursachte Krankheit
SECHSTE JAHRESZEIT	1. Tag des abnehmenden Mondes des 2. Monats bis Vollmond des 4. Monats	Durch das ELEMENT ERDE und die KOMBINATION VON BLUT, WIND, KÖRPERHITZE, SCHLEIM verursachte Krankheit

A1

1.3 VERURSACHENDER FAKTOR ALTER

Der VERURSACHENDE FAKTOR ALTER wird in drei Phasen unterteilt.

Phase	Alter	VERURSACHENDER FAKTOR
1 JUNGES ALTER (*pathommawai* ปฐมวัย)	Geburt bis 16 Jahre	ELEMENT WASSER – insbesondere SCHLEIM, BLUT
	– Geburt bis 8 Jahre	SCHLEIM ist das DOMINANTE ELEMENT (*chao ruean* เจ้าเรือน), mit Aspekten von BLUT
	– 8 bis 16 Jahre	BLUT ist das DOMINANTE ELEMENT[13], mit Aspekten von SCHLEIM

2 Mittleres Alter (*matchimawai* มัชฌิมวัย)	16 bis 32 Jahre	Element Wasser – insbesondere zwei Teile Blut und ein Teil Wind
3 Höheres Alter (*patchimwai* ปัจฉิมวัย)	32 bis 64 Jahre	Element Wind
	64 Jahre und darüber	Das Element Wind ist das dominante Element, mit Aspekten von Wasser, insbesondere Schleim, Schweiss

1.4 Verursachender Faktor Zeit

Der verursachende Faktor Zeit wird in vier Zeitabschnitte während des Tages und vier Zeitabschnitte während der Nacht unterteilt.[14]

Erster Zeitabschnitt	Morgendämmerung – 9 Uhr Abenddämmerung – 21 Uhr	Das Element Wasser ist der verursachende Faktor, insbesondere Schleim
Zweiter Zeitabschnitt[15]	9 Uhr – Mittag 21 Uhr – Mitternacht	Das Element Wasser ist der verursachende Faktor, insbesondere Blut
Dritter Zeitabschnitt	Mittag – 15 Uhr Mitternacht – 3 Uhr	Das Element Wasser ist der verursachende Faktor, insbesondere Galle
Vierter Zeitabschnitt	15 Uhr – Abenddämmerung 3 Uhr – Morgendämmerung	Das Element Wind ist der verursachende Faktor

1.5 Verursachender Faktor Geographie

Im Anschluss an das, was bereits gesagt wurde – das heißt die vier verursachenden Faktoren, die wie oben aufgeführt zu Erkrankungen beitragen –, ist gemäß dem klassischen medizinischen Text *Khamphi samutthan winitchai* (คัมภีร์สมุฏฐานวินิจฉัย) ein zusätzlicher Erkrankungen verursachender Faktor die Region, in der man geboren wurde oder in der man wohnt. Aus diesem Grund wird hier die Region oder der Lebensraum als verursachender Faktor Geographie eingestuft (*prathet samutthan* ประเทศสมุฏฐาน).

Wo man auch wohnt, die Elemente, die innerhalb des Körpers vorhanden sind, gewöhnen sich an die Umgebung oder die Atmosphäre dieser Region. Veränderungen des Lebensraumes oder der Umgebung – beispielsweise der Umzug aus dem Hochland in das Tiefland oder aus einem heißen Klima in ein kaltes Klima – können bewirken, dass man krank wird, wenn man die neue Umgebung nicht gewöhnt ist. Menschen, die vom Meer in die Wälder im Hochland oder umgekehrt ziehen, können krank werden, was tatsächlich nur auf das ungewohnte Wasser oder die ungewohnte Atmosphäre zurückzuführen ist. Es ist tatsächlich nichts weiter als dass die Elemente ungewohnt sind, sogar dann, wenn die Person in der neuen Umgebung bereits länger gelebt hat. Der Boden kann gelegentlich verunreinigt sein, weshalb diese bestimmte Erkrankung entsteht. Medizinische Therapeuten aller Art werden daher empfehlen, sich zur Erholung an einen nicht verun reinigten Ort zu begeben. Aus diesen Gründen wird die Region oder der Lebensraum als verursachender Faktor eingestuft, der zum Auftreten von Erkrankungen beiträgt.

A1

Verursachender Faktor Geographie, vier Formen

Geburtsort	Region	VERURSACHENDER FAKTOR
1 Hochland, hoch gelegenes Land	Heiße Region (*prathet ron* ประเทศร้อน)	ELEMENT FEUER
2 Felsiges, wüstenähnliches Gelände	Warme Region (*prathet un* ประเทศอุ่น)	ELEMENT WASSER, [insbesondere] GALLE, BLUT
3 Sumpfgebiet	Kühle Region (*prathet yen* ประเทศเย็น)	ELEMENT WIND
4 Salzwasser-Sumpfgebiet	Kalte Region (*prathet nao* ประเทศหนาว)	ELEMENT ERDE

Eigenschaften von Symptomen

Die Erkrankungen, die beim Menschen auftreten, entstehen in den 32 KÖRPERTEILEN (*akan samsipsong* อาการ ๓๒)[16] – das heißt, in den HAAREN DES KOPFES, HAAREN DES KÖRPERS etc. Wenn eine Erkrankung in einem bestimmten Körperteil auftritt, wird sie nach diesem Körperteil mit dem nachgestellten Wort VERZERRUNG (*phikan* พิการ) benannt. Dies beschreibt den VERURSACHENDEN FAKTOR und gibt den Ursprung der Erkrankung an. Wenn eines der körperlichen ELEMENTE WASSER, WIND oder FEUER unregelmäßig wird, lässt es Erkrankungen entstehen.[17] Dieser Körperteil wird dann als VERZERRT bezeichnet, was den VERURSACHENDEN FAKTOR anzeigt. Die Untersuchung des VERURSACHENDEN FAKTORS zur Identifizierung der Krankheit und des Faktors, der die Erkrankung entstehen lässt, wird durch Ermittlung der VERURSACHENDEN FAKTOREN ELEMENT, JAHRESZEIT, ALTER, ZEIT und GEOGRAPHIE vorgenommen, die oben beschrieben wurden. Wenn ein Arzt ein Mittel einsetzt, muss das Mittel diesen VERURSACHENDEN FAKTOREN genau folgen. Wenn aber ein Arzt einen Patienten mit bestimmten Symptomen untersucht und erkennt, dass es eine bestimmte Erkrankung ist – z.B. eine Erkältung (*wat* หวัด), eine KONSUMIERENDE ERKRANKUNG (*kasai* กษัย) oder Fieber (*khai* ไข้) –, und ein Mittel [nur] nach dem Namen der Erkrankung einsetzt, folgt er nicht sorgfältig den Eigenschaften der VERURSACHENDEN FAKTOREN. Dies beruht darauf, dass der Name [lediglich] ein herkömmlicher Name ist, den Ärzte über Generationen für die Erkrankung verwendet haben. Selten anzutreffende Erkrankungen jedoch oder etwas mit ähnlichen Symptomen können von verschiedenen Ärzten unterschiedlich genannt werden. Wenn man ein Mittel sorgfältig einsetzen will, muss man die VERURSACHENDEN FAKTOREN berücksichtigen. Im klassischen Text *Khamphi that wiphang* werden die herkömmlichen Namen für Erkrankungen nicht verwendet; stattdessen werden Erkrankungen mit den VERURSACHENDEN FAKTOREN bezeichnet. Wenn beispielsweise Symptome einer Erkrankung in der Leber beobachtet werden, nennt man dies VERZERRUNG DER LEBER; in der Lunge spricht man von VERZERRUNG DER LUNGE; ist eine Erkrankung auf SCHLEIM zurückzuführen, nennt man dies VERZERRUNG DES SCHLEIMS. Dadurch wird Studenten der Medizin ermöglicht, die Symptome richtig zu erkennen.

Die Symptom-Eigenschaften beschreiben den wichtigsten VERURSACHENDEN FAKTOR, was ein Hilfsmittel für den Arzt ist, der während einer Untersuchung genau zuhört. Die Erkrankungsarten, die bei Menschen am häufigsten sind, können drei Gruppen zugeordnet werden – das heißt

A1

Erkrankungen, die durch GALLE bedingt auftreten, Erkrankungen, die durch SCHLEIM bedingt auftreten, und Erkrankungen, die durch WIND bedingt auftreten, und diese wurden bereits im [Abschnitt über] den VERURSACHENDEN FAKTOR ELEMENT beschrieben.

VERZERRTES ERD-ELEMENT als VERURSACHENDER FAKTOR (*samutthan pathawi phikan* สมุฏฐานปถวีพิการ)

VERZERRUNG von	Symptome
HAARE DES KOPFES	Schmerzhafte Kopfhaut; Verlust der Kopfbehaarung
HAARE DES KÖRPERS	Schmerzhafte Haut; Verlust der Körperbehaarung [d.h. Follikulitis]
NÄGEL	Schmerzen an den Nägeln; Verlust von Nägeln; Eiter an den Nägeln [d.h. Nagelinfektion]
ZÄHNE	Schwere Zahnfleischinfektion; abszedierender Backenzahn, der Schmerzen an der Zahnwurzel hervorruft; Kavität
HAUT	Juckende Haut; raue oder spröde Haut; brennende Haut
MUSKEL	Ausschlag-artiges und brennendes Muskelfleisch; Muttermal- oder Warzen-artiges Muskelfleisch; [Muskelfleisch], das geprellt ist oder dunkle Flecken hat
SEHNEN, BÄNDER, BLUTGEFÄSSE UND NERVEN	Gefühl von emotionalem Angespanntsein, Ängstlichkeit oder Mattigkeit; [Gefühl] von Schwäche oder Leere [d.h. körperliches Unwohlsein]
KNOCHEN	Leiden an den Knochen [d.h. Erkrankungen der Knochen]
KNOCHENMARK	Verdickung des Knochenmarkes; Beriberi (*nepcha* เหน็บชา, wörtl. „Taubheitsgefühl und Kribbeln")
NIERE	Hitze- und Kälteschauer; konsumierende Erkrankung
HERZ	Schlechte Laune; Empfindlichkeit; Zorn
LEBER	Vergrößerte Leber; weiche oder geschwächte Leber; Leberabszess; geprellte Leber
MEMBRAN	Schwäche in den Lungen; Durst; Abtrocknung von Gewebe in der Pleura [d.h. Tuberkulose mit fortschreitender Anämie] (*ritsiduang haeng* ริดสีดวงแห้ง)
MILZ	Physische Obstruktion in der Brust; Enge in der Brust; Auftreibung des Abdomens; Müdigkeit
LUNGEN	Durst; Wärmegefühl in der Brust; schweres Asthma oder Ringen nach Luft; sehr ernste Lungenerkrankung

DICKDARM	Diarrhoe; Enge- oder Verfestigungsgefühl im Abdomen; Einschnürung des Darmes
DÜNNDARM	Aufstoßen und Gähnen; blutiger Stuhl; unkoordinierter oder trüber Blick; starke Schmerzhaftigkeit in der Taille; stechender, einschießender beidseitiger Schmerz im Abdomen; Hitzegefühl im Magen; brennendes Gefühl vom Abdomen bis zum Rachen [d.h. Sodbrennen]; faul riechender, eitriger Stuhl
UNVERDAUTE NAHRUNG	Diarrhoe; Unwohlsein im Abdomen; Übelkeit; Schluckauf
RÜCKSTÄNDE	Unregelmäßiger Stuhl; gestörte Verdauung; Erkrankungen wie Hämorrhoiden (*ritsiduang* ริดสีดวง)
GEHIRN- UND SPINALNERV-GEWEBE	Hörverlust; unkoordinierter oder trüber Blick; unklare Sprache; Unfähigkeit, sich zu bewegen

VERZERRTES WASSER-ELEMENT als VERURSACHENDER FAKTOR

(*samutthan apo phikan* สมุฏฐานอาโปพิการ)

VERZERRUNG von	**Symptome**
1 GALLE a GEBUNDENE GALLE b UNGEBUNDENE GALLE	a Delirium b Schmerzen im Kopf; inneres Hitzegefühl; Hitze- und Kälteschauer; gelbe Augen; gelber Urin; Fieber
2 SCHLEIM a SCHLEIM IN NACKEN UND KOPF b SCHLEIM IN DER BRUST c SCHLEIM ZWISCHEN NABEL UND ANUS	a Halsschmerzen b Physische Auszehrung; Abwehrspannung des Abdomens; Brennen im Rachen; Schwäche in den Lungen c Schleim oder Blut im Stuhl
3 EITER	Appetitverlust; Abmagerung
4 BLUT	Fieber; Delirium; unzusammenhängendes Sprechen; roter Urin; kleine entzündete Erhebungen an der Haut oder Ausschlag; schwarze oder rote Muttermale; toxische Erkrankungen (*kanla rok* กาฬโรค)[18]
5 SCHWEISS	Benommenheit; inneres Kältegefühl; leicht einsetzende Verärgerung oder Niedergeschlagenheit
6 FETT	Kreisförmiger Hautausschlag; brennende Haut; Haut, die sich heiß anfühlt; Absonderung von Lymphe und gelbem Talg

A1

7	**TRÄNEN**	Schleierartige Hülle über den Augen; tränende Augen; wässrige Augen; Katarakte
8	**ÖL**	Gelbe Haut; gelbe Augen; Diarrhoe
9	**SPEICHEL**	Halsschmerzen; Pickel oder Vorwölbungen an der Zunge
10	**NASENSCHLEIM**	Schmerzen im Kopf; unkoordinierter oder trüber Blick; tropfende Nase
11	**GELENKSFLÜSSIGKEIT**	Gelenkschmerzen; Knochenschmerzen
12	**URIN**	Weißer, gelber, schwarzer, roter Urin

VERZERRTES WIND-ELEMENT als VERURSACHENDER FAKTOR

(*samutthan wayo phikan* สมุฏฐานวาโยพิการ)

	VERZERRUNG von	Symptome
1	**WIND, DER SICH VON DEN FÜSSEN ZUM KOPF BEWEGT**	Zittern der Hände und Füße: Hitzegefühl im Abdomen; Agitiertheit; Gähnen und Aufstoßen; Übermaß an SCHLEIM
2	**WIND, DER SICH VOM KOPF ZU DEN FÜSSEN BEWEGT**	Unfähigkeit, die Arme und Beine zu heben; Müdigkeit oder Steifheit der Gelenke
3	**WIND, DER SICH IM ABDOMEN BEWEGT, AUSSERHALB DES VERDAUUNGSTRAKTES**	Rumpeln oder Gluckern im Abdomen; Mattigkeit oder Benommenheit; Müdigkeit oder Steifheit der Gelenke
4	**WIND, DER SICH IM DARM UND IM MAGEN BEWEGT**	Unwohlsein in der Brust; Unwohlsein im Abdomen; Erbrechen; Übelkeit; vergorener Geruch
5	**WIND, DER SICH IM GESAMTEN KÖRPER BEWEGT**	Verschwommene Sicht; Benommenheit; beidseitiger Schmerz im oberen Bereich der Oberschenkel; Schmerzen in der Wirbelsäule; trockenes Würgen; Unfähigkeit zu essen; Fieber mit Schüttelfrost
6	**WIND, DER EIN- UND AUSGEATMET WIRD**	Unfähigkeit, tief Luft zu holen; kurze oder oberflächliche Atmung

VERZERRTES FEUER-ELEMENT als VERURSACHENDER FAKTOR

(samutthan techo phikan สมุฏฐานเตโชพิการ)

VERZERRUNG von		Symptome
1	FEUER, DAS DEN KÖRPER WÄRMT	Feuchtigkeit
2	FEUER, DAS EIN GEFÜHL VON HITZE VERURSACHT	Steifheit der Knöchel- und Handgelenke; Krankheit der Lunge; Husten; Schmerzhaftigkeit der Hand- und Fußflächen; Abwehrspannung des Abdomens; Übelkeit
3	FEUER, DAS ALTERUNG UND VERFALL HERVORRUFT	Mangelnde Wahrnehmung im Körper; Unfähigkeit der Zunge, Geschmack wahrzunehmen; Hörverlust; Spannung in der Stirn. Diese Symptome können intermittierend auftreten.
4	FEUER, DAS NAHRUNG VERDAUT	Hitzegefühl, sowohl innerlich als auch äußerlich; kalte Hände; kalte Füße; Schwitzen

[Verhaltensweisen, die zur Entstehung von Erkrankungen beitragen]

Nachdem bereits die fünf VERURSACHENDEN FAKTOREN genannt wurden, werden jetzt die Verhaltensweisen, die zur Entstehung von Erkrankungen beitragen, kurz genannt. Die Menschen sollen sich so verhalten, dass sie nicht gegen den Körper verstoßen. Die folgenden Punkte gelten als Verstöße gegen den Körper. Zu Verstößen kommt es durch:

1 **[NAHRUNG]:** Nahrung ist der wichtigste Weg, um auf den Körper achtzugeben. Achtlosigkeit mit dem Verzehrten [besteht daraus,] zu viel zu essen, nicht genug zu essen, verdorbene Nahrung zu essen, Nahrung zu essen, das gründlich gekocht sein sollte, aber nicht durchgängig gekocht ist, und zu unangemessenen Zeiten zu essen, d.h. zum Frühstück Nahrung zu essen, das normalerweise nachmittags verzehrt wird. Der derartige Verzehr von Nahrung stört die ELEMENTE im Körper. Man nennt dies: DURCH DIE NAHRUNG ENTSTEHENDE ERKRANKUNG.

2 **KÖRPERBEWEGUNGEN ODER -HALTUNGEN:** Es gibt vier Körperpositionen, zwischen denen abgewechselt werden sollte: Sitzen, Liegen, Stehen und Gehen. Alle in Übermaßen ausgeführte Bewegungen oder Haltungen werden die SEHNEN, BÄNDER, BLUTGEFÄSSE und NERVEN des Körpers nicht so nutzen, dass Vielfalt gefördert wird. Die SEHNEN, BÄNDER, BLUTGEFÄSSE und NERVEN werden von einer normalen Position abweichen und zur Entstehung von Erkrankungen führen. Man nennt dies: DURCH KÖRPERBEWEGUNGEN ODER -HALTUNGEN ENTSTEHENDE ERKRANKUNG.

3 **HEISS UND KALT:** Erkrankungen können verursacht werden, indem man sich von einem heißen Ort an einen übermäßig kalten Ort begibt; indem man sich vom Schatten in die pralle Sonne ohne Schutz begibt; indem man sich aus dem Freien an einen stickigen Ort begibt; indem man in den Regen geht und völlig durchnässt wird. Man nennt dies: DURCH HEISS UND KALT ENTSTEHENDE ERKRANKUNG.

4 **Entzug von Schlaf, Nahrung oder Wasser:** Kein Schlafen in der Nacht; kein Essen zu Essenszeiten; kein Trinken bei Durst. Das Ertragen von Entzug verursacht Erkrankungen. Man nennt dies: DURCH DEN ENTZUG VON SCHLAF, NAHRUNG ODER WASSER ENTSTEHENDE ERKRANKUNG.

5 **Unterdrückung von Stuhlgang und Wasserlassen:** Das Unterdrücken von Darmbewegungen oder des Wasserlassens führt zu einer übermäßigen Ansammlung und zu einer Abweichung vom Normalen. Diese Anomalie kann bewirken, dass die ELEMENTE im Körper ebenfalls abweichen, was Erkrankungen hervorrufen kann. Man nennt dies: DURCH DIE UNTERDRÜCKUNG VON STUHLGANG UND WASSERLASSEN ENTSTEHENDE ERKRANKUNG.

6 **Überanstrengung:** Überanstrengung steht für das Heben, Tragen, Schleppen oder Ziehen von Dingen, die für die eigene Kraft zu schwer sind. Rennen, Springen oder zu heftiges Trainieren erschüttert und bewegt die Organe mehr als normal und verlagert sie. Zu stark konzentriertes Arbeiten oder Überlegen können erschöpfen und alle Kraft verbrauchen, was Erkrankungen zur Folge haben kann. Man nennt dies: DURCH ÜBERANSTRENGUNG ENTSTEHENDE ERKRANKUNG.

7 **Extreme Traurigkeit:** Menschen, die unter übermäßiger Traurigkeit leiden, haben vergessen, wie man Freude an Dingen hat, die früher Vergnügen bereitet haben – am schlimmsten ist es, wenn Nahrung keinen Geschmack mehr hat. In diesem Fall wird das helle und klare NAHRUNGSMITTEL (*namliang* น้ำเลี้ยง) im Körper trüb und schmutzig, schließlich trocknet es aus, es erschöpft den Körper und verursacht Erkrankungen. Man nennt dies: DURCH EXTREME TRAURIGKEIT ENTSTEHENDE ERKRANKUNG.

8 **Extremer Zorn:** Menschen, die immer zornig sind, haben keinen klaren Verstand, um ihr Temperament zu zügeln, was dem physischen Körper einen Tribut abverlangt. Eine mangelnde Selbstkontrolle missachtet den Körper, ist selbstzerstörend und ermöglicht die Entstehung von Erkrankungen. Man nennt dies: DURCH EXTREMEN ZORN ENTSTEHENDE ERKRANKUNG.

2 Bestimmung von Erkrankungen

Medizinische Therapeuten müssen die Namen von Erkrankungen kennen.[19] Wenn Patienten Symptome einer Krankheit haben, werden viele Therapeuten die Erkrankung bestimmen, indem sie sagen, „Sie haben eine Erkältung, Husten, Fieber, eine WIND-Erkrankung" etc. Und es gibt noch viele andere Namen von Erkrankungen, die in den klassischen Medizintexten erklärt werden.

Diese Namen von Erkrankungen wurden vergeben, damit die Therapeuten, wenn Patienten solche Symptome haben, festlegen können, dass es sich um diese Erkrankung handelt; mit solchen Symptomen ist es diese Erkrankung.

Im klassischen Text *Khamphi roknithan* allerdings wird nicht nur der Name der Erkrankung als solcher genannt. Stattdessen wird der Name jedes Elementes angegeben, gefolgt vom Wort „VERZERRUNG" oder „DAUERHAFTE UNTERBRECHUNG" (*taek pai* แตกไป), durch die die unterschiedlichen Krankheitssymptome hervorgerufen werden. Daher treten diese Erkrankungen auf, wenn die 42 ELEMENTE VERZERRT oder UNTERBROCHEN werden, was der Grund dafür ist, dass Menschen krank werden.

Wenn eine Erkrankung streng nach den Gegebenheiten benannt werden soll, müssen die 42 ELEMENTE im Namen der Erkrankung enthalten sein. Zum Beispiel: ERKRANKUNG VERZERRUNG DER HAARE DES KOPFES, ERKRANKUNG VERZERRUNG DER ZÄHNE, ERKRANKUNG VERZERRUNG DES SCHLEIMES, ERKRANKUNG VERZERRUNG DES BLUTES und so weiter. Das Wort „ERKRANKUNG" steht hier für das ELEMENT, das VERZERRT ist.

Wenn eine Erkrankung einen kurzen Namen erhalten soll, gibt es genau fünf Möglichkeiten, die Erkrankung zu benennen, die sich auf den Ursprung der Erkrankung in den fünf Sinnesorganen stützen, nämlich:

1 ERKRANKUNGEN DES AUGES (*chakkhu ro kho* จักขุโรโค)

2 ERKRANKUNGEN DES OHRES (*sot ro kho* โสตโรโค)

3 ERKRANKUNGEN DER NASE (*khan ro kho* ฆานโรโค)

4 ERKRANKUNGEN DER ZUNGE (*chioha ro kho* ชิวหาโรโค)

5 ERKRANKUNGEN DES KÖRPERS (*kai ro kho* กายโรโค)

Sinnesorgan, in dem die Erkrankung auftritt	[Beispiele für Erkrankungen]
ERKRANKUNGEN DES AUGES	Augen, die gerötet sind; Augen, die wässrig sind; Augen, die chronische Wunden aufweisen
ERKRANKUNGEN DES OHRES	Taubheit [wörtlich: „Ohren, die taub sind"]; Hörverlust [wörtlich: „Ohren, die defizient sind"]; Ohrabszess
ERKRANKUNGEN DER NASE	Wunden der Nase
ERKRANKUNGEN DER ZUNGE	Zunge, die rissig ist; Zungengeschwüre
ERKRANKUNGEN DES KÖRPERS: ERKRANKUNGEN DES ÄUSSEREN KÖRPERS (*phahit tha ro kho* พหิทธโรโค)	Pilzinfektion der Haut [d.h. Tinea versicolor bzw. Ringelflechte]; bösartige oder nicht bösartige, chronische ulzerierende Wunden [d.h. kanzeröse oder nicht kanzeröse Wucherungen]; tropische Infektion der Haut [d.h. Frambösie]; Lepra; ulzerierende Wunden
ERKRANKUNGEN DES KÖRPERS: ERKRANKUNGEN DES INNEREN KÖRPERS (*anta ro kho* อันตโรโค)	Fieber; [Erkrankungen des] WINDES; Abwehrspannung des Abdomens; örtlich begrenzte Abwehrspannung des Abdomens; Unwohlsein im Abdomen; Unwohlsein im Magen; Dysenterie; starke Diarrhoe; Tuberkulose

Erkrankungen können nicht nur mit einem einzigen Namen benannt werden, denn es gibt Namen, die je nach Dorf oder Region variieren können. Beispielsweise kann eine Erkrankung die gleichen Symptome haben, und trotzdem kann es sein, dass die Menschen im Norden einen Namen dafür haben, die Menschen im Süden einen anderen Namen haben und der klassische Text wieder einen anderen Namen hat – auch wenn es genau die gleiche Erkrankung ist. Es müssen nicht die Namen der Erkrankungen berichtigt werden, sondern es liegt in der Verantwortung des

Therapeuten, genau zuzuhören und sich anzupassen, wenn er in einer bestimmten Population Erkrankungen behandelt.

Studenten, die studieren, um Arzt zu werden, wird empfohlen, die verschiedenen Merkmale und Symptome von TOXISCHEN FIEBERN (*khai takkasila* ไข้ตักศิลา) besonders gut zu kennen. Diese sind als TOXISCHE ERKRANKUNGEN bekannt, und sie werden im klassischen Text *Khamphi takkasila* (คัมภีร์ตักศิลา) erklärt, das im [Text] *Phaetsat songkhro* (แพทย์ศาสตร์สงเคราะห์) veröffentlicht wurde. Ärzte sollten diese wichtigen Fieber berücksichtigen.

3 PHARMAKOLOGIE

Ärzte müssen alles über die einzelnen Bestandteile von Arzneimitteln wissen, die für die Behandlung eingesetzt werden. Um die Arzneimittel zu kennen, gibt es vier Aspekte:

1 EINZELNE ARZNEILICHE BESTANDTEILE (*tua ya* ตัวยา)

2 EIGENSCHAFTEN VON ARZNEIMITTELN (*sapphakhun ya* สรรพคุณยา)

3 MEHRERE ARZNEILICHE INGREDIENZEN (*khrueang ya* เครื่องยา), die zusammengemischt werden [und als eine einzige Substanz wirken] und mit einem Namen bezeichnet werden (*phikat ya* พิกัดยา)

4 METHODEN DER ZUSAMMENSTELLUNG VON ARZNEIMITTELN (*kan prung ya* การปรุงยา)

3.1 EINZELNE ARZNEILICHE BESTANDTEILE

3.1.1 Bestimmung EINZELNER ARZNEILICHER BESTANDTEILE

Um die EINZELNEN ARZNEILICHEN BESTANDTEILE zu kennen, ist es notwendig, fünf Dinge zu kennen:

- Form
- Farbe
- Aroma[20]
- Geschmack
- Name

3.1.2 Rohmaterialien für Arzneimittel

Es gibt drei Arten von Rohmaterialien für Arzneimittel:

1 Pflanzliches Material (*phuet watthu* พืชวัตถุ): Pflanzen, Gräser, Ranken

2 Tierisches Material (*sat watthu* สัตว์วัตถุ): Körperteile von Tieren

3 Mineralisches Material (*that watthu* ธาตุวัตถุ): verschiedene Mineralien

A1

1 PFLANZEN
PFLANZEN – BLÜTEN, POLLEN ODER STAUBGEFÄSSE, FRUCHT, SAMEN, SPLINTHOLZ ODER DAS INNERE DER RINDE, HARZ, KERNHOLZ, WURZEL, GRÄSER, RANKEN

2 KÖRPERTEILE VON TIEREN
HAARE ODER PELZ, HAUT, GEWEIH ODER HORN, HORN[21], STOSSZAHN, FANGZAHN, ZAHN, MAHLZAHN, HUF, KNOCHEN, GALLE

3 MINERALIEN[22]
CAMPHER (*karabun* การบูร, *Cinnamomum camphora*), KALIUMNITRAT, SCHWEFEL, KUPFERSULFAT

Um die Form, die Farbe, das Aroma und den Geschmack einer arzneilichen Substanz zu kennen, muss es möglich sein, sich eine Probe des tatsächlichen Mittels in einer Schule, in einem Garten oder an einem anderen Ort, an dem frische Proben verfügbar sind, anzuschauen. Man muss das tatsächliche Mittel untersuchen – sowohl getrocknet als auch frisch – und Erfahrung damit sammeln. Außerdem können Pflanzen aus einer Region in einer Weise benannt sein, und wenn man in eine andere Region kommt, kann es sein, dass sie anders genannt wird. Studenten müssen auf diese Weise recherchieren, um erfahrener und sachkundiger zu werden.

3.2 Eigenschaften von Arzneimitteln

3.2.1 DREI ARZNEILICHE GESCHMACKSRICHTUNGEN (*rot ya* รสยา)

Es gibt DREI ARZNEILICHE GESCHMACKSRICHTUNGEN:

1 Arzneimittel mit der EIGENSCHAFT KÜHLE GESCHMACKSRICHTUNG (*ya rot yen* ยารสเย็น)

2 Arzneimittel mit der EIGENSCHAFT HEISSE GESCHMACKSRICHTUNG (*ya rot ron* ยารสร้อน)

3 Arzneimittel mit der EIGENSCHAFT MILDE GESCHMACKSRICHTUNG (*ya rot sukhum* ยารสสุขุม)

1 Arzneimittel mit der EIGENSCHAFT KÜHLE GESCHMACKSRICHTUNG[23]
Arzneimittel hergestellt aus – BLÄTTERN (DIE NICHT SCHARF SIND), POLLEN, STAUBGEFÄSSEN UND STEMPELN, „SIEBEN GEWEIHEN UND HÖRNERN", „NEUN ZÄHNEN", ZU ASCHE REDUZIERTEN SUBSTANZEN
Beispiele: GROSSE, DUNKELBLAUE ARZNEI (*ya mahanin* ยามหานิล), GROSSE, SCHWARZE ARZNEI (*ya mahakan* ยามหากาฬ)
Zur Behandlung von FEUER

2 Arzneimittel mit der EIGENSCHAFT HEISSE GESCHMACKSRICHTUNG
Arzneimittel hergestellt aus – „Fünf Familien", „Drei Kräftige", Hatsakhun หัศคุณ (*Micromelum minutum*), Ingwer (*khing* ขิง, *Zingiber officinale*), Galgant (*kha* ข่า, *Alpinia galanga*, syn. *Languas galanga*)
Beispiele: Alle [Arzneimittel genannt] GELBE ARZNEIEN (*ya lueang* ยาเหลือง)
Zur Behandlung von WIND

3 Arzneimittel mit der EIGENSCHAFT MILDE GESCHMACKSRICHTUNG
Arzneimittel hergestellt aus – KOT (โกฐ)[24], THIAN (เทียน)[25], ADLERHOLZ ODER AGARHOLZ (*kritsana* กฤษณา, *Aquilaria crassna* oder *Aquilaria malaccensis*), KALAMPHAK กะลำพัก (*Euphorbia antiquorum*), CHALUT ชะลูด (*Alyxia reinwardtii*), ZIMT (*opchoei* อบเชย, *Cinnamomum sp.*), KHONDOK ขอนดอก (*Asclepias gigantea*), SANDELHOLZ (*chan thet* จันทน์เทศ, *Santalum album*)[26]
Beispiele: Alle [Arzneimittel genannt] DUFTENDE ARZNEIEN (*ya hom* ยาหอม)
Zur Behandlung des BLUTES

3.2.2 NEUN ARZNEILICHE GESCHMACKSRICHTUNGEN

Eine andere Möglichkeit, die ARZNEILICHEN GESCHMACKSRICHTUNGEN zu klassifizieren, sind die NEUN ARZNEILICHEN GESCHMACKSRICHTUNGEN:

1	**ADSTRINGIERENDE GESCHMACKSRICHTUNG** (*rot fat* รสฝาด)	Hält zusammen
2	**SÜSSE GESCHMACKSRICHTUNG** (*rot wan* รสหวาน)	Durchdringt das Gewebe
3	**TOXISCHE GESCHMACKSRICHTUNG** (*rot mao buea* รสเมาเบื่อ)	Bessert GIFT (*phit* พิษ)[27]
4	**BITTERE GESCHMACKSRICHTUNG** (*rot khom* รสขม)	Bessert das BLUT
5	**WÜRZIG-SCHARFE GESCHMACKSRICHTUNG** (*rot phet ron* รสเผ็ดร้อน)	Bessert WIND
6	**ÖLIGE GESCHMACKSRICHTUNG** (*rot man* รสมัน)	Bessert SEHNEN, BÄNDER, BLUTGEFÄSSE und NERVEN
7	**DUFTEND-KÜHLE GESCHMACKSRICHTUNG** (*rot hom yen* รสหอมเย็น)	Erfrischt

A1

8	**SALZIGE GESCHMACKSRICHTUNG** (*rot khem* รสเค็ม)	Durchdringt die Haut
9	**SAURE GESCHMACKSRICHTUNG** (*rot priao* รสเปรี้ยว)	Beendet SCHLEIM
–	**GESCHMACKSNEUTRAL** (*rot chuet* รสจืด)	Bessert SCHLEIM

3.2.3 ARZNEILICHE GESCHMACKSRICHTUNGEN für VERZERRUNGEN VON ELEMENTEN

Eine weitere Möglichkeit, [die ARZNEILICHEN GESCHMACKSRICHTUNGEN] zu klassifizieren, ist nach den VIER ELEMENTEN – d.h., welche ARZNEILICHE GESCHMACKSRICHTUNG heilt die Erkrankung, wenn ein ELEMENT VERZERRT ist:

Erkrankung entstehend aus:	Spricht an auf:
1 **VERZERRTES ELEMENT ERDE**	ADSTRINGIERENDE GESCHMACKSRICHTUNG BITTERE GESCHMACKSRICHTUNG SÜSSE GESCHMACKSRICHTUNG ÖLIGE GESCHMACKSRICHTUNG
2 **VERZERRTES ELEMENT WASSER**	BITTERE GESCHMACKSRICHTUNG SAURE GESCHMACKSRICHTUNG TOXISCHE GESCHMACKSRICHTUNG
3 **VERZERRTES ELEMENT FEUER**	GESCHMACKSNEUTRAL KÜHLE GESCHMACKSRICHTUNG
4 **VERZERRTES ELEMENT WIND**	MILDE GESCHMACKSRICHTUNG WÜRZIG-SCHARFE GESCHMACKSRICHTUNG

Diese Eigenschaften von Arzneimitteln auf eine vollständige und detaillierte Weise zu unterrichten ist eine schwierige Tätigkeit. Um ein breiteres Wissen zu erwerben, müssen daher die Studenten die bedeutenden Texte studieren, so etwa den Text über die Eigenschaften von Arzneimitteln, *Khamphi sapphakhun* (คัมภีร์สรรพคุณ).

3.3 Mehrere arzneiliche Ingredienzen

[Diese werden] zusammengemischt [und wirken als eine einzige Substanz], und sie werden mit einem Namen bezeichnet. Sie werden je nach Anzahl der Bestandteile (*phikat* พิกัด) in Gruppen geordnet. Es folgen Beispiele.[28]

Gruppe der zwei Bestandteile

Name	Einzelne arzneiliche Bestandteile	Verwendeter Teil
ZWEI DÜFTE (*thawekhantha* ทเวคันธา)	Eisenbaum (*bunnak* บุนนาค, *Mesua ferrea* GUTTIFERAE)	Wurzel
	Masang มะทราง (*Madhuca pierrei* SAPOTACEAE)	Wurzel
ZWEI DÜFTE VON DREI DINGEN (*thawetrikhantha* ทเวตรีคันธา)	Eisenbaum (*bunnak* บุนนาค, *Mesua ferrea* GUTTIFERAE)	Blüte, Kernholz, Wurzel
	Masang มะทราง (*Madhuca pierrei* SAPOTACEAE)	Blüte, Kernholz, Wurzel

Gruppe der drei Bestandteile

Name	Einzelne arzneiliche Bestandteile	Verwendeter Teil
DREI ARZNEIEN, DIE SEHR DUFTEND SIND (*trisukhon* ตรีสุคนธ์)[29]	Zimt (*opchoei thet* อบเชยเทศ, *Cinnamomum verum*, syn. *Cinnamomum zeylanicum* LAURACEAE)	Wurzel
	„Thailändischer Zimt“ (*opchoei thai* อบเชยไทย, *Cinnamomum bejolghota* oder *Cinnamomum iners* LAURACEAE)	Wurzel
	Indisches Patschuli (*phimsen ton* พิมเสนต้น, *Pogostemon cablin* LABIATAE)	Wurzel
DREI FRÜCHTE (*triphala* ตรีผลา)	Haritaki (*samo apphaya* สมออัพพยา, *Terminalia chebula* COMBRETACEAE)[30]	Frucht
	Bibhitaki (*samo phiphek* สมอพิเภก, *Terminalia bellerica* COMBRETACEAE)	Frucht
	Amla (*makham pom* มะขามป้อม, *Phyllanthus emblica* PHYLLANTHACEAE)	Frucht
DREI KRÄFTIGE (*trikatuk* ตรีกฎุก)	Schwarzer Pfeffer (*phrik thai* พริกไทย, *Piper nigrum* PIPERACEAE)	Samen
	Langer Pfeffer (*di pli* ดีปลี, *Piper longum* PIPERACEAE)	Frucht[31]
	Ingwer (*khing* ขิง, *Zingiber officinale* ZINGIBERACEAE)	Rhizom

Name	Einzelne arzneiliche Bestandteile	Verwendeter Teil
Drei starke Arzneien (*trisan* ตรีสาร)[32]	Wilder Pfeffer (*cha phlu* ช้าพลู, *Piper sarmentosum* PIPERACEAE)	Wurzel
	Plumbago (*chetta mun phloeng* เจตมูลเพลิง, *Plumbago* sp. PLUMBAGINACEAE)	Wurzel
	Sakhan สะค้าน (*Piper interruptum* PIPERACEAE)	Ranke
Drei himmlische Wässer (*trithanthip* ตรีธารทิพย์)	Banyan-Baum (*sai yoi* ไทรย้อย, *Ficus benghalensis* MORACEAE)	Wurzel
	Indischer Goldregen (*ratcha phruek* ราชพฤกษ์, *Cassia fistula* LEGUMINOSAE)[33]	Wurzel
	Manila-Tamarinde (*makham thet* มะขามเทศ, *Pithecellobium dulce* LEGUMINOSAE)	Wurzel
Drei Arzneien mit himmlischer Wirkung (*trisuraphon* ตรีสุรผล)[34]	Samunlawaeng สมุลแว้ง (*Temmodaphne thailandica* LAURACEAE)	–
	Duftendes Kernholz (*nuea mai* เนื้อไม้)[35]	–
	Baum Gottes (*thepphatharo* เทพทาโร, *Cinnamomum parthenoxylon*, syn. *Cinnamomum porrectum* LAURACEAE)	–
Drei Mittel für die Elemente (*triphonthat* ตรีผลธาตุ)	Wilder Ingwer (*kathue* กะทือ, *Zingiber zerumbet* ZINGIBERACEAE)	Wurzel
	Cassumunar-Ingwer (*phlai* ไพล, *Zingiber cassumunar* ZINGIBERACEAE)	Wurzel
	Zitronengras (*takhrai* ตะไคร้, *Cymbopogon citratus* GRAMINEAE)[36]	Wurzel
Drei Mittel für eine Wirkung auf kombinierte Erkrankungen (*trisannibatphon* ตรีสันนิบาตผล)	Langer Pfeffer (*di pli* ดีปลี, *Piper longum* PIPERACEAE)	–
	Thailändisches Heiliges Basilikum (*kaphrao* กะเพรา, *Ocimum tenuiflorum*, syn. *Ocimum sanctum* LABIATAE)	Wurzel
	Schwarzer Pfeffer (*phrik thai* พริกไทย, *Piper nigrum* PIPERACEAE)	Wurzel

A1

Name	Einzelne arzneiliche Bestandteile	Verwendeter Teil
Drei Arzneien mit duftendem Aroma (*trikansawat* ตรีกันสวาต)	Bastardkardamom (*reo yai* เร่วใหญ่, *Amomum xanthiodes* ZINGIBERACEAE)	Frucht
	Muskatnuss (*chan* จันทน์, *Myristica fragrans* MYRISTICACEAE)[37]	Frucht
	Gewürznelke (*kanphlu* กานพลู, *Syzygium aromaticum*, syn. *Eugenia caryophyllus* MYRTACEAE)	–
Drei schwarze Gift-Mittel (*trikalaphit* oder *trikanlaphit* ตรีกาฬพิษ)	Fingerwurz (*krachai* กระชาย, *Boesenbergia rotunda* ZINGIBERACEAE)[38]	Wurzel
	Galgant (*kha* ข่า, *Alpinia galanga*, syn. *Languas galanga* ZINGIBERACEAE)	Wurzel
	Thailändisches Heiliges Basilikum (*kaphrao* กะเพรา, *Ocimum tenuiflorum*, syn. *Ocimum sanctum* LABIATAE)[39]	Wurzel
Drei himmlische Geschmäcker (*trithipphayarot* ตรีทิพยรส)[40]	Kostuswurzel (*kot kraduk* โกฐกระดูก, *Saussurea lappa* ASTERACEAE)	–
	Kalamphak กะลำพัก (*Euphorbia antiquorum* EUPHORBIACEAE)	–
	Khondok ขอนดอก (*Asclepias gigantea* APOCYNACEAE)	–
Drei einsichtsvolle Geschmäcker (*triyannarot* ตรีญาณรส)	Betelnusspalme (*mak* หมาก, *Areca catechu* ARECACEAE)	–
	Niem (*sadao* สะเดา, *Azadirachta indica* MELIACEAE)	Wurzel
	Guduchi (*boraphet* บอระเพ็ด, *Tinospora crispa* MENISPERMACEAE)	Ranke
Drei makellose Diamanten (*triphetsamakhun* ตรีเพชรสมคุณ)	Aloe (*wan hang chorakhe* ว่านหางจรเข้, *Aloe vera* XANTHORRHOEACEAE)	–
	Röhren-Kassie (*ratcha phruek* ราชพฤกษ์, *Cassia fistula* LEGUMINOSAE)	Hülse oder Schale
	Rong thong รงทอง (*Garcinia acuminata* GUTTIFERAE)	–

A1

Name	Einzelne arzneiliche Bestandteile	Verwendeter Teil
Drei Arzneien, die Schlechtes beenden (*trichinthalamaka* ตรีฉินทลามกา)	Medizinal-Rhabarber (*kot nam tao* โกฐน้ำเต้า, *Rheum palmatum* POLYGONACEAE)	–
	Haritaki (*samo apphaya* สมออัพพยา, *Terminalia chebula* COMBRETACEAE)	–
	Rong thong รงทอง (*Garcinia acuminata* GUTTIFERAE)	–
Drei goldene Fäden (*trikesonmat* ตรีเกษรมาศ)	Fin ton ฝิ่นต้น (*Jatropha multifida* EUPHORBIACEAE)	Rinde
	Lotos (*bua luang* บัวหลวง, *Nelumbo nucifera* NELUMBONACEAE)	Pollen
	Bael-Baum (*matum* มะตูม, *Aegle marmelos* RUTACEAE)	Frucht, unreif
Drei immerwährende Dinge (*tri-amarit* ตรีอมฤต)	Schwein-Pflaume (*makok* มะกอก, *Spondias pinnata* ANACARDIACEAE)	Wurzel
	Banane, unreif (*kluay* กล้วยตีบ, *Musa* sp. MUSACEAE)	Wurzel
	Kadom กะดอม (*Gymnopetalum cochinchinensis* CUCURBITACEAE)	Wurzel
Weisheit dreier Abstammungen (*trisattakula* ตรีสัตกุลา)	Schwarzkümmel (*thian dam* เทียนดำ, *Nigella sativa* RANUNCULACEAE)	–
	Koriander (*phak chi la* ผักชีลา, *Coriandrum sativum* UMBELLIFERAE)[41]	–
	Ingwer, frisch (*khing sot* ขิงสด, *Zingiber officinale* ZINGIBERACEAE)	–
Drei Arzneien für Öl, Talg oder Lymphe (*trithurawasa* ตรีทุรวสา)	Horapha thet โหรพาเทศ (*Ocimum* sp. LABIATAE)[42]	Samen
	Kardamom (*krawan* กระวาน, *Amomum testaceum* ZINGIBERACEAE)	Frucht
	Ratchadat ราชดัด (*Brucea amarissima* SIMAROUBACEAE)	Frucht

A1

Name	Einzelne arzneiliche Bestandteile	Verwendeter Teil
Drei Dinge für eine Wirkung auf Schleim (*trisemhaphon* ตรีเสมหผล)	Wilder Pfeffer (*cha phlu* ช้าพลู, *Piper sarmentosum* PIPERACEAE)	Frucht
	Langer Pfeffer (*di pli* ดีปลี, *Piper longum* PIPERACEAE)	Wurzel
	Paternostererbse (*maklam khruea* มะกล่ำเครือ, *Abrus precatorius* LEGUMINOSAE)	Wurzel
Drei Dinge für eine Wirkung auf Galle (*tripitaphon* ตรีปิตผล)	Chetta mun thet เจตมูลเทศ (*Plumbago* sp. PLUMBAGINACEAE)	–
	Thailändisches Heiliges Basilikum (*kaphrao* กะเพรา, *Ocimum tenuiflorum*, syn. *Ocimum sanctum* LABIATAE)	Wurzel
	Phak phaeo daeng ผักแพวแดง (*Iresine herbstii* AMARANTHACEAE)	–
Drei Dinge für eine Wirkung auf Wind (*triwataphon* ตรีวาตผล)	Sakhan สะค้าน (*Piper interruptum* PIPERACEAE)	Frucht
	Galgant (*kha* ข่า, *Alpinia galanga*, syn. *Languas galanga* ZINGIBERACEAE)	Wurzel
	Schwarzer Pfeffer (*phrik thai* พริกไทย, *Piper nigrum* PIPERACEAE)	Wurzel

[...]

Gruppe der vier Bestandteile

Name	Einzelne arzneiliche Bestandteile	Verwendeter Teil
Vier Arzneien für die Behandlung der Elemente zu verschiedenen Zeiten (*chatukanthat* จตุกาลธาตุ)	Kalmus (*wan nam* ว่านน้ำ, *Acorus calamus* ARACEAE)	–
	Plumbago (*chetta mun phloeng* เจตมูลเพลิง, *Plumbago* sp. PLUMBAGINACEAE)	Wurzel
	Khaeklae แคแกล (*Dolichandrone serrulata* BIGNONIACEAE)[43]	Wurzel
	Pagodenblume (*nom sawan* นมสวรรค์, *Clerodendrum paniculatum* VERBENACEAE)	Wurzel

A1

Name	Einzelne arzneiliche Bestandteile	Verwendeter Teil
Vier himmlische Düfte (*chatu thip khantha* จตุทิพคันธา)	Süßholz (*cha-em thet* ชะเอมเทศ, *Glycyrrhiza glabra* LEGUMINOSAE)	Wurzel
	Paternostererbse (*maklam khruea* มะกล่ำเครือ, *Abrus precatorius* LEGUMINOSAE)	Wurzel
	Bakul-Baum (*phikun* พิกุล, *Mimusops elengi* SAPOTACEAE)	Blüte
	Ingwer (*khing khraeng* ขิงแครง, *Zingiber officinale* ZINGIBERACEAE)[44]	–
Vier Früchte für die Behandlung der Elemente (*chatu phala thika* จตุผลาธิกะ)	Haritaki (*samo apphaya* สมออัพพยา, *Terminalia chebula* COMBRETACEAE)	Frucht
	Bibhitaki (*samo phiphek* สมอพิเภก, *Terminalia bellerica* COMBRETACEAE)	Frucht
	Amla (*makham pom* มะขามป้อม, *Phyllanthus emblica* PHYLLANTHACEAE)	Frucht
	Samo thet สมอเทศ (*Terminalia* sp. COMBRETACEAE)	Frucht
Vier Arzneien für eine Wirkung auf Wind (*chatu wata phon* จตุวาตผล)	Ingwer (*khing* ขิง, *Zingiber officinale* ZINGIBERACEAE)	Wurzel
	Kalamphak กะลำพัก (*Euphorbia antiquorum* EUPHORBIACEAE)	–
	Zimt (*opchoei thet* อบเชยเทศ, *Cinnamomum verum*, syn. *Cinnamomum zeylanicum* LAURACEAE)	–
	Szechuan-Liebstöckel (*kot hua bua* โกฐหัวบัว, *Ligusticum wallichii* UMBELLIFERAE)	–

Gruppe der fünf Bestandteile

Name	Einzelne arzneiliche Bestandteile	Verwendeter Teil
Fünf Familien (*benchakun* เบญจกูล)	Wilder Pfeffer (*cha phlu* ช้าพลู, *Piper sarmentosum* PIPERACEAE)	Wurzel
	Sakhan สะค้าน (*Piper interruptum* PIPERACEAE)	Ranke
	Langer Pfeffer (*di pli* ดีปลี, *Piper longum* PIPERACEAE)	Frucht[45]
	Ingwer (*khing* ขิง, *Zingiber officinale* ZINGIBERACEAE)	Rhizom
	Plumbago (*chetta mun phloeng* เจตมูลเพลิง, *Plumbago* sp. PLUMBAGINACEAE)	Wurzel
Fünf Familien mit einer Wirkung auf die Elemente (*benchakun phon that* เบญจกูลผลธาตุ)	Wechselblättriges Zyperngras (*kokrangka* กกรังกา, *Cyperus alternifolius* CYPERACEAE oder *Cyperus digitatus* CYPERACEAE)	Wurzel
	Nussgras (*haeo mu* แห้วหมู, *Cyperus rotundus* CYPERACEAE)	Zwiebel[46]
	Ya channakat หญ้าชันกาด (*Panicum repens* GRAMINEAE)	Zwiebel
	Pro เปราะ (*Kaempferia* sp. ZINGIBERACEAE)	Zwiebel
	Tao kiat เต่าเกียด (*Homalomena truncata* ARACEAE)	Zwiebel
Fünf kleine Wurzeln (*bencha mun noi* เบญจมูลน้อย)	Ya klet hoi หญ้าเกล็ดหอย (*Desmodium triflorum* PAPILIONOIDEAE)	–
	Ya klet hoi หญ้าเกล็ดหอย (*Hydrocotyle sibthorpioides* UMBELLIFERAE)	–
	Ricinus (*rahung daeng* ระหุ่งแดง, *Ricinus communis* EUPHORBIACEAE)[47]	Wurzel
	Liebesapfel (*makhuea khuen* มะเขือขื่น, *Solanum aculeatissimum* SOLANACEAE)	Wurzel
	Ma-uek มะอึก (*Solanum stramonifolium* SOLANACEAE)	Wurzel

A1

Name	Einzelne arzneiliche Bestandteile	Verwendeter Teil
FÜNF GROSSE WURZELN (*bencha mun yai* เบญจมูลใหญ่)	Bael-Baum (*matum* มะตูม, *Aegle marmelos* RUTACEAE)	Wurzel
	Longan (*lamyai* ลำใย, *Dimocarpus longan* SAPINDACEAE)	Wurzel
	Pheka เพกา (*Oroxylum indicum* BIGNONIACEAE)	Wurzel
	Khaeklae แคแกล (*Dolichandrone serrulata* BIGNONIACEAE)	Wurzel
	Khatlin คัดลิ้น (*Walsura trichostemon* MELIACEAE)[48]	Wurzel
ZEHN WURZELN (*thatsa mun yai* ทัศมูลใหญ่)	Die Zusammenstellungen „FÜNF KLEINE WURZELN" und „FÜNF GROSSE WURZELN" kombiniert	–
FÜNF BLITZSCHLÄGE (*bencha lok wichian* เบญจโลกวิเชียร)[49]	Maduea uthumphon มะเดื่ออุทุมพร (*Ficus glomerata* oder *Ficus racemosa* MORACEAE)	Wurzel
	Khon tha คนทา (*Harrisonia perforata* SIMAROUBACEAE)	Wurzel
	Thao yai mom ท้าวยายม่อม (*Clerodendrum petasites* LABIATAE oder *Tacca leontopetaloides* TACCACEAE)	Wurzel
	Ya nang หญ้านาง (*Tiliacora triandra* MENISPERMACEAE)[50]	Wurzel
	Ching chi ชิงชี่ (*Capparis micracantha* CAPPARIDACEAE)	Wurzel
FÜNF ERFRISCHENDE DINGE (*bencha lo thi ka* เบญจโลธิกะ)	Chan daeng จันทน์แดง (*Dracaena loureiri* AGAVACEAE)	–
	Chan khao จันทน์ขาว (*Tarenna hoaensis* RUBIACEAE)	–
	Chan chamot จันทน์ชะมด (*Aglaia pyramidata* MELIACEAE)	–
	Fledermausblume (*neraphusi* เนระพูสี, *Tacca chantrieri* TACCACEAE)	–
	Mahasadam มหาสดำ (*Cyathea podophylla* CYATHEACEAE)	–

A1

Gruppe der sieben Bestandteile

Name	Einzelne arzneiliche Bestandteile	Verwendeter Teil
SIEBEN GEWEIHE ODER HÖRNER (*satta khao* สัตตเขา)	Wasserbüffel (*khwai* ควาย)	Horn
	Südlicher Serau (*lian pha* เลียงผา, *Capricornis sumatraensis*)	Horn
	Hirsch (*kwang* กวาง)	Geweih
	Rind (*wua* วัว)	Horn
	Bison (*kathing* กะทิง)	Horn
	Ziege (*phae* แพะ)	Horn
	Schaf (*kae* แกะ)	Horn
[DINGE ZUR BEHANDLUNG VON] UROLOGISCHEN ERKRANKUNGEN[51] (*parameha* ปรเมหะ)	Konpit ก้นปิด (*Stephania hernandifolia* MENISPERMACEAE)	Ranke
	Indisches Brennkraut (*tamyae tuaphu* ตำแยตัวผู้, *Acalypha indica* EUPHORBIACEAE)	–
	Tamyae tuamia ตำแยตัวเมีย (*Laportea interrupta* URTICACEAE)	–
	Kardamom (*krawan* กระวาน, *Amomum testaceum* ZINGIBERACEAE)	Frucht
	Kostuswurzel (*kot kraduk* โกฐกระดูก, *Saussurea lappa* ASTERACEAE)	–
	Rak thet รักเทศ (*Gluta* sp. ANACARDIACEAE)	Frucht
	„DREI FRÜCHTE“[52] ohne Samen	–

A1

Gruppe der neun Bestandteile

Name	Einzelne arzneiliche Bestandteile	Verwendeter Teil
Neun Zähne (*naowa khiao* เนาวเขี้ยว)	Schwein (*sukon* สุกร)	Stoßzahn
	Bär (*mi* หมี)	Fangzahn
	Tiger (*suea* เสือ)	Fangzahn
	Nashorn (*raet* แรด)	Horn
	Elefant (*chang* ช้าง)	Stoßzahn
	Wolf (*sunak pa* สุนัขป่า)	Fangzahn
	Seekuh (*pla phayun* ปลาพะยูน)	Stoßzahn
	Krokodil (*chorakhe* จรเข้)	Zahn
	Südlicher Serau (*lian pha* เลียงผา, *Capricornis sumatraensis*)	Zahn

Gruppe der zehn Bestandteile

Name	Einzelne arzneiliche Bestandteile	Verwendeter Teil
Zehn Familien mit Wirkung (*thosa kula phon* ทศกุลาผล)	„Kleiner Kardamom" (*reo noi* เร่วน้อย, *Amomum villosum* ZINGIBERACEAE)	Frucht
	Bastardkardamom (*reo yai* เร่วใหญ่, *Amomum xanthiodes* ZINGIBERACEAE)	Frucht
	Koriander (*phak chi la* ผักชีลา, *Coriandrum sativum* UMBELLIFERAE)	Frucht
	Wassersellerie (*phakchi lom* ผักชีล้อม, *Oenanthe javanica* APIACEAE)	Frucht
	Süßholz (*cha-em thet* ชะเอมเทศ, *Glycyrrhiza glabra* LEGUMINOSAE)	–
	„Thai-Süßholz" (*cha-em thai* ชะเอมไทย, *Albizia myriophylla* LEGUMINOSAE)[53]	–

A1

Name	Einzelne arzneiliche Bestandteile	Verwendeter Teil
	Bernstein (*aphan thong* อาพันทอง)	–
	Ambra (*aphan khi pla* อาพันขี้ปลา)	–
	Zimt (*opchoei thet* อบเชยเทศ, *Cinnamomum verum*, syn. *Cinnamomum zeylanicum* LAURACEAE)	–
	„Thai-Zimt" (*opchoei thai* อบเชยไทย, *Cinnamomum bejolghota* oder *Cinnamomum iners* LAURACEAE)	–

Zusätzliche Gruppen

Name	Einzelne arzneiliche Bestandteile	Verwendeter Teil
Fünf Metalle (*bencha loha* เบญจโลหะ)[54]	Malabar-Lackbaum (*thong kwao* ทองกวาว, *Butea monosperma* LEGUMINOSAE)	Wurzel
	Thong lang nam ทองหลางน้ำ	Wurzel
	Thong lang bai mon ทองหลางใบมน (*Erythrina suberosa* LEGUMINOSAE)	Wurzel
	Schlangen-Jasmin (*thong phan chang* ทองพันชั่ง, *Rhinacanthus nasutus* ACANTHACEAE)	Wurzel
	Korallenbaum (*thong long* ทองโหลง, *Erythrina fusca* LEGUMINOSAE)	Wurzel
Sieben Metalle (*satta loha* สัตตโลหะ)	Die „Fünf Metalle" plus zwei zusätzliche Dinge:	–
	Moschus-Kürbis (*fak thong* ฟักทอง, *Cucurbita moschata* CUCURBITACEAE)	Wurzel
	Buntlaubiges Kupferblatt (*bai ngoen* ใบเงิน, *Acalypha wilkesiana* EUPHORBIACEAE)[55]	Wurzel
Neun Metalle (*naowa loha* เนาวโลหะ)	Die „Sieben Metalle" plus zwei zusätzliche Dinge:	–
	Thong khruea ทองเครือ (*Butea superba* LEGUMINOSAE)	Ranke
	Champa thong จำปาทอง (*Alangium kurzii* ALANGIACEAE)	–

A1

Name	Einzelne arzneiliche Bestandteile	Verwendeter Teil
FÜNF *KOT* (*bencha kot* เบญจโกฐ)	Szechuan-Liebstöckel (*kot hua bua* โกฐหัวบัว, *Ligusticum wallichii* UMBELLIFERAE)	–
	Kot so โกฐสอ (*Angelica dahurica* UMBELLIFERAE)	–
	Kot khamao โกฐเขมา (*Atractylodes lancea* ASTERACEAE)	–
	Engelwurz (*kot chiang* โกฐเชียง, *Angelica sinensis* UMBELLIFERAE)	–
	Einjähriger Beifuß (*kot chula lampha* โกฐจุฬาลัมพา, *Artemisia annua* COMPOSITAE)	–
SIEBEN *KOT* (*satta kot* สัตตโกฐ)	Die „FÜNF *KOT*" plus zwei zusätzliche Dinge:	–
	Kostuswurzel (*kot kraduk* โกฐกระดูก, *Saussurea lappa* ASTERACEAE)	–
	Kot kan phrao โกฐก้านพร้าว (*Picrorhiza kurroa* SCROPHULARIACEAE)	–
NEUN *KOT* (*naowa kot* เนาวโกฐ)	Die „SIEBEN *KOT*" plus zwei zusätzliche Dinge:	–
	Kot phung pla โกฐพุงปลา (*Dischidia rafflesiana* ASCLEPIADACEAE)	–
	Kot chada mangsi โกฐชฎามังสี (*Nardostachys jatamansi* VALERIANACEAE)	–
BESONDERE *KOT* (*kot phiset* โกฐพิเศษ)	Die „NEUN *KOT*" plus drei zusätzliche Dinge:	–
	Brechnuss (*kot kakling* โกฐกะกลิ้ง, *Strychnos nux-vomica* LOGANIACEAE)[56]	–
	Bertram (*kot kakkra* โกฐกักกรา, *Anacyclus pyrethrum* ASTERACEAE)	–
	Medizinal-Rhabarber (*kot nam tao* โกฐน้ำเต้า, *Rheum palmatum* POLYGONACEAE)	–

Name	Einzelne arzneiliche Bestandteile	Verwendeter Teil
FÜNF *THIAN* (*thian thang ha* เทียนทั้ง ๕)	Schwarzkümmel (*thian dam* เทียนดำ, *Nigella sativa* RANUNCULACEAE)	–
	Gartenkresse-Samen (*thian daeng* เทียนแดง, *Lepidium sativum* CRUCIFERAE)	–
	Kreuzkümmel (*thian khao* เทียนขาว, *Cuminum cyminum* UMBELLIFERAE)	–
	Fenchel (*thian khao plueak* เทียนข้าวเปลือก, *Foeniculum vulgare* UMBELLIFERAE)	–
	Dill (*thian ta takkataen* เทียนตาตั๊กแตน, *Anethum graveolens* UMBELLIFERAE)	–
SIEBEN *THIAN* (*thian thang chet* เทียนทั้ง ๗)	Die „FÜNF *THIAN*" plus zwei zusätzliche Dinge:	–
	Ajowan (*thian yaowaphani* เทียนเยาวพานี *Trachyspermum ammi* UMBELLIFERAE)[57]	–
	Anis (*thian sattabut* เทียนสัตตบุษย์, *Pimpinella anisum* UMBELLIFERAE)	–
NEUN *THIAN* (*thian thang kao* เทียนทั้ง ๙)	Die „SIEBEN *THIAN*" plus zwei zusätzliche Dinge:	–
	Wiesenkümmel (*thian ta kop* เทียนตากบ, *Carum carvi* UMBELLIFERAE)	–
	Indische Flohsamen (*thian klet hoi* เทียนเกล็ดหอย, *Plantago ovata* PLANTAGINACEAE)	–
BESONDERE *THIAN* (*thian phiset* เทียนพิเศษ)	Die „NEUN *THIAN*" plus drei zusätzliche Dinge:	–
	Thian lot เทียนหลอด (*Vernonia anthelmintica* COMPOSITAE)[58]	–
	Thian khom เทียนขม (*Foeniculum* sp. UMBELLIFERAE)	–
	Thian klaep เทียนแกลบ (*Foeniculum* sp. UMBELLIFERAE)	–

A1

Name	Einzelne arzneiliche Bestandteile	Verwendeter Teil
Fünf Lotosse (*bua nam thang ha* บัวน้ำทั้ง ๕)	Sattabut สัตตบุษย์ (*Nelumbo* sp. NELUMBONACEAE)	–
	Sattaban สัตตบรรณ (*Nymphaea* sp. NYMPHAEACEAE)	–
	Lin chong ลินจง (*Nymphaea* sp. NYMPHAEACEAE)	–
	Chong konlani จงกลนี (*Nymphaea lotus* NYMPHAEACEAE)	–
	Nilubon นิลุบล (*Nymphaea cyanea* NYMPHAEACEAE)	–
Besondere Lotosse (*bua phiset* บัวพิเศษ)	Bua luang khao บัวหลวงขาว (*Nelumbo* sp. NELUMBONACEAE)	–
	Bua luang daeng บัวหลวงแดง (*Nelumbo* sp. NELUMBONACEAE)	–
	Sattabongkot khao สัตตบงกชขาว (*Nelumbo* sp. NELUMBONACEAE)	–
	Sattabongkot daeng สัตตบงกชแดง (*Nelumbo* sp. NELUMBONACEAE)	–
	Bua phuean บัวเผื่อน (*Nymphaea nouchali* NYMPHAEACEAE)	–
	Bua khom บัวขม (*Nymphaea* sp. NYMPHAECEAE)	–
Fünf *Hora* (*hora thang ha* โหราทั้ง ๕)[59]	Hora amarit โหราอมฤต	–
	Hora miksingkhli โหรามิกสิงคลี	–
	Hora thao sunak โหราเท้าสุนัก	–
	Hora bon โหราบอน (*Balanophora abbreviata* BALANOPHORACEAE)	–
	Herbst-Eisenhut (*hora dueai kai* โหราเดือยไก่, *Aconitum carmichaeli* RANUNCULACEAE)	–

Name	Einzelne arzneiliche Bestandteile	Verwendeter Teil
BESONDERE *HORA* (*hora phiset* โหราพิเศษ)	Hora phak kut โหราผักกูด (*Microlepia speluncae* DENNSTAEDTIACEAE)	–
	Hora khao niao โหราข้าวเหนียว	–
	Hora khao nuea โหราเขาเนื้อ (*Diplazium dilatatum* ATHYRIACEAE)	–
	Hora khao krabue โหราเขากระบือ (*Microlepia platyphylla* DENNSTAEDTIACEAE)	–
	Hora bai klom โหราใบกลม	–
	Hora mahura โหรามหุรา	–
FÜNF SALZE (*kluea thang ha* เกลือทั้ง ๕)[60]	Mit Milch vermischtes Salz *kluea sin thao* เกลือสินเธาว์[61]	–
	Mit Honig vermischtes Salz *kluea phik* เกลือพิก	–
	Mit Alkohol vermischtes Salz *kluea wik* เกลือวิก	–
	Mit Sesamöl vermischtes Salz *kluea fong* เกลือฟอง	–
	Mit Rinderurin vermischtes Salz *kluea samutthari* เกลือสมุทรี	–
BESONDERE SALZE (*kluea phiset* เกลือพิเศษ)	Eine Form von Salz[62] *kluea sunchara* เกลือสุญจระ	–
	Eine Form von Salz *kluea yaowa kasa* เกลือยาวกาสา	–
	Eine Form von Salz *kluea withu* เกลือวิทู	–
	Eine Form von Salz *kluea dang khali* เกลือด่างคะลี	–
	Harnsäuresalz *kluea katang* เกลือกะตัง	–
	Meersalz *kluea samut* เกลือสมุทร	–
	Eine Form von Salz *kluea suwasa* เกลือสุวสา	–

A1

Diese Gruppen mit MEHREREN ARZNEILICHEN BESTANDTEILEN müssen immer, wenn sie eingesetzt werden, alle Bestandteile enthalten. Die Namen der Gruppen sind wie Kurzschrift, um Zeit zu sparen, indem man einen einzigen Namen [für mehrere Bestandteile] verwendet. Diejenigen, die das Gebiet der Medizin studieren, müssen die Namen und Kategorien dieser arzneilichen Bestandteile erlernen und sich an sie erinnern. Wenn dann in einem Text von einem Medikament wie „DREI KRÄFTIGE" oder „FÜNF METALLE" die Rede ist und man weiß nicht genau, aus was es besteht, kann man in den Texten *Khamphi sapphakhun* und *Khamphi samutthan winitchai* entsprechend nachschauen.

3.4 Methoden, Arzneien zusammenzustellen

1 Arznei, die zu einem Pulver zerschlagen und anschließend zu einer zu schluckenden Tablette gerollt und geformt wurde.

2 Arznei, die zu einem Pulver zerschlagen und dann zu einem feinen Pulver zerstoßen wurde, das zum Trinken in einem flüssigen Trägerstoff[63] aufzulösen ist.

3 Arznei, die in Stücke gehackt und in einen Topf[64] voll Wasser gegeben wird. Aufkochen, nur das Wasser trinken.

4 Eingelegte Kräuter, die kurze Zeit in Lauge oder Spirituosen eingeweicht wurden. Die Flüssigkeit zum Trinken abgießen.

5 In Alkohol eingeweichte Arznei. Alkohol wird tropfenweise in Wasser getropft und dann konsumiert.

6 Zu Kohle gebrannte Arznei. Die Asche in Wasser eintauchen, das Wasser zum Trinken abgießen.

7 Bis zum Verkohlen gebrannte oder trockengeröstete Arznei, zu einem Pulver zerschlagen und sehr fein zerstoßen. In verschiedenen flüssigen Trägerstoffen aufgelöst.

8 Destillierte Arznei, durch Auffangen von Dampf raffiniert, d.h. destillierte Spirituosen. Nur das Destillat trinken.

9 Arznei, die gemischt, in ein Tuch gewickelt und dann in eine kleine Dose zum Inhalieren gegeben wurde.

10 Arznei, die gemischt, zu feinem Pulver zerstoßen und dann in ein Röhrchen gegeben wurde, damit sie in die Nase oder den Rachen geblasen wird.

11 Mit Öl gekochte Arznei, die dann in eine kleine Dose gegeben und auf eine Wunde getropft wird.

12 Über Feuer erhitzte Arzneizubereitung, deren Rauch dann auf eine Wunde oder die betroffene Stelle geblasen wird.

13 Zu einer Zigarette gerollte und gerauchte Arzneizubereitung.

14 Abgekochte und dann als Gurgelwasser oder Spülung eingesetzte Arzneizubereitung.

15 Abgekochte und zum Baden eingesetzte Arzneizubereitung.

16 Abgekochte und zum Einweichen eingesetzte Arzneizubereitung.

17 Abgekochte und zum Spülen oder Durchspülen eingesetzte Arzneizubereitung.

18 Abgekochte und für ein Dampfbad oder eine Sauna eingesetzte Arzneizubereitung.

19 Für einen Umschlag eingesetzte Arzneizubereitung.

20 Für eine Einreibung oder eine Ölung eingesetzte Arzneizubereitung.

21 Als Kompresse eingesetzte Arzneizubereitung.

22 Als Zäpfchen eingesetzte Arzneizubereitung.

23 Für den Einsatz als Einlauf abgekochte Arzneizubereitung.

[...]

Warum müssen pflanzliches Material, Teile von Tieren und Mineralien, die EINZELNE ARZNEILICHE BESTANDTEILE sind, miteinander vermischt werden? Um einander dabei zu unterstützen, zu einer Arznei zu werden, die wirkungsvoll Erkrankungen kuriert, müssen arzneiliche Bestandteile in einem Verhältnis miteinander vermischt werden. Wird nur eine Sache verwendet, ist ihre Wirkstärke nicht ausreichend, um Krankheiten zu heilen. Sie wird lediglich zu Nahrung. Wird beispielsweise Amla (*makham pom* มะขามป้อม, *Phyllanthus emblica*) alleine konsumiert, ist sie nur Nahrung. Sie muss nach den oben beschriebenen Methoden gemischt werden, damit sie als Arznei für die Behandlung von Erkrankungen bezeichnet werden kann.

4 Verabreichung der Behandlung

Es ist äußerst wichtig, mit den Informationen in diesem Abschnitt vorsichtig umzugehen. Werden sie nicht richtig erlernt und geübt, ist es unmöglich, ein guter Arzt zu sein. Das ist deswegen so, weil die Arznei, die dem Patienten zu verabreichen ist – alle Arzneien, die in den Texten zum Kurieren von Erkrankungen vorgesehen sind –, [eigentlich] verloren wäre. Was den Nutzen von Arzneien für das Kurieren von Erkrankungen angeht, so sind die Vorteile endlos. [Jedoch] kann ein Therapeut, der einen arzneilichen Bestandteil nicht richtig kennt und ihn einem Patienten verabreicht, den Patienten töten, wenn er sich irrt. Daher sagt man, dass Arzneien endlose Vorteile haben und auch eine hochgradige Strafe darstellen. Deshalb müssen, bevor man erklärt, welche Arznei welche Erkrankung kuriert, die Methoden der klinischen Untersuchung erklärt werden, denn diese Methoden sind für Ärzte bei der Tätigkeit der Arzneiverschreibung eine wichtige Grundlage. Sie sind nur eine der vielen Künste innerhalb des Gebietes der Medizin.

Sobald bekannt ist, was den Patienten plagt, kann die Krankheit mit der Methode behandelt werden, die ihn kurieren wird. Dies ist eine Kunstform und ein wichtiger Teil des Arztseins. Die Texte unterstützen und helfen dem Arzt sehr. Allerdings können die Texte in Hinsicht auf die Untersuchung der Symptome nur beschreiben, wie die Symptome sind, den Namen der Erkrankung nennen usw. Die [eigentliche] Untersuchung des Patienten und die Diagnose des Problems ist etwas, was die Ärzte mit ihren eigenen Augen und Ohren vornehmen. Fürsorglich zu sein und der

Wahrheit zu lauschen liegt im Herzen des Arztes. Sorgfältig zu sein umfasst eine Kombination aus Forschung, Wissbegierde und Neugier, aber auch die Durchführung der Untersuchung und das Erreichen eines eindeutigen Konsens darüber, dass der Patient [an welcher Krankheit] erkrankt ist und was die Ursache für diese Krankheit ist. Wenn man zur Wahrheit der Krankheit gelangt, kann eine Meinung über die Behandlungsmethode gebildet werden.

Wenn all dies verstanden wurde, sollte klar sein, dass wenn eine Untersuchung nicht sorgfältig durchgeführt wird, die falsche Diagnose gestellt werden wird. Dies ist vergleichbar mit einer Person, die das Augenlicht verliert und herumläuft ohne zu wissen, wohin sie gehen soll. In diesem Fall wird die Behandlung von Anfang an vollkommen falsch sein. Daher sollte es offensichtlich sein, dass die Untersuchung wirklich ein wichtiger Teil des Arztseins ist. Gewandte Ärzte sind es wegen dieser Kunstform – das heißt, die Fähigkeit, eine Krankheit häufiger richtig vorauszusehen als dies nicht zu tun. Für die Untersuchung können die Methoden genannt werden, eine Grundlage ist jedoch auch die Denkweise. Auch wenn man eine wohlüberlegte Sicht hat, die sich auf wissbegierige Befragung und sorgsame Berücksichtigung aller Details gründet, wird die Geschichte des Patienten den Weg vorgeben, und auch auf die Schlauheit und die Kunstfertigkeit des Therapeuten muss man sich verlassen. Die Arbeit, solch einen Plan innerhalb eines Textes vorzulegen, ist schwierig. Die wichtigsten Gedanken, die die Grundlage bilden, werden im Folgenden erklärt.

UNTERSUCHUNGSMETHODEN

1 Vorgeschichte des Patienten

a) Name?

b) Wo lebt der Patient? Wie ist der regionale Lebensraum? Bezug zum VERURSACHENDEN FAKTOR GEOGRAPHIE.

c) Nationalität? Um die Ideologie und das Verhalten nachzuvollziehen.

d) Geburtsort? Bezug zum VERURSACHENDEN FAKTOR GEOGRAPHIE.

e) Alter? Bezug zum VERURSACHENDEN FAKTOR ALTER.

f) Wie essen sie? (Wie essen die Menschen in der Ortschaft?) Zur Analyse sekundärer Ursachen und beitragender Faktoren.

g) Wie ist ihre Familie? (Frage nach Eltern, Kindern, Ehepartner.) Zur Analyse der Erbanlagen.

h) Welche täglichen Verhaltensweisen oder persönlichen Gewohnheiten haben sie? Rauchen sie Opium, trinken sie Alkohol und so weiter? Zur Analyse sekundärer Ursachen und beitragender Faktoren.

i) Frühere Erkrankungen und Symptome.

2 Vorgeschichte der Erkrankung

a) Wann sind sie erkrankt? (Der erste Tag und die Zeit.) Bezug zu den VERURSACHENDEN FAKTOREN ZEIT und JAHRESZEIT, auch zur Dauer der Erkrankung.

b) Was hat das Leiden ausgelöst? (Was haben sie getan, bevor sie krank geworden sind?) Bezug zu den beitragenden Faktoren.

c) Was waren die ersten Symptome?

d) Wie war die Entwicklung der Symptome?

e) Wie war der Behandlungsverlauf?

f) Veränderung der Symptome im Laufe der Zeit?

g) Symptome über den Tag? (Um die Schwere der Erkrankung über die Zeitabschnitte des Tages herauszufinden.) Bezug zum VERURSACHENDEN FAKTOR ZEIT.

h) Feststellung von Symptomen durch den medizinischen Therapeuten zur Zeit der Untersuchung und wie wichtig [diese Symptome] sein sollen.

3 Untersuchung des Körpers

a) Wie ist ihre Erscheinung und ihr Körperbau?

b) Wie ist ihre Kraft oder Energie?

c) Wie ist ihr mentaler oder emotionaler Zustand?

d) Wie ist der Schmerz?

e) Wie verhält sich ihr Puls?

f) Wie ist ihre Atmung?

g) Untersuchung des Herzens.

h) Untersuchung der Lungen.

i) Untersuchung der Zunge.

j) Untersuchung der Augen.

k) Untersuchung der Haut.

l) Untersuchung des betroffenen Bereiches (beispielsweise Hautgeschwüre, Wunden usw.).

4 Untersuchung der Symptome

a) Temperatur.

b) Schweißabsonderung.

c) Darmbewegungen (sowohl erfragen als auch untersuchen).

d) Urin (sowohl erfragen als auch untersuchen).

e) Nahrungsaufnahme.

f) Stimme oder Geräusch.

g) Schlaf.

i) Inneres Gefühl [des Körpers].

j) Gefühl in Mund und Rachen.

k) Äußeres Gefühl [des Körpers oder der Haut].

Alle diese Informationen müssen analysiert werden, ebenso wie alles andere, was sich bei der weiteren Untersuchung zeigt.

[Diagnose und Behandlung]

Sobald eine ausreichende Untersuchung durchgeführt und eine Meinung gebildet wurde, kann eine abschließende Diagnose gestellt werden:

a) Was sind die Symptome des Patienten, wie ist die Art der Erkrankung, was ist der Name der Erkrankung?

b) Was ist die Ursache der Erkrankung?

c) Was ist die richtige Methode für die Behandlung der Erkrankung?

d) Was sind die Arzneieigenschaften, die die Erkrankung wirksam behandeln werden?

Nach der Untersuchung wird eine Analyse zur Bildung einer Meinung über die Behandlungsmethode in der folgenden Reihenfolge durchgeführt:

1 Untersuchung der Ergebnisse

a) Was ist bei einer Person mit diesen Symptomen der VERURSACHENDE FAKTOR, und was ist der genaue Aspekt dieses Faktors?

b) Was ist bei einer in dieser Region geborenen Person der VERURSACHENDE FAKTOR GEOGRAPHIE, und was ist der genaue Aspekt dieses Faktors?

c) Was ist bei einer Person dieses Alters der VERURSACHENDE FAKTOR ALTER, und was ist der genaue Aspekt dieses Faktors?

d) Was sind, beruhend auf der Zeit der Krankheit, die VERURSACHENDEN FAKTOREN JAHRESZEIT und ZEIT, und was sind die genauen Aspekte dieser Faktoren?

e) Wie ist der Verlauf der Erkrankung, was ist ihr VERURSACHENDER FAKTOR, und was ist der genaue Aspekt dieses Faktors?

Kurzum, die Erkrankung ist zu bestimmen: Was ist verzerrt, wie ist die Form der Verzerrung, und wie ist der Name der Erkrankung?

2 Gründe für die Symptome

Was ist DEFIZIENT (*khat* ขาด), ÜBERMÄSSIG (*koen* เกิน) oder WIDERSPRÜCHLICH (*krathop krathang* กระทบกระทั่ง), oder was genau bewirkt, dass die Anormalität in Erscheinung tritt?

A1

3 Behandlungsverlauf

Welche Art von Arznei (mit welchen Arten von Eigenschaften), wie viel, wann, wie lange einzunehmen? Entsprechend den Eigenschaften der Erkrankung zu verabreichendes Mittel.

[...]

Endnoten

1 In Pāli wird das im Text verwendete Wort, *nahāru*, als „jede Flechse oder jedes Band im menschlichen und tierischen Körper; eine Sehne, ein Muskel, ein Nerv" definiert (Chanthaburinarunat 1970, S. 393). Die in diesem Kontext verwendeten Thai-Wörter sind *sen* เส้น und *en* เอ็น.

2 Alternativ Pleura. Das im Text verwendete Thai-Wort, *pang puet* พังผืด, wird zumeist als Faszie definiert, es kann aber auch für eine Membran stehen. Das im Text verwendete Pāli-Wort, *kilomaka*, steht für die Pleura, die Lungen oder die rechte Lunge.

3 In Pāli steht das im Text verwendete Wort, *papphāsa*, manchmal für die Lungen allgemein und manchmal speziell für die linke Lunge.

4 Auch Magen. Das im Text verwendete Pāli-Wort, *udariya*, kann entweder für die unverdaute Nahrung im Magen oder für den Magen selbst stehen.

5 Andere Schreibweise: คูถเสมหะ.

6 Wenn in einem medizinischen Text Blut erwähnt wird, bezieht es sich in den meisten Fällen auf die anatomische Substanz. In anderen Fällen fungiert Blut fast als ein zusätzliches Element, das Aspekte aller Elemente enthält (die Partikel im Blut sind Erde, die Viskosität des Blutes ist Wasser, die Temperatur des Blutes ist Feuer, und die Bewegung des Blutes ist Wind).

7 Das Wort *lom* steht für Bewegung im gesamten Körper – Muskelkontraktionen, Nervenimpulse, Bewegung des Blutes etc.

8 Dies kann als Feuer interpretiert werden, das Emotion oder Fieber hervorruft.

9 Obwohl die hier verwendeten Wörter den in der buddhistischen und ayurvedischen Medizin verwendeten Begriffen zu gleichen scheinen, werden sie in der TTM anders interpretiert als in anderen Medizinsystemen.

10 Nach dem thailändischen Mondkalender, in dem der 1. Monat in etwa im Dezember ist.

11 Das Thai-Wort, das in den meisten Fällen verwendet wird, um den genauen Aspekt eines verursachenden Faktors, der zu einer Erkrankung beiträgt, zu beschreiben, ist das Wort für „Anzahl" (*phikat* พิกัด). Obwohl dieses an dieser Stelle fehlt, ist es impliziert.

12 Im zweiten Band, das im Grunde eine nochmalige Betrachtung des gesamten im ersten Band vorgestellten Materials ist, wird für die Regenzeit der Name *watsana ruedu* วัสสานะฤดู genannt, und die genauen Daten werden angegeben.

13 In diesem Text wird Blut als der Aspekt des Elementes Wasser genannt, der in den Phasen zwischen 8 und 32 Jahren dominant ist. Einige Lehrmeinungen nennen jedoch Feuer für diese Phasen.

14 In diesem Text werden der Tag und die Nacht in vier Zeitabschnitte unterteilt, und diesen werden jeweils Zeitrahmen zugeordnet. In anderen Texten jedoch können leicht abweichende Zeitrahmen genannt werden.

15 Für den ZWEITEN und DRITTEN ZEITABSCHNITT wird als ERKRANKUNGEN VERURSACHENDER FAKTOR das ELEMENT WASSER genannt – genauer BLUT bzw. GALLE. Andere Lehrmeinungen können für diese Zeitabschnitte FEUER nennen.

16 Die Benennung der 32 KÖRPERTEILE ist eine traditionelle Weise, den Körper zu beschreiben. Sie ist die Summe der ZWANZIG ELEMENTE ERDE und ZWÖLF ELEMENTE WASSER.

17 Das ELEMENT ERDE taucht in dieser Liste nicht auf.

18 Diese Kategorie enthält besonders schwere Erkrankungen.

19 Es wird vorausgesetzt, dass medizinische Therapeuten außer dem einfachen Kennen des Namens einer Erkrankung auch in der Lage sind, bestimmte Erkrankungen richtig zu bestimmen.

20 Wird in Band 2 beschrieben.

21 Der hier verwendete Begriff (*no* นอ) wird nur zur Beschreibung des Horns einiger weniger Tiere verwendet und hat keine englische/deutsche Entsprechung. Streng genommen bezieht er sich auf einen Vorsprung am Kopf wie bei einem Nashorn.

22 Die in der Tabelle angegebenen Beispiele stehen stellvertretend für folgende traditionelle Kategorien von Mineralien: 1) aus Pflanzen extrahierte Mineralien, 2) Salze, 3) nicht-metallische, anorganische Substanzen und 4) metallische Substanzen.

23 Die für jede der DREI ARZNEILICHEN GESCHMACKSRICHTUNGEN angegebenen Listen haben nicht den Anspruch, vollständig zu sein, sondern sie nennen einige Beispiele der in jeder Kategorie enthaltenen Arten von Arzneimitteln.

24 *Kot* steht für eine Kategorie von Pflanzen, zumeist aus der *Artemisia*-Familie. Das Wort *kot* hat verschiedene Definitionen – d.h. zehn Millionen, Gürtel und knotenartig. Letztere könnte in diesem Fall die zutreffendste Definition sein, denn diese arzneilichen Bestandteile haben alle eine Ähnlichkeit zu etwas Knotenartigem.

25 *Thian* beschreibt eine Kategorie von Pflanzen, die alle samenartig sind.

26 In diesem Kontext steht *chan thet* für Sandelholz. In anderen Zusammenhängen jedoch wird es auch für Muskatnuss (*Myristica fragrans*) verwendet.

27 Alles mit der TOXISCHEN GESCHMACKSRICHTUNG ist leicht toxisch oder dann toxisch, wenn es in Übermaßen eingenommen wird. Diese GESCHMACKSRICHTUNG wird zur Behandlung von Giften und Toxinen im Körper eingesetzt, einschließlich Toxinen, die aus GALLE, BLUT und SCHLEIM entstehen. Mit ihr können auch Stiche und Bisse von Tieren und Insekten, Müdigkeit, TOXISCHES FIEBER etc. behandelt werden.

28 Im Originaltext werden die Zusammenstellungen in diesem Abschnitt als lange Listen angegeben. Hier werden sie in Tabellen angeordnet und nach den Namen der Gruppen, den einzelnen arzneilichen Bestandteilen und, wenn genannt, den verwendeten Teilen aufgeführt. Die einzelnen arzneilichen Bestandteile werden wie im Text in Thai geschrieben, weitere Thai-Schreibweisen werden in Fußnoten angegeben. In einigen wenigen Fällen habe ich einen englischen/deutschen Trivialnamen für eine Pflanze entwickelt, die keinen hat; in diesen Fällen basiert dieser Name auf der wörtlichen Übersetzung

des Thai-Namens, und der Trivialname ist in Anführungsstriche gesetzt. Wenn die genaue Art unklar ist, habe ich den Gattungsnamen mit der Abkürzung „sp." angegeben.

29 Alternativ laut offizielles Wörterbuch des Royal Institute of Thailand (S. 431): Kardamom-Blatt (cardamom-leaf, *krawan* กระวาน, *Amomum testaceum* ZINGIBERACEAE), Zimt (cinnamon, *opchoei thet* อบเชยเทศ, *Cinnamomum verum* LAURACEAE) und Patschuli-Wurzel (patchouli-root, *phimsen ton* พิมเสนต้น, *Pogostemon cablin* LABIATAE).

30 Haritaki wird auch *samo thai* สมอไทย genannt.

31 Wird in Band 2 beschrieben.

32 Diese Zusammenstellung wird auch als die „Drei Geschmacksrichtungen" bezeichnet.

33 Indischer Goldregen wird auch als *khun* คูน bezeichnet.

34 Das Thai-Wort *phon* ผล kann sowohl „Frucht" im wörtlichen Sinn als auch „Wirkung" als „Frucht der Arbeit" bedeuten. Im Kontext dieser Zusammenstellung steht es für eine Wirkung.

35 Es wird kein Baum näher benannt.

36 Im Text wird eigentlich *takhrai hom* ตะไคร้หอม genannt. Dies steht aber höchstwahrscheinlich nicht für Citronella-Gras (*Cymbopogon nardus*), da dieses normalerweise nicht als Heilmittel verwendet wird. Ich habe dies als Zitronengras gedeutet, das häufig als Arzneimittel verwendet wird und den gleichen Namen hat und gleich aussieht.

37 In diesem Kontext steht *chan* จันทน์ für Muskatnuss. Muskatnuss ist eher als *luk chan* ลูกจันทน์ bekannt.

38 Die häufigere Schreibweise für Fingerwurz ist *krachai* กระชาย, obwohl sie im Text *kachai* กะชาย geschrieben wird.

39 Andere Schreibweise: *kraphrao* กระเพรา.

40 Alternativ laut offizielles Wörterbuch des Royal Institute of Thailand (S. 430): Kostuswurzel (costus root, *kot kraduk* โกฐกระดูก, *Saussurea lappa* ASTERACEAE), Duftendes Kernholz (fragrant heartwood, *nuea mai* เนื้อไม้) und „Thailändischer Zimt" („Thai cinnamon", *opchoei thai* อบเชยไทย, *Cinnamomum bejolghota* oder *Cinnamomum iners* LAURACEAE).

41 Im Allgemeinen als *phak chi* ผักชี bezeichnet.

42 Im Wörterbuch des Royal Institute (S. 430) wird hier Süßes Basilikum (sweet basil, *horapha* โหระพา, *Ocimum basilicum* LABIATAE) genannt.

43 Andere Schreibweise: *khaetrae* แคแตร.

44 Ingwer wird normalerweise *khing* ขิง geschrieben, und möglicherweise ist hier eine besondere Ingwer-Sorte gemeint.

45 Wird in Band 2 beschrieben.

46 Wird in Band 2 beschrieben.

47 Andere Schreibweise: *lahung* ละหุ่ง.

48 Andere Schreibweise: *katlin* กัดลิ้น.

49 Das im Text verwendete Wort, *wichian* วิเชียร, lässt sich mit Blitz oder Blitzschlag, Diamant oder irdische Waffe von Indra übersetzen. Diese Zusammenstellung arzneilicher Bestandteile ist auch als „Fünf Kristalle" und „Fünf Wurzeln" bekannt.

50 Andere Schreibweise: *ya nang* ย่านาง.

51 Der Name dieser Zusammenstellung, *parameha* ปรเมหะ, teilt sich den Namen mit einer alten medizinischen Abhandlung über Urologie.

52 Siehe „Drei Früchte" in der Gruppe der drei Bestandteile.

53 Die thailändischen Trivialnamen werden nicht unbedingt auf Grundlage von Gattung und Art vergeben. Beispielsweise enthält der Name dieser Pflanze das Wort *cha-em*, was Thai für Süßholz ist, aber nicht weil sie mit Süßholz (*Glycyrrhiza glabra*) verwandt ist, sondern weil sie süß wie Süßholz ist.

54 Diese Pflanzen enthalten in ihrem Thai-Namen das Wort für eine Metallart, zumeist Gold.

55 Die im Text genannte Pflanze ist *ton bai thong* ต้นใบทอง. Höchstwahrscheinlich steht dies für das Buntlaubige Kupferblatt.

56 Ein anderer Name für *Strychnos nux-vomica* ist *salaengchai* (แสลงใจ). Diese Pflanze ist auch als „Gift-Nuss" und „Strychnin-Baum" bekannt und stellt eine Quelle der giftigen Alkaloide Strychnin und Brucin dar.

57 Andere Schreibweise: *thian yaowaphani* เทียนเยาวพาณี.

58 Andere Schreibweise: *thian luat* เทียนลวด.

59 Das Wort *hora* โหรา ist in diesem Kontext schwer zu übersetzen. Es kann als „astrologisch" und auch als „Stunde" übersetzt werden. Keine der Definitionen hat einen besonderen Bezug zu diesen Pflanzen oder zu der Weise, wie sie für die Behandlung von Erkrankungen eingesetzt werden (diese Pflanzen sind zum größten Teil toxisch und müssen auf eine besondere Weise aufbereitet werden, um das Gift zu reduzieren). Ihre Anwendung ist nicht sehr weit verbreitet.

60 Nach dem *Guide to Medical Science* (Bildungsministerium, 2006) werden die Bestandteile der „Fünf Salze" hergestellt, indem eine Methode angewendet wird, bei der Meersalz mit Süßwasser in einem Tontopf vermischt und gekocht wird, bis das Wasser verdampft. Nach dem Abkühlen wird das so entstandene Salz in fünf Gruppen unterteilt und mit den verschiedenen Bestandteilen in dem Verhältnis zwei Teile Salz und ein Teil Flüssigkeit vermischt. Die Mischung wird wieder getrocknet, und es entstehen die hier genannten Salze.

61 *Kluea sin thao* เกลือสินเธาว์ bedeutet normalerweise „Steinsalz", in diesem Kontext allerdings steht es für das Salz, das in dem oben beschriebenen Prozess hergestellt wird.

62 Ich konnte keine Angaben zu den Unterschieden zwischen vielen dieser Salze finden.

63 In Band 1 heißt es, dass das feine Pulver in „Wasser" (*nam* น้ำ) aufgelöst werden muss. In Band 2 wird das Wort „flüssiger Trägerstoff" (*namkrasai* น้ำกระสาย) verwendet. Beispiele für flüssige Trägerstoffe sind Wasser, Rosenwasser, Tee, Honig, Limettensaft etc.

64 Steht für einen Tontopf (*mo* หม้อ), der traditionell für die Herstellung von Arzneien verwendet wird.

Anhang 2

Literaturverzeichnis

Literatur zur TTM

Die folgenden Quellen haben wir im Buch genannt und für die Angaben am häufigsten zu Rate gezogen.

Anderson, Edward F. (1993). *Plants and People of the Golden Triangle: Ethnobotany of the Hill Tribes of Northern Thailand.* Portland, OR: Dioscorides Press.

Aroonmanakun, Wirote (2011). Thai Romanization Software (Version 1.5). Heruntergeladen am 30. August 2013 unter http://pioneer.chula.ac.th/~awirote/resources/thai-romanization.html

Brun, Viggo und Trond Schumacher. (1994). *The Traditional Herbal Medicine of Northern Thailand.* Bangkok: White Lotus.

Chaichakan Sintorn. (1997). *Traditional Medicine Hospital Handbook for Course in Thai Medicine.* Chiang Mai: Shivagakomarpaj Traditional Medicine Hospital.

Chanthaburinarunat (1970). *Pathanukrom Bali Thai Angrit Sansakrit chabap Phrachao Borommawongthoe Krommaphra Chanthaburinarunat* [Pāli-Thai-Englisch-Sanskrit-Wörterbuch, kompiliert von Seiner Königlichen Hoheit Prinz Kitiyakara Krommaphra Chandaburinarunath.] Bangkok: Mahamakutrachawitthayalai.

Department of Agriculture (ohne Datumsangabe). *Thabian phan phuet nai prathet Thai* [Register der Pflanzen in Thailand]. Bangkok: Department of Agriculture.

Faculty of Pharmacy at Mahidol University (2008). *Sapphaet Thai* [Medizinterminologie der thailändischen Sprache]. Bangkok: Hanghunsuanchamkat saengthiankanpim.

Faculty of Pharmacy at Mahidol University (May 2000). „PHARM Select." *PHARM Database.* Abgerufen am 30. August 2013 unter http://www.medplant.mahidol.ac.th/pharm/search.asp

Jacquat, Christiane. (1990). *Plants from the Markets of Thailand.* Bangkok: Editions Duang Kamol.

McFarland, George Bradley (1944). *Thai-English Dictionary.* Stanford: Stanford University Press.

McMakin, Patrick D. (2000). *Flowering Plants of Thailand: A Field Guide.* Bangkok: White Lotus.

Ministry of Commerce and Communications. (1930). *Some Siamese Medicinal Plants Exhibited at the Eighth Congress of Far Eastern Association of Tropical Medicine.* Bangkok: Botanical Section, Ministry of Commerce and Communications.

Ministry of Education (2006). „Nomenclature Dictionary." In *Phaetsat songkhro* [Leitfaden der medizinischen Wissenschaft]. Abgerufen unter http://thrai.sci.ku.ac.th/node/523

Mulholland, Jean. (1987). *Medicine, Magic, and Evil Spirits*. Canberra: The Australian National University.

Mulholland, Jean. (1988). „Ayurveda, Congenital Disease and Birthdays in Thai Traditional Medicine." *Journal of the Siam Society* 76: 174–82.

National Identity Board. (1991). *Medicinal Plants of Thailand Past and Present*. Bangkok: National Identity Board.

Pecharaply, Daroon. (1994). *Indigenous Medicinal Plants of Thailand*. Bangkok: Department of Medical Sciences, Ministry of Public Health.

Poulsen, Anders. (2007). *Childbirth and Tradition in Northeast Thailand*. Copenhagen: Nias Press.

Research and Development Institute, Government Pharmaceutical Organization (ohne Datumsangabe). <http://www.rdi.gpo.or.th> Letzter Zugriff 2003.

Rhys Davids, T.W. und William Stede (1972). *The Pāli Text Society's Pali-English Dictionary*. London: Pali Text Society.

Royal Institute of Thailand (2003). *Photchananukrom chabap Ratchabandittayasathan, pho so 2542* [Wörterbuch des Königlichen Institutes, 2542 B.E.]. Bangkok: Nanmi buk phaplikhechan.

Salguero, C. Pierce. (2007). *Traditional Thai Medicine: Buddhism, Animism, Ayurveda*. Prescott, AZ: Hohm Press.

Saralamp, Promjit *et al*. (1996–97). *Medicinal Plants in Thailand, Vols. 1–2*. Bangkok: Department of Pharmaceutical Botany, Mahidol University.

School of Traditional Medicine at Wat Phra Chetuphon (undatierter Nachdruck der Ausgabe von 1909). *Wetchasueksa Phaetsatsangkhep, Lem 1–3* [Das Studium der Medizin, Zusammenfassung der medizinischen Wissenschaft, Bänder 1–3]. Bangkok: Nam akson kanphim.

School of Traditional Medicine at Wat Phra Chetuphon. (1964–1977). *Pramuan sapphakhun ya Thai lem 1-3* [Eine Zusammenstellung der Eigenschaften von Arzneimitteln, Bücher 1 – 3]. Bangkok: Mahamakutratchawitthayalai.

Smitinand, Tem (1980). *Chue Phanmai Haeng Prathet Thai* [Thailändische Pflanzennamen]. Bangkok: Krom Pamai.

Somchintana, Ratarasarn. (1986). *The Principles and Concepts of Thai Classical Medicine*. Bangkok: Thai Khadi Research Institute, Thammasat University.

Thai Pharmaceutical Committee. (1995). *Thai Herbal Pharmacopoeia*. Bangkok: Department of Medical Sciences, Ministry of Public Health.

Thiangburanatham, Wit (1996). *Photchananukrom Thai-Angrit* [Wörterbuch Thai-Englisch]. Bangkok: Ruam San.

Thiangburanatham, Wit. (1990). *Photchananukrom rok lae samunphrai Thai* [Wörterbuch der Krankheiten und thailändischen Kräuter]. Bangkok: Rongphim Aksonphithaya.

Thiangburanatham, Wit. (1990). *Photchananukrom samunphrai Thai* [Wörterbuch der thailändischen Kräuter.] Bangkok: Rongphim Aksonphithaya.

Traditional Medicine Development Foundation. (2001). *Food For Health*. Nontaburi: Textbook Development Project.

Wutthithammawet, Wut (2009). *Khrueang ya Thai* [Thailändische Materia Medica]. Bangkok: Silpa Siam.

Wutthithammawet, Wut. (1995). *Saranukrom samunphrai* [Enzyklopädie der Kräuter]. Bangkok: Odian Store.

Wutthithammawet, Wut. (2004). *Khamphi phesat rattanakosin* [Abhandlung über die Pharmazie im heutigen Zeitalter]. Bangkok: Wuthikammawet.

Andere Naturheilkunde-Traditionen

Die folgende Literatur haben wir bei der Vorbereitung des Kompendiums gelegentlich zur Hand genommen, um Vergleiche mit anderen Traditionen zu ziehen und Querverweise zu ihnen herzustellen.

Balz, Rodolphe. (1996). *The Healing Power of Essential Oils.* Twin Lakes, WI: Lotus Press.

Frawley, David. (1989). *Ayurvedic Healing: A Comprehensive Guide.* Delhi: Motilal Banarisidass Publishers.

Frawley, David. (1993). *The Yoga of Herbs. Twin Lakes,* WI: Lotus Press.

Grieve, Maud. (1981). *A Modern Herbal.* Eugene, OR: Mountain Rose Herbs. (Dieses Buch ist im Internet unter www.botanical.com zugänglich.)

Kaptchuk, Ted J. (1983). *The Web That Has No Weaver.* Chicago: Congdon & Weed.

Lust, John. (2001). *The Herb Book.* New York: Benedict Lust Publications.

Miller, Light und Bryan Miller. (1995). *Ayurveda and Aromatherapy.* Twin Lakes, WI: Lotus Press.

Ranade, Subhash. (1999). *Natural Healing Through Ayurveda.* Twin Lakes, WI: Lotus Press.

Reid, Daniel. (1995). *The Complete Book of Chinese Health and Healing: Guarding the Three Treasures.* Boston: Shambhala Publications.

Tierra, Michael. (1998). *Chinese Traditional Herbal Medicine Vol. 1: Diagnosis and Treatment.* Twin Lakes, WI: Lotus Press.

Tierra, Michael. (1998). *The Way of Herbs.* New York: Pocket Books.

Thailändische Geschichte

Die folgende Literatur haben wir beim Schreiben von Kapitel 1 konsultiert, und wir empfehlen sie als weitergehende Literatur zur Geschichte der thailändischen Medizin und zu Thailand allgemein.

Coedes, G. (1983). *The Making of Southeast Asia* (übersetzt von H. M. Wright). Berkeley: University of California Press.

Diamond, Jared. (1999). *Guns, Germs, and Steel: The Fates of Human Societies.* New York: W. W. Norton and Company.

Horner, I.B. (2000). *The Book of the Discipline (Vinaya-Pitaka), Vol. IV (Mahavagga).* Oxford: Pali Text Society.

Lockard, Craig. (2009). *Southeast Asia in World History*. Oxford: Oxford University Press.

Salguero, C. Pierce. (2007). *Traditional Thai Medicine: Buddhism, Animism, Ayurveda*. Prescott, AZ: Hohm Press.

Terwiel, B.J. (1991). *A Window on Thai History*. Bangkok: Duang Kamol.

Wyatt, David. (2003). *Thailand: A Short History*. New Haven: Yale University Press.

A2

TTM-Anbieter und Schulen

Bezugsquellen thailändischer Naturheilmittel

Obwohl es in Ländern außerhalb von Thailand eher schwierig ist, Geschäfte zu finden, die thailändische Heilkräuter verkaufen, sind in westlichen Ländern viele essbare thailändische Naturheilmittel, die sowohl einen kulinarischen als auch einen arzneilichen Nutzen haben, in asiatischen Lebensmittelgeschäften erhältlich. Außerdem können viele thailändische Arzneimittel leicht über Anbieter von chinesischen und ayurvedischen Arzneimitteln bezogen werden. Daneben ist ein Bezug von thailändischen Naturheilmitteln über nachfolgende Anbieter möglich. Bitte beachten Sie, dass wir für die Qualität der Produkte und des Service nicht garantieren können.

The Naga Center School of Traditional Thai Massage and Medicine

USA

www.nagacenter.org

Stellen kleine Chargen von traditionellen thailändischen Kräuterrezepturen her (mit Magischem).

Thai-Herbs.com

USA

www.Thai-Herbs.com

Vertreiben thailändische Kräuterkompressen und auch Kräutermischungen in großen Mengen für die Herstellung eigener Kompressen.

Thanyaporn Herbs

Bangkok, Thailand

www.thanyaporn.com

Vertreiben viele thailändische Kräuterarzneien als Kapseln und Tees. Internationaler Versand. Wahrscheinlich wird dies nicht auf der Verpackung vermerkt sein, aber in Thailand werden Kapseln normalerweise aus Reis hergestellt, so dass sie für Vegetarier und Veganer geeignet sind.

Bio Thai Natural Products

Italien

www.biothai.it

Vertreiben vor allem Spa-Produkte, sie sind aber einer der wenigen Einzelhändler in Europa, die thailändische Kräuterkompressen und einige Kräuterrezepturen im Angebot haben.

Ausbildungsstätten für thailändische Naturheilkunde

Ein engagierter Schüler wird möglicherweise Therapeuten in Thailand finden, die einige Rezepturen oder andere Lehren mit ihm teilen (vor allem, wenn der Schüler Thai spricht oder einen Dolmetscher mitbringt), dies ist aber mühsam. Ein umfassendes Unterrichtsprogramm in thailändischer Naturheilkunde ist weiterhin nur schwer zu finden, wenn man nicht fließend Thai spricht.

The Naga Center School of Traditional Thai Massage and Medicine

Portland, Oregon, USA

www.nagacenter.org

Momentan bietet das Naga Center den einzigen tiefgehenden und praktischen Lehrplan in thailändischer Naturheilkunde, der uns in einer westlichen Sprache (Englisch) bekannt ist.

Ausbildungsstätten für Thai-Massage mit Kräuterkompressen

Der Zweig der TTM, der Nicht-Thais am leichtesten zugänglich ist, ist die Körperarbeit. In Thailand gibt es unzählige Schulen für Thai-Massage, die auf Reisende eingestellt sind, und sie sind leicht im Internet zu finden. Viele dieser Schulen bieten auch Unterricht in Massage mit Kräuterkompressen an. Die folgende Liste enthält einige Schulen, die dafür bekannt sind, besonderes Augenmerk auf diese Technik zu legen. Von den hier genannten Schulen und Lehrern wissen wir, dass sie zum Zeitpunkt der Entstehung dieses Buches Thai-Massage mit Kräuterkompressen in ihre Tätigkeit und in die Theorien der TTM einbezogen haben.

Bodymind Thai

Newington, Connecticut, USA

www.bodymindthai.com

Escuela Nuad Thai

Buenos Aires, Argentinien
https://issuu.com/escuelanuadthai

The Naga Center School of Traditional Thai Massage and Medicine

Portland, Oregon, USA
www.nagacenter.org

Sacred Asia School of Ancient Thai Massage

Vancouver, British Columbia, Kanada
www.ancientthaimassage.ca

School of Thai Healing Arts (SOTHA)

Rom, Italien
www.sawadeeinternational.org

Thai Massage School of Thailand

Chiang Mai, Thailand
www.tmcschool.com

Stichwortregister

C

D

E

F

G

H

M

N

O

P

Q

R

S

T

U

V

W

Y

Z

Index thailändische Arzneimittelnamen

Dieser Index enthält die gebräuchlichen Thai-Namen der arzneilichen Substanzen, die in Kapitel 6 dieses Buches beschrieben werden, wobei beide Umschriftensysteme aufgeführt sind.

Index Geschmacksrichtungen

Die Geschmacksrichtungen von Arzneien werden in Kapitel 2 ausführlich erläutert und im gesamten Buch wiederholt erwähnt. Dieser Index enthält nach Geschmacksrichtungen geordnete arzneilichen Substanzen. Sie finden sie anhand der deutschen Trivialnamen im Stichwortregister.

Aromatisch-kräftig: Anis, Borneol, Echter Sternanis, Engelwurz, Fenchel, Gewürznelke, Kardamom, Koriander, Kostuswurzel, Minze, Muskatnuss, Nussgras, Zimt, Zitronengras

Adstringierend: Alaun, Amla, Bael-Frucht, Banane, Bibhitaki, Cassumunar-Ingwer, Durian, Ebenholzbaum, Echte Guave, Granatapfel, grüner Tee, Hanuman Prasan Kai, Haritaki, Henna, Honig, Koriander, Kurkuma, Lackbaum, Langer Koriander, Lotos, Mango, Mangostane, Muskatnuss, Myrrhe, Papaya, Tamarinde, Zitwerwurzel

Bitter: Aloe, Amla, Asiatischer Wassernabel, Basilikum, Bittermelone, Borneol, *Cassia tora*, Champaka, Chinarindenbaum, *Cryptolepis buchanani*, Durian, Fingerwurz, Galgant, Hanuman Prasan Kai, Haritaki, Jackfrucht, Jasmin, Kalmegh, Kalmus, Kerzenstrauch, Königinblume, Koriander, Kurkuma, Langer Koriander, Langer Pfeffer, Moringa, Niem, Papaya, *Phyllanthus niruri*, Röhren-Kassia, Sandelholzbaum, Seifenbaum, Sesamsamen, *Tinospora crispa*, Wilder Ingwer, Yanang, Zuckerrohr

Chum: Asant, Balsamine, Durian, Engelwurz, Moringa

Kühlend: Aloe, Ananas, Blaue Klitorie, Borneol, Chrysantheme, *Clinacanthus nutans*, Keulenlilie, Mangostane, Tindola, *Tinospora crispa*, Wassermimose, Wegerich, Weiße Maulbeere, Weißer Ton, Ziegenfuß-Prunkwinde

Duftend/kühl: Champaka, Chrysantheme, Damaszener-Rose, Engelwurz, Jasmin, Kaffir-Limette, Koriander, Lotos, Menthol, Myrrhe, Pandanus, Pomelo, Rangunschlinger, Safran, Sandelholzbaum, Szechuan-Liebstöckel, Ylang-Ylang

Wärmend: *Acanthus ebracteatus*, Anis, Asant, Bael-Frucht, Campher, *Capsicum frutescens*, Cassumunar-Ingwer, Durian, Ebenholzbaum, Färberdistel, Honig, Kalmus, Mango, Moringa, Noni, Plumbago, Rangunschlinger, Ricinus, Ruhmeskrone, Sakaan, Schalotte, Schwarzer Pfeffer, Tamarinde

Mild: Engelwurz, Kostuswurzel, Szechuan-Liebstöckel, Zimt

Ölig: Banane, Jackfrucht, Keulenlilie, Kokosnuss, Kostuswurzel, Kürbis, Lotos, Milch, Moringa, Rangunschlinger, Reis, Sesamsamen, Szechuan-Liebstöckel, Zimtapfel

Pra: Campher, Henna

Salzig: *Acanthus ebracteatus*, Austernschale, Kokosnuss, Meersalz

Sauer: Alaun, Amla, Ananas, Bibhitaki, Garcinia, Granatapfel, Haritaki, Kaffir-Limette, Limette, Mango, Papaya, Röhren-Kassia, Roselle, Senna, Stachelbeerbaum, Tamarinde, Weiße Maulbeere

Würzig/scharf: Basilikum, *Capsicum frutescens*, Durian, Fingerwurz, Galgant, Gewürznelke, Hanuman Prasan Kai, Ingwer, Knoblauch, Langer Pfeffer, Moringa, Muskatblüte, Sakaan, Schwarzer Pfeffer, Wilder-Pfeffer-Blatt, Zitwerwurzel, Zwiebel, siehe auch aromatisch-kräftig

Süß: Ananas, Anis, Bael-Frucht, Banane, Basilikum, Bibhitaki, *Cryptolepis buchanani*, Durian, Färberdistel, Fenchel, Granatapfel, Honig, Ingwer, Jackfrucht, Kokosnuss, Koriander, Langer Koriander, Kürbis, Longan, Mango, Mangostane, Milch, Moringa, Papaya, Palmzucker, Reis, Röhren-Kassia, Senna, Sesamsamen, Silberhaargras, Süßholz, Wegerich, Weiße Maulbeere, Zuckerrohr

Geschmacksneutral: *Clinacanthus nutans*, Katzenbart, Keulenlilie, Moringa, *Thunbergia laurifolia*, Wassermimose, Wasserspinat, Weiße Maulbeere, Yanang

Toxisch: Betelblätter, Campher, *Cassia tora*, Cassumunar-Ingwer, Granatapfel, Kerzenstrauch, Marihuana, Parakresse, Rangunschlinger, Ruhmeskrone, Schlafmohn, Schlangen-Jasmin, Schwefel, Zimtapfel

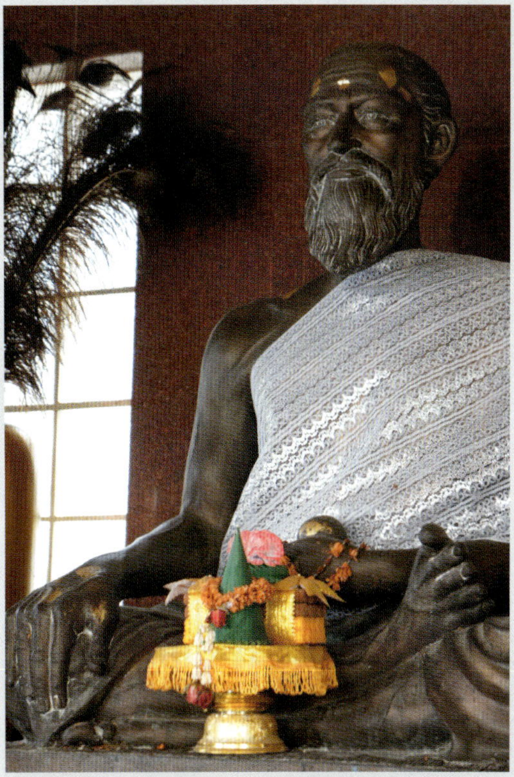

Jīvaka-Statue im Tempel Wat Phra Sing in Chiang Mai.

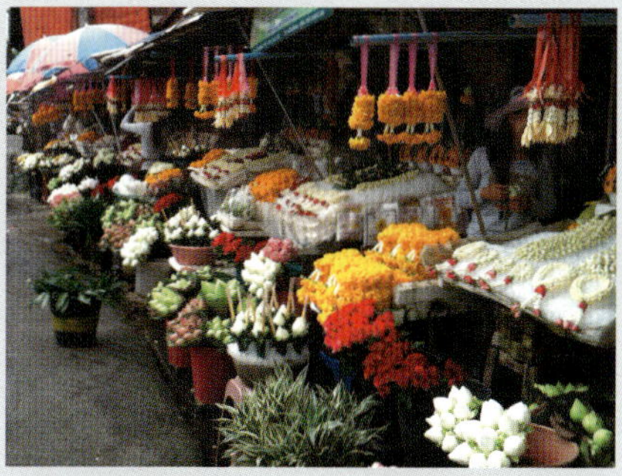

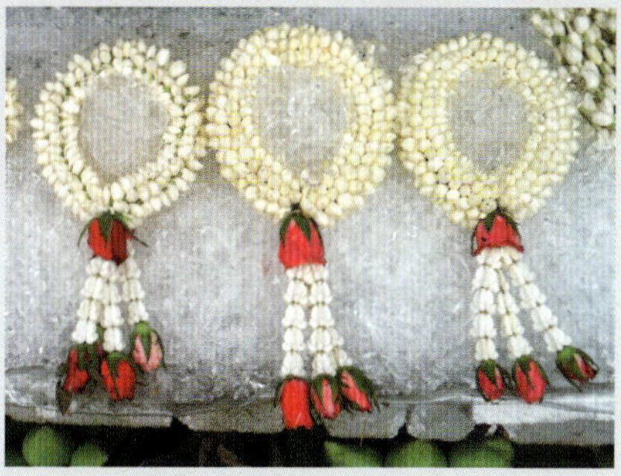

Devotionale Girlanden werden in Thailand auf vielen Märkten verkauft. Viele davon werden später auf Statuen bekannter Heiler gelegt, um ihnen Respekt zu erweisen und um ihren Segen zu bitten.

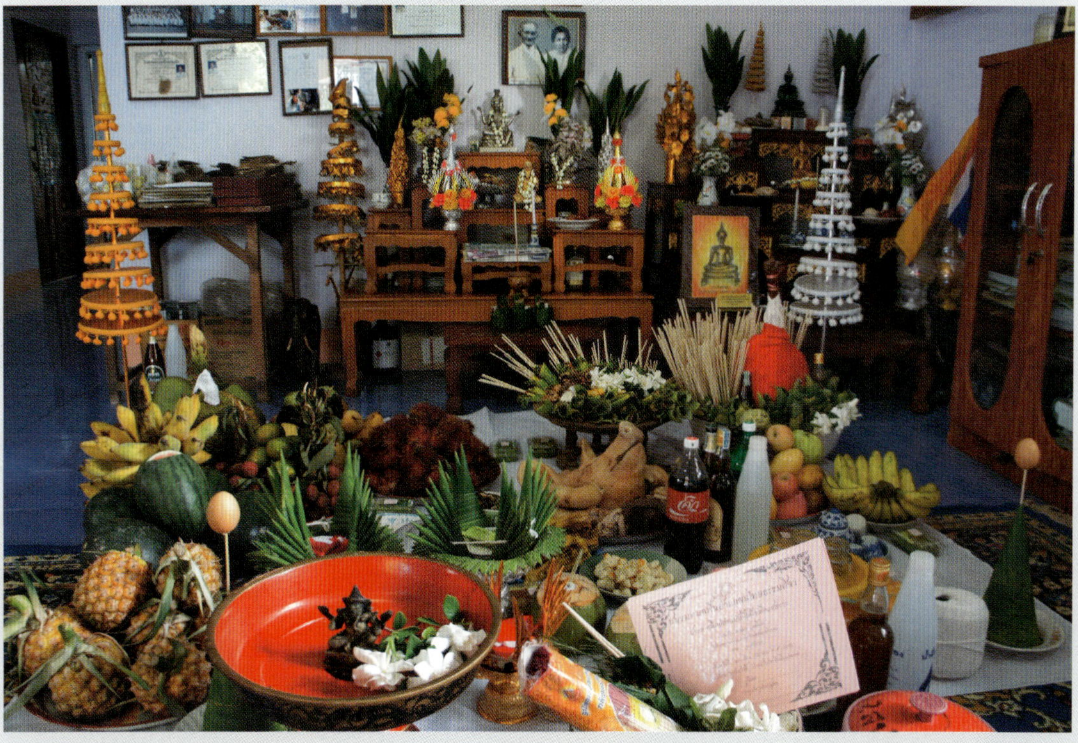

In einer Schule für thailändische Medizin im Lanna-Stil außerhalb von Chiang Mai werden aufwändige Opfergaben für eine Zeremonie arrangiert.

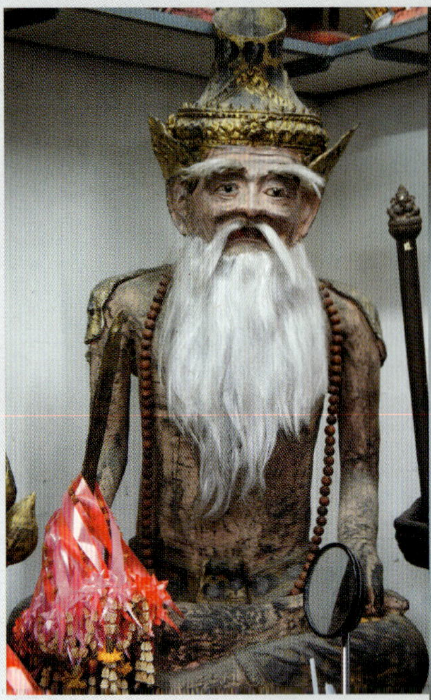

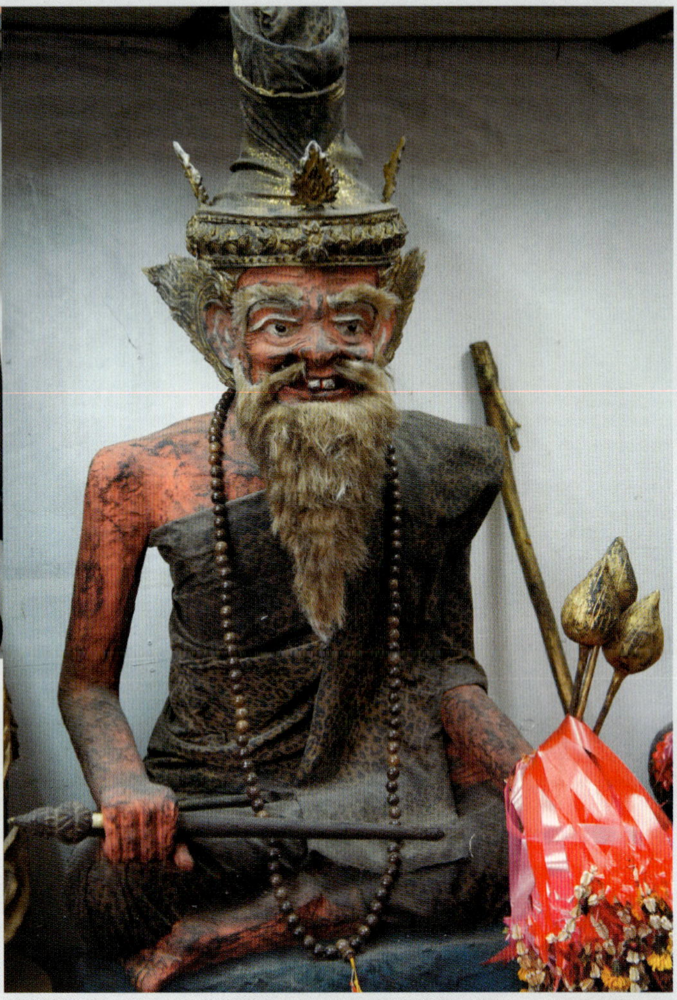

Weil sie für ihre Bedeutung in der Geschichte der thailändischen Medizin verehrt werden, finden sich Statuen von Rishis oft auf Altären, die traditionellen Medizinschulen oder einzelnen Therapeuten gehören.

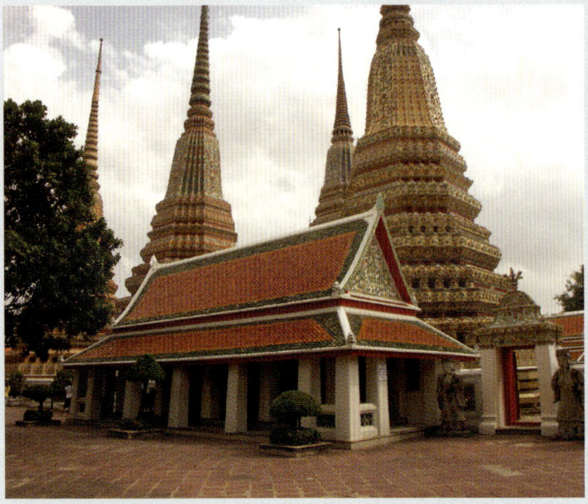

Die Medizin-Pagode im Wat Pho in Bangkok beherbergt eine Reihe von Steininschriften, die Druckpunkte, *sên* und Kräuterrezepte darstellen.

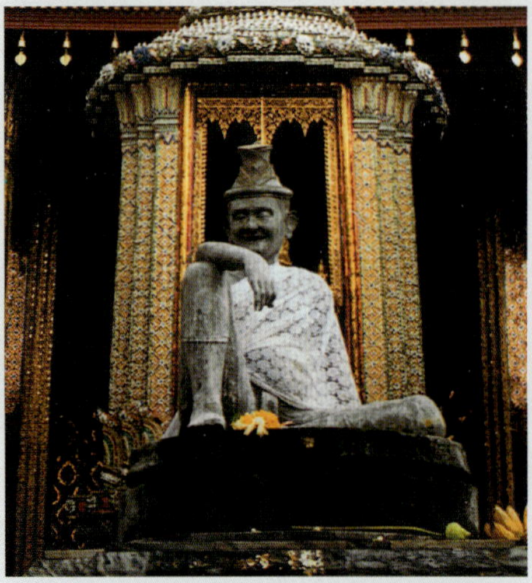

Eine Statue Jīvakas auf dem Gelände des Wat Phra Kaew in Bangkok stellt ihn als einen Rishi dar.

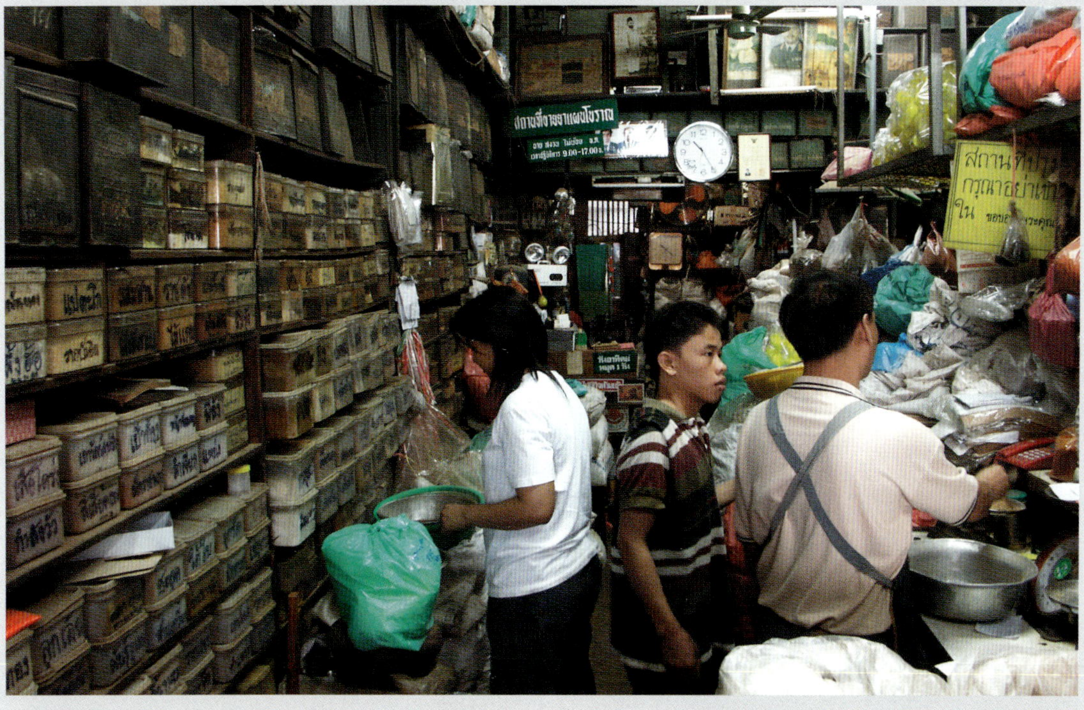

Eine betriebsame Großhandlung für Naturheilmittel in der Innenstadt von Chiang Mai.

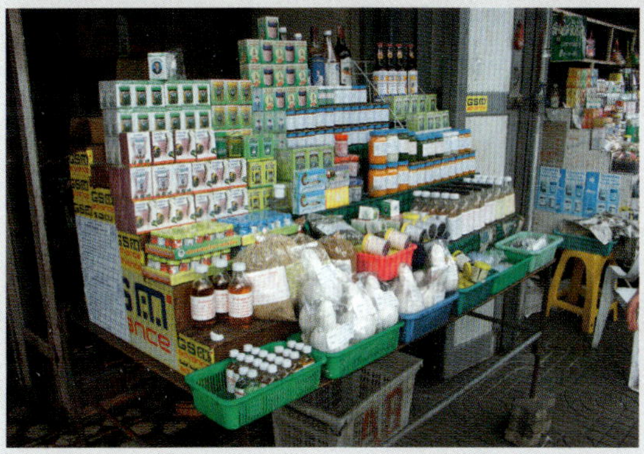

Straßenstände, die außerhalb des Wat Pho in Bangkok Kräuterkompressen und Arzneimittel verkaufen.

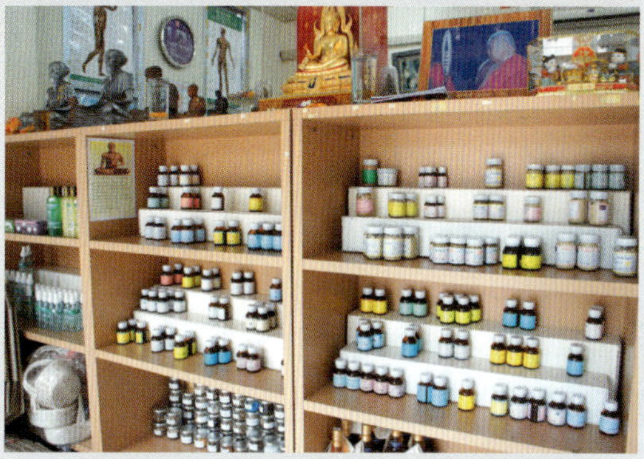

Die gefüllten Regale eines traditionellen Arztes in Bangkok.

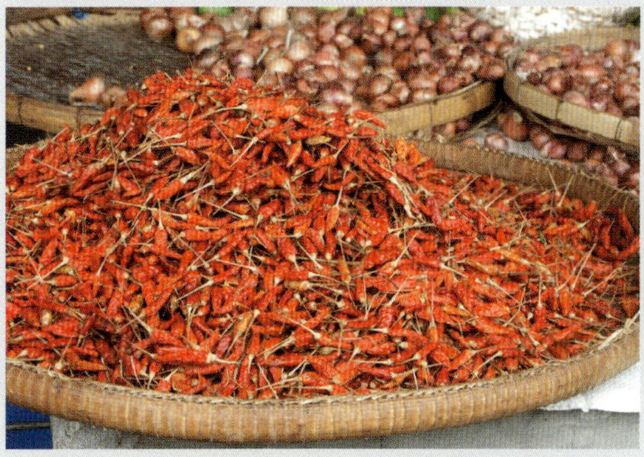

Chilis, Knoblauch und andere gebräuchliche Zutaten thailändischer Speisen sind weithin für ihre arzneilichen Eigenschaften bekannt.

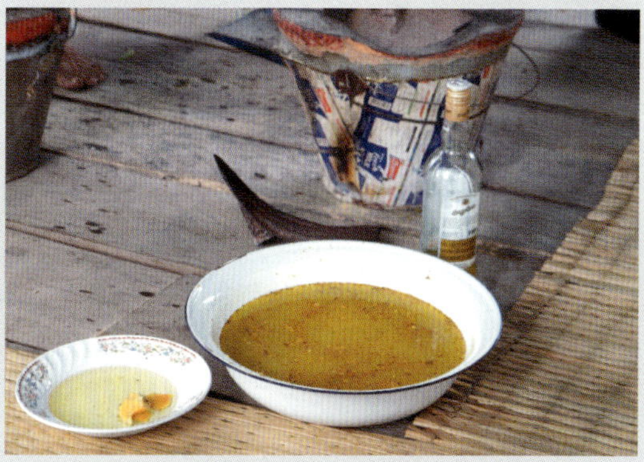

Medizinische Öle werden bei den traditionellen Praktiken der *Yam-khang*-Geistheilung eingesetzt.

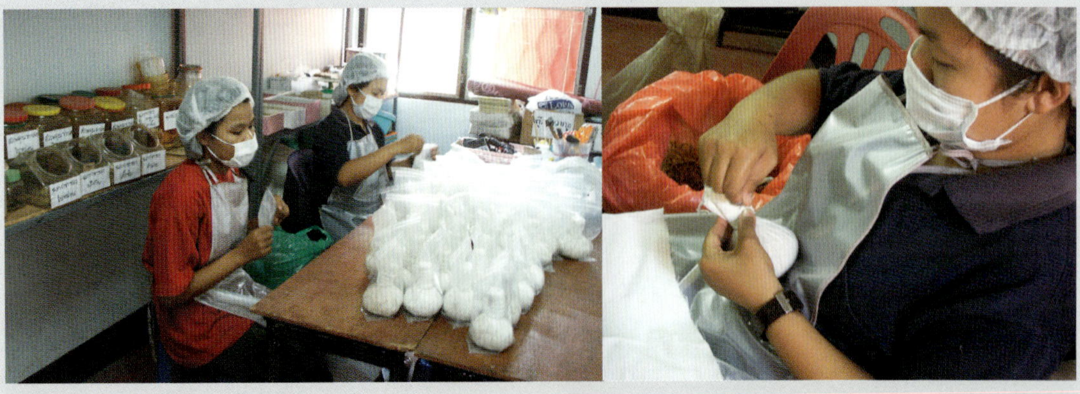

Die Herstellung von Kräuterkompressen in Chiang Mai. (Die Frauen tragen wegen der Wirkung von Campher und anderer Bestandteile Masken.)

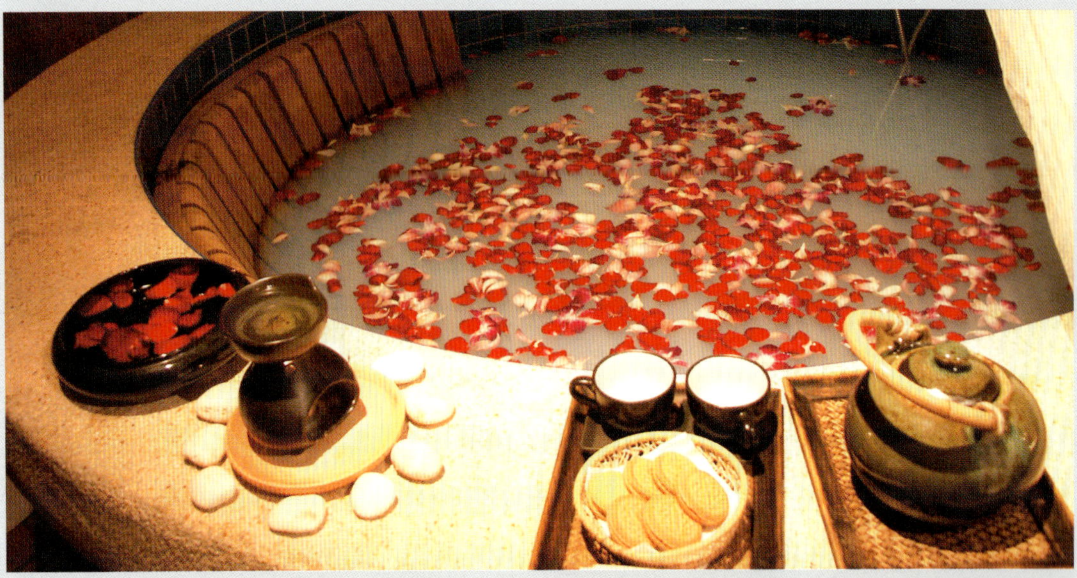

Eine Kombination aus Kräuterbad, Tee und Aromatherapie in einem Spa in Bangkok.

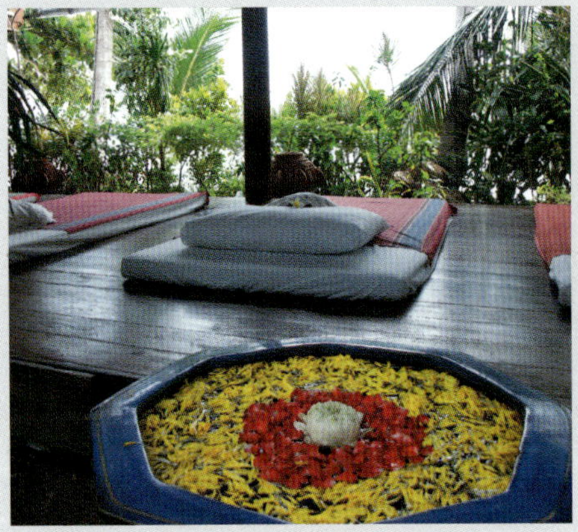

Eine für Thai-Massage vorbereitete Plattform in einem Resort an der Küste von Koh Samui.

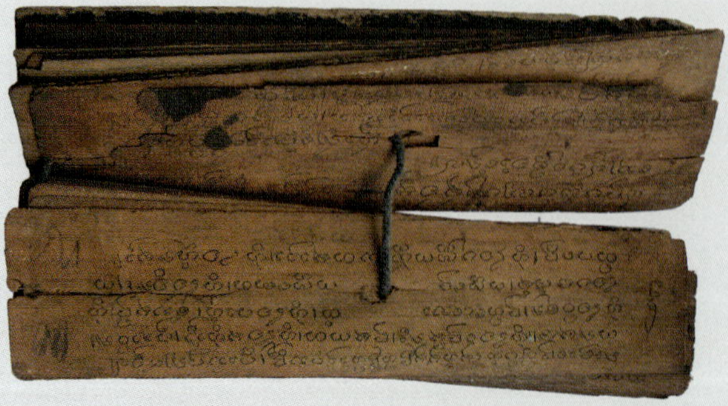

Medizinische Texte wurden oft mit Hilfe von Palmblatt-Manuskripten wie diesem überliefert.